DICO-FICHES

des termes sociaux et sanitaires

Marie-Christine Denoyer

Docteur en médecine

Professeur de sciences et techniques médico-sociales

ELSEVIER
MASSON

CHEZ LE MÊME ÉDITEUR

• *Dans la même collection*

ANNALES CORRIGÉES. CONCOURS D'ENTRÉE ASSISTANTS DE SERVICE SOCIAL, ÉDUCATEURS : ES ET EJE, par J. GASSIER, O. PERCHE. 2005, 192 pages.

ANNALES CORRIGÉES. CONCOURS D'ENTRÉE MONITEURS-ÉDUCATEURS, par J. GASSIER, M.-H. BRU, O. PERCHE. 2006, 144 pages.

ENTRAÎNEMENT FLASH. RÉSUMÉ DE TEXTE. CONCOURS SOCIAUX, par F. ROUARD, B. PELUAU. 2003, 2e édition, 96 pages.

• *Dans la collection « Guide Prépa »*

CONCOURS D'ENTRÉE TRAVAILLEURS SOCIAUX, par O. PERCHE. 2007, 288 pages.

CONCOURS D'ENTRÉE ÉDUCATEURS DE LA PROTECTION JUDICIAIRE DE LA JEUNESSE (PJJ), par P. REFALO, R. RÉMONDIÈRE, N. FRAZIER-BOUZOUAOUI. 2006, 2e édition, 288 pages.

GRANDS THÈMES SANITAIRES ET SOCIAUX, par M.-C. DENOYER. 2005, 5e édition, 320 pages.

SECRÉTAIRE MÉDICALE ET MÉDICO-SOCIALE, par P. REFALO, R. RÉMONDIÈRE, L. RIPOCHE. 2004, 320 pages.

S'EXPRIMER À L'ÉCRIT À L'ORAL AUX CONCOURS SOCIAUX, par O. Perche. 2006, 208 pages.

• *Dans la collection « Accès secteur social »*

SUJETS CORRIGÉS. CONCOURS D'ENTRÉE AIDES MÉDICO-PSYCHOLOGIQUES, par P. REFALO, J. GASSIER. 2001, 160 pages.

• *Dans la collection « Mémo »*

CONCOURS SECTEUR SOCIAL. ÉPREUVES ÉCRITES. GRANDS PROBLÈMES SOCIAUX ET SANITAIRES, par P. REFALO. 2005, 2e édition, 192 pages.

ISBN : 978-2-294-06313-8

Elsevier MASSON S.A.S. – 62, rue Camille-Desmoulins – 92442 Issy-les-Moulineaux Cedex

Présentation de l'ouvrage

Comprendre notre société et pouvoir participer aux grands débats d'idées implique une connaissance des institutions et des grands problèmes sociaux et sanitaires auxquels nous sommes confrontés.

Cet ouvrage apporte une information actualisée mais aussi une analyse sur :

– *la démographie mondiale et française* ;

– *la famille* en tant que pivot de la société (ses transformations, le mariage, le divorce, la cohabitation, la politique familiale...) ;

– *l'enfance* (mode de garde, adoption, maltraitance...) ;

– *les composantes du système de santé* (établissements publics et privés, professionnels, médecine préventive, sectorisation psychiatrique...) et du *système de protection sociale* (Sécurité sociale, aide sociale, mutuelles, assurance chômage...) ;

– *l'état sanitaire et les principales pathologies* en France (maladies cardiovasculaires, cancers, accidents, diabète, tuberculose, maladies sexuellement transmissibles, tabagisme, alcoolisme...) et dans les pays en voie de développement (malnutrition, paludisme, sida) ;

– *les politiques sanitaires* : maîtrise des dépenses de santé, éthique médicale, assistance médicale à la procréation, contraception, IVG, politique de santé publique menée par rapport aux récentes « affaires » (sang contaminé, maladie de Creutzfeldt-Jakob, hormone de croissance, amiante...) ;

– *les politiques sociales* : politique de la ville, réponses à l'échec scolaire, à la délinquance, au chômage, à l'exclusion, au vieillissement de la population, à l'immigration, lutte contre les inégalités (hommes-femmes, ou sociales), avenir du système de retraite, etc.

Chaque entrée correspond à un thème traité selon un plan didactique et se décompose de la manière suivante.

• Une liste de mots-clés indique les sujets abordés dans l'article.

• Une courte définition résume l'essentiel à connaître sur le thème traité.

• Une description détaillée du thème abordé (caractéristiques, législation, causes, conséquences, missions...), des données statistiques, l'exposé des grands problèmes soulevés et de leurs solutions. Des tableaux, graphiques ou schémas clarifient le texte.

• Une rubrique « Voir également » qui indique les entrées à consulter pour compléter le thème.

Les mots suivis d'une étoile (*) dans le texte désignent les définitions à connaître au préalable, et qui correspondent à une entrée du dictionnaire. Ainsi, le lecteur pourra se référer à l'article en question s'il n'en maîtrise pas la définition.

En fin d'ouvrage, on trouve :

• une liste des abréviations utilisées dans le dictionnaire, et qui sont à connaître, p. 329 ;

• un index de 800 mots qui renvoie le lecteur à l'entrée où le thème est traité ou abordé, p. 335.

Ce dictionnaire constitue un ouvrage de référence pour :

• les étudiants préparant de nombreux ***concours sociaux*** : assistant de service social, éducateur spécialisé, éducateur de jeunes enfants ou ***administratifs*** : secrétaire médicale, rédacteur territorial... ;

• les élèves des ***écoles paramédicales et sociales*** : infirmiers, moniteurs-éducateurs, éducateurs, assistants de service social ;

• les élèves du baccalauréat technologique *ST2S* ;

• les ***professionnels de la santé*** et responsables d'institutions médico-sociales.

A

Accident de la circulation

Accident de la route impliquant un piéton, un conducteur ou un passager d'un deux-roues, d'une automobile ou d'un poids lourd.

Statistiques

La France est particulièrement concernée

Même si depuis 2002, date à laquelle l'insécurité routière est devenue grande cause nationale, le nombre des décès sur la route a diminué de 43 %, passant au-dessous des 5 000 morts, la France a encore de ***moins bons bilans*** que plusieurs autres pays européens.

Les résultats restent également médiocres en ce qui concerne l'alcool et le comportement des conducteurs de deux-roues.

L'augmentation des ***conduites sans permis*** (conducteurs n'ayant jamais eu leur permis ou, plus rarement, ayant perdu tous leurs points) et la progression en ville des ***accidents de piétons ou de deux-roues*** (indiscipline, agressivité, non-respect du code de la route) préoccupent également les pouvoirs publics.

Les victimes les plus fréquentes

– ***Les hommes***, qui ont 3,7 fois plus de risques que les femmes d'être tués : alcoolisme*, goût du risque, vitesse associée à la notion de virilité, véhicule puissant synonyme de richesse.

– ***Les jeunes de 15 à 24 ans*** chez qui ces accidents représentent la ***première cause de mortalité***.

- Ils utilisent le plus souvent les véhicules les plus dangereux, c'est-à-dire les deux-roues, et ceux-ci sont souvent en mauvais état, voire « gonflés » pour aller plus vite.
- Ils sont insouciants et aiment le risque, ce qui explique les excès fréquents de vitesse et la prise inconsidérée de risques.

• Ce sont souvent des conducteurs inexpérimentés ayant du mal à faire face à une situation imprévue et les plus jeunes méconnaissent parfois le code de la route.

– ***Les conducteurs de deux-roues, notamment les motards :*** faible protection, grands excès de vitesse, remontée des files de voitures.

Causes

– ***L'irresponsabilité du conducteur*** mise en cause dans 95 % des cas :

• ***vitesse*** excessive avant tout ;

• ***alcoolisme**** responsable de 28,1 % des accidents mortels ;

• ***infraction grave au code de la route :*** non-respect d'un feu, d'un stop, ou des distances de sécurité, dépassement dangereux ;

• d'autres causes : mauvaise vue, fatigue, prise de médicament voire de plus en plus souvent de drogue*, inattention…

– ***Un réseau routier dangereux :***

• peu d'autoroutes et des départementales sinueuses ;

• des carrefours dangereux.

– L'importance du parc automobile français et des véhicules en mauvais état : freins, pneus, suspension.

À noter : contrairement à beaucoup d'idées reçues, la plupart des accidents se produisent ***en ville*** sur le trajet emprunté tous les jours, ***sur les départementales, lors des week-ends et par temps sec***. Les accidents survenant la nuit sont les plus graves.

Conséquences

Un coût humain très élevé

En 2006, la ***violence routière*** a tué 4 703 personnes (11,5 % de moins qu'en 2005), dont près de 1 500 victimes âgées de 15 à 24 ans, et fait 102 076 blessés (– 5,4 %), dont certains resteront gravement handicapés (tétraplégie, paraplégie).

Un coût économique très élevé

On estime le coût de l'insécurité routière à 18 milliards d'euros par an se répartissant à parts égales entre les accidents corporels et les accidents non corporels. L'information, l'amélioration de l'infrastructure routière, le traitement et l'indemnisation des victimes, la perte d'une population jeune productive, les frais de justice, la réparation des dommages sont autant de charges pour la collectivité.

VOIR ÉGALEMENT

| Alcoolisme, handicap, violence routière (dispositif de lutte).

Accident de la vie courante

Accident survenu au domicile, à l'école, sur le trajet scolaire, lors de sports ou de loisirs.

Statistiques

Les AcVc sont responsables de 20 000 décès par an et sont donc près de ***4 fois plus meurtriers que les accidents de la route***. Ils sont, le plus souvent, à l'origine de contusions, plaies ouvertes, fractures et entorses.

La majorité (51 %) survient ***à l'intérieur de la maison***, les pièces les plus dangereuses étant la cuisine puis la salle de bain.

Trois causes se détachent : les chutes (53 % des cas), les contacts avec les corps étrangers (16 %) et les déformations/efforts (11 %).

Caractéristiques

Leur fréquence chez les enfants

Les enfants, surtout les garçons, en sont les victimes les plus fréquentes, en particulier entre 1 et 4 ans. C'est ***la première cause de décès avant l'âge de 15 ans***.

Ces accidents concernent surtout les enfants habitant en zone rurale, où les dangers sont plus nombreux, et les enfants de milieux défavorisés plus souvent laissés sans surveillance ou avec un chauffage défectueux.

Certains enfants sont à « hauts risques » en raison de leur personnalité (enfants instables, surprotégés ou rejetés, adolescents ayant le goût du risque).

Leur fréquence chez les personnes âgées

Les personnes âgées de 70 ans et plus, notamment les femmes, sont particulièrement exposées aux accidents graves, du fait de leur maladresse, de difficultés pour se déplacer, de l'isolement, et parfois d'un logement mal adapté (escaliers difficiles, chauffage et chauffe-eau anciens).

Un coût élevé pour la collectivité

Un coût humain certes, mais aussi économique : frais de prévention, de secours aux victimes, de traitement des blessés, de prise en charge des handicapés.

Causes

Chez l'enfant

Plusieurs causes se conjuguent toujours pour expliquer la survenue d'un accident :
– ***une négligence grave des parents :*** surveillance insuffisante, en particulier lors de certains moments à risques (déménagements, divorces*, départs en vacances), méconnaissance des dangers et des gestes élémentaires de prudence ;
– l'ignorance des gestes qui peuvent sauver ;
– une cause matérielle (voir tableau ci-dessous).

Causes matérielles des accidents chez l'enfant et l'adolescent

Types et mécanismes des lésions	Sites et produits impliqués
Les traumatismes – Chutes (61 % des cas avant 10 ans) – Coupures	– Escaliers, table à langer, fenêtre, pratique d'un sport – Couteaux, ciseaux
Les brûlures – Liquide ou objet chaud – Liquide inflammable – Électricité ou feu	– Eau, huile, plaque chauffante – Essence pour ranimer un barbecue – Rallonge, prise de courant, incendie
Les intoxications – Médicament – Produit ménager – Végétal	– Psychotrope, aspirine, – Eau de Javel, désherbant, pesticide – Muguet
Les suffocations – Inhalation d'un aliment ou d'un corps étranger – Étouffement	– Cacahuète, bille, pile – Sac plastique, coffre à jouets
Les noyades *(1re cause entre 1 et 4 ans)*	Baignoire, piscine
Les morsures d'animaux	Chiens, chats
Les accidents lors du trajet scolaire	Traversée d'une rue

Chez la personne âgée

Il s'agit :
– dans 89 % des cas de ***chutes*** (escaliers, carrelage glissant, sol ciré, baignoire) souvent à l'origine de fracture, en particulier du col du fémur ;

– de blessures survenant lors du bricolage ou du jardinage (défaut de protection des outils) ou de tâches ménagères ;
– d'asphyxies par intoxication à l'oxyde de carbone due à un chauffage ou à un chauffe-eau défectueux ;
– de brûlures par incendie.

Dispositif de lutte

La prévention des AcVc est principalement du ressort de l'INPES, et de la ***Commission de la sécurité des consommateurs.*** Cette dernière a lancé en 2005 une campagne mettant l'accent sur l'incendie (installations électriques anciennes), la noyade des jeunes enfants (danger des aides au bain) et les blessures dues au bricolage.

Contre les accidents de la vie courante chez les enfants

– ***L'information*** des parents et des enfants est essentielle. Des campagnes d'information, des expositions, des affiches ou brochures, les professeurs des écoles, les médecins scolaires et la sécurité routière doivent apprendre :
- les dangers de la maison, de la rue et de certains sports ;
- la nécessité d'anticiper sur le développement de l'enfant et de l'éduquer dans la connaissance des dangers de la maison et du trajet scolaire mais aussi dans l'autonomie ;
- les gestes de prudence : ne pas laisser un enfant de moins de 10 ans seul à la maison, seul près d'une piscine ou dans son bain, barrer l'accès à un escalier, éviter de laisser traîner des outils dangereux, maintenir hors de portée casserole, bassine à friture, cafetière, enfermer à clef les médicaments et placer en hauteur les produits ménagers, éviter les rallonges électriques, mettre des cache-prises... ;
- ce qu'il faut faire en cas d'absorption d'un toxique, d'inhalation d'un objet, d'asphyxie ;
- les numéros de téléphone à avoir à portée de main : service des urgences, centre antipoison, Samu, pompiers.

– ***La réglementation*** soumet, depuis 1983, les produits à une ***obligation de sécurité*** dans les conditions normales d'utilisation. Des ***normes de sécurité*** sont imposées aux fabricants, en particulier concernant les jouets pour les moins de 3 ans. La commission de sécurité des consommateurs peut être saisie quand un produit présente un danger grave ; les consommateurs sont alors avertis du danger éventuel et le produit peut parfois être retiré du marché.
– Les piscines privées doivent être équipées d'un dispositif antinoyade depuis 2006.

Contre les accidents des personnes âgées

– ***L'information*** se fait grâce à des brochures à disposition dans les CCAS, les services sociaux, les salles d'attente des médecins. Elle donne des conseils :

• ***contre les chutes :*** éviter la déshydratation et la dénutrition (facteurs d'affaiblissement), faire 10 minutes d'exercice par jour pour reconstruire le muscle indispensable au maintien de l'équilibre, aménager son habitat (barres d'appui, éclairages multiples, tapis antidérapants dans l'escalier et la baignoire), éviter de trop encaustiquer un parquet, de marcher sur un carrelage nouvellement lessivé ou de monter sur une échelle ou une chaise ;

• ***contre les brûlures ou les blessures :*** manier avec précaution objets coupants, appareils ménagers (lire la notice ou se faire expliquer le fonctionnement), outils de jardinage ou de bricolage ;

• ***contre les asphyxies ou les incendies :*** laisser ouvertes les bouches d'aération, changer régulièrement le tuyau de gaz de la cuisinière, faire vérifier chauffe-eau et appareils de chauffage, faire installer, si possible, un chauffage électrique.

– ***La lutte contre l'isolement*** peut se faire par la mise en place par les communes de réseaux de téléalarme, ou en développant les réseaux de parenté ou de voisinage.

– ***Des aides financières*** à l'amélioration de l'habitat sont financées par les fonds d'action sociale des CPAM.

La prise en charge des victimes

Elle est assurée par le dispositif d'aide médicale urgente aux accidentés (voir page 321).

Accidents du travail

« Est considéré comme accident du travail, quelle qu'en soit la cause, l'accident survenu par le fait ou à l'occasion du travail » (art. L. 411-1 du Code de la Sécurité sociale).

Caractéristiques

Critères

La victime se trouvait sous la responsabilité de l'employeur

- Au lieu et temps de travail
- Lors d'un déplacement pendant le travail
- Sur le trajet aller et retour (Itinéraire et délai normaux)
  entreprise → résidence p^ale^ / résidence 2^aire^ / lieu habituel de prise des repas

Au lieu et temps de travail + Lors d'un déplacement pendant le travail = Accident du travail

Sur le trajet aller et retour = Accident du trajet

Causes

Causes matérielles
- Utilisation d'un véhicule
- Machine dangereuse sans dispositif de sécurité
- Situation de travail dangereuse (échafaudage, toit)

Mauvaises conditions de travail
- Cadences trop élevées
- Bruit
- Température excessive
- Intempéries
- Usine éloignée du domicile

Causes humaines
- Alcoolisme*, drogue*
- Inexpérience
- Non respect des consignes de sécurité
- Fatigue, inattention...

Facteurs de risque

– ***Certains secteurs : bâtiments et travaux publics,*** métallurgie, bois, transports et manutention.
– ***Certaines conditions d'emploi :*** faible qualification (manœuvres, ouvriers qualifiés), précarité (intérim, CDD, sous-traitance).
– ***L'âge :*** les moins de 30 ans sont plus inexpérimentés, plus insouciants.
– ***La nationalité :*** les étrangers sont plus exposés que les Français (problème de compréhension de la langue, précarité, faible qualification…).

Statistiques

En 2004, on a dénombré 1,4 million d'accidents du travail ou du trajet, dont 815 000 avec arrêt de travail (3 % de plus qu'en 2003), 82 000 ayant entraîné une incapacité permamente (+ 6 %) et 697 un décès.
Ces accidents sont ***en baisse*** depuis 1970, mais les accidents graves sont plus fréquents et les décès diminuent peu.
À l'origine de cette recrudescence de leur gravité, la recherche de productivité, la flexibilité, l'augmentation du nombre des travailleurs temporaires, et la crise de l'emploi qui a relégué au deuxième plan la défense des conditions de travail.

VOIR ÉGALEMENT
Assurance accidents du travail-maladies professionnelles, risques professionnels (prévention des).

Action sociale et médico-sociale

Moyens mis en œuvre pour préserver la cohésion sociale par des lois ou des règlements et par des actions visant à aider les personnes ou les groupes les plus défavorisés.

Objectifs

Selon la loi du 2 janvier 2002, l'action sociale tend à :
– promouvoir l'autonomie et la protection des personnes, et l'exercice de la citoyenneté ;
– prévenir les exclusions* et en corriger les effets.

Missions

Ce sont des missions d'intérêt général et d'utilité sociale :
- prévention des risques sociaux et médico-sociaux ;
- éducation, intégration scolaire, insertion sociale et professionnelle ;
- soins et assistance dans les actes de la vie courante ;
- développement social et culturel ;
- protection de l'enfance, de la famille, des jeunes, des personnes âgées ou handicapées, ou en difficulté.

Acteurs

Ces missions sont accomplies par des personnes physiques ou des institutions sociales ou médico-sociales, personnes morales de droit public ou privé gestionnaires des établissements sociaux et médico-sociaux*.

Publics concernés

- Jeunes en situation d'échec scolaire*, en danger*, à risque de marginalisation.
- Personnes âgées ou handicapées, et personnes ou familles en situation de pauvreté* ou de précarité.

Moyens

Des établissements sociaux et médico-sociaux* dans lesquels travaille une équipe pluridisciplinaire de travailleurs sociaux (voir page 252) dont la formation est assurée par les régions, sous contrôle de l'État.

VOIR ÉGALEMENT

Décentralisation, établissements sociaux et médico-sociaux, politique d'action sociale, professions sociales.

Adoption

Établissement, par suite d'un jugement prononcé par un tribunal de Grande Instance, d'une filiation juridique en l'absence de toute filiation biologique.

Statistiques (2004)

– ***Le nombre des candidats à l'adoption ne cesse d'augmenter*** (leurs demandes concernant le plus souvent un nourrisson blanc, en bonne santé et sans handicap). En parallèle, ***le nombre d'enfants adoptables diminue***, d'où des délais d'attente de l'ordre de 3 à 5 ans, de nombreux enfants « à particularités » non adoptés et un nombre croissant d'adoptions d'enfants étrangers.
– Sur 11 000 demandes, 8 000 familles ont reçu un agrément.
– 25 000 foyers étaient en attente d'adoption.
– Sur 5 000 enfants adoptés, 1 000 l'ont été par adoption interne et ***4 000 par adoption internationale***, ces dernières étant plus risquées (coût, adoption plus difficile, enfant vendu enlevé ou malade).

Législation

– C'est la loi du 11 juillet 1966 qui a jeté les bases du dispositif d'adoption en distinguant l'adoption simple et l'adoption plénière.
– Depuis, la législation tente de faciliter l'adoption :
  • la loi du 5 juillet 1996 a simplifié les conditions d'adoption et garanti la parité des droits sociaux attachés à la naissance et à l'adoption ;
  • la réforme du 4 juillet 2005 a harmonisé les procédures d'agrément et créé, à côté des démarches individuelles ou par un organisme autorisé pour l'adoption (OAA), une 3e voie pour l'adoption internationale par la mise en place d'une ***Agence française de l'adoption*** (AFA), chargée d'accompagner sur place les familles et de faciliter la coopération entre pays.
– ***L'accouchement sous X*** (400 en 2004) a été autorisé en 1993 et l'accès aux origines personnelles facilité depuis.

La procédure d'adoption

Qui peut adopter ?

– L'adoptant doit avoir obtenu ***l'agrément du conseil général*** validant ses capacités éducatives.
– L'adoption peut être demandée par un couple marié ou une personne célibataire. ***Un couple concubin ou pacsé ne peut pas adopter conjointement***.
– Dans le cas d'une adoption internationale, l'adoptant est incité à passer par un OAA ou par l'AFA, qui vérifiera qu'il offre toutes les garanties et que l'enfant aura le droit d'entrer et de séjourner en France.

Qui peut être adopté ?

– ***L'enfant du conjoint*** (filiation* inconnue, parent décédé, retrait d'autorité parentale*).
– ***Les enfants pupilles de l'État*** à la charge du département et placés sous tutelle du préfet :
- enfants de filiation* non établie ou inconnue recueillis par l'Ase*, depuis plus de 2 mois ;
- enfants orphelins de père et de mère ;
- enfants dont les parents ont fait l'objet d'un retrait total de l'autorité parentale*.

– ***Les enfants déclarés judiciairement abandonnés*** (désintérêt manifeste des parents depuis plus d'un an).
– ***Les enfants dont la famille a consenti à l'adoption*** remis à l'Ase*, à un tiers en vue d'adoption, ou à un OAA depuis plus de 2 mois. Le consentement de l'enfant est nécessaire à partir de l'âge de 13 ans.

Classification

L'adoption plénière

De loin la plus fréquente, elle n'est possible que pour ***un enfant de moins de 15 ans*** et est irrévocable. L'adoptant doit avoir plus de 28 ans (sauf adoption de l'enfant du conjoint ou couple marié depuis plus de 2 ans) et 15 ans de plus que l'enfant (10 ans pour l'enfant du conjoint).
Cette adoption donne à l'adopté une situation juridique identique à celle d'un enfant biologique. ***Celui-ci cesse d'appartenir à sa famille*** d'origine et prend le nom de l'adoptant.

L'adoption simple

Beaucoup plus rare et révocable pour motif grave, elle est possible ***quel que soit l'âge de l'enfant. Elle laisse subsister des liens juridiques avec la famille d'origine*** (droits héréditaires, obligation alimentaire) et crée des liens avec l'adoptant (autorité parentale*, droits de succession). L'enfant porte son nom suivi de celui de l'adoptant.

Les prestations liées à l'adoption

– L'adoption ou l'accueil d'un enfant en vue de son adoption donne droit, comme lors d'une naissance, à la ***PAJE*** (avec en particulier une prime à l'adoption de 1 710,49 €) (voir page 245).
– L'un des parents adoptants a droit à un ***congé d'adoption*** dans le cadre de l'assurance maternité*.

VOIR ÉGALEMENT

Aide sociale à l'enfance, assurance maternité, filiation, prestations familiales.

Adulte-relais

Adulte chargé de restaurer le lien social dans les ZUS et autres territoires prioritaires des contrats de ville.

Historique

Décidée par le comité interministériel des villes du 14 décembre 1999, la mise en œuvre du dispositif des adultes-relais a marqué la reconnaissance du travail de médiation* longtemps assuré par les femmes-relais médiatrices socioculturelles et par d'autres médiateurs des quartiers, souvent en situation précaire. La possibilité de recruter des adultes-relais, d'abord limitée aux employeurs privés, a ensuite été étendue aux établissements publics et aux collectivités territoriales, cette fonction inscrite au Code du travail et la nature du contrat de travail précisée.

Missions

– Une mission générale de médiation* sociale ou culturelle :
- accueil, écoute, information et accompagnement des habitants dans leurs démarches ;
- contribution à l'amélioration du cadre de vie ;
- prévention et aide à la résolution des petits conflits de la vie quotidienne ;
- facilitation du dialogue entre générations, renforcement de la vie associative de proximité.

– Des missions spécifiques :
- les adultes-relais « école/quartier », créés prioritairement au bénéfice des établissements scolaires, sont chargés d'améliorer les liens entre les parents et l'institution scolaire ;
- les adultes-relais « prévention/sécurité » peuvent prévenir et réguler les conflits de la vie de tous les jours et faire du soutien à la parentalité. Leur présence contribue à la tranquillité des transports, parties communes des HLM, centres commerciaux…

Personnes concernées

– ***L'organisme employeur*** peut être une association*, un organisme de droit privé (transports publics, société HLM…), une collectivité locale, un établissement public de santé* ou d'enseignement, un office public d'aménagement et de construction… Il signe une convention avec l'État pour chaque création de poste et bénéficie d'une aide forfaitaire annuelle.

– ***Les personnes pouvant être adultes-relais*** doivent résider dans la ZUS, sauf dérogation, avoir au moins 30 ans et être sans emploi (conditions supplémentaires si l'employeur est un établissement scolaire).

VOIR ÉGALEMENT

| Association, médiation, politique de la ville.

Aide sanitaire internationale

Assistance internationale apportée aux populations en situation de détresse afin d'améliorer leur état de santé.

Principes

L'action sanitaire internationale repose sur un ***idéal de solidarité*** et a un caractère ***impartial*** et ***pacifique.***
Elle s'exerce principalement à l'égard des pays en développement, mais aussi à l'égard de n'importe quel État en difficulté en cas de crise économique, politique (conflit armé, déplacement de populations…) ou de catastrophe naturelle (sécheresse, inondations, cyclone…).
Il peut s'agir d'une aide bilatérale entre 2 pays ayant des relations privilégiées, ou plus souvent d'une aide multilatérale.

Objectifs

L'action sanitaire vise, conformément à l'objectif que l'OMS* s'était fixé en 1977, à faire accéder tous les habitants du monde « à un niveau de santé qui leur permette de mener une vie socialement et économiquement productive ».
En 2000, et dans le cadre plus large de l'aide au développement, la communauté internationale, sous l'égide des Nations unies, s'est fixé ***huit Objectifs du millénaire*** à atteindre en 2015 : diminution de moitié du nombre des personnes disposant de moins d'un dollar par jour ou souffrant de la faim ou n'ayant pas accès à l'eau potable et à l'assainissement, réduction des mortalités infantile* et maternelle, accès à l'instruction primaire, égalité des sexes, lutte contre le paludisme* et le sida*, libéralisation du commerce, développement durable.

Financement

– ***Par des aides publiques*** (dons, prêts, remises de dettes, financement d'opérations humanitaires ou de projets d'assistance technique) financées grâce à des ***efforts budgétaires*** des pays riches (qui se sont engagés à consacrer à l'aide au développement 0,7 % de leur PIB d'ici 2015) et depuis 2006 par une ***taxe sur les billets d'avion*** destinée à la lutte contre le paludisme*, le sida* et la tuberculose* par la promotion de la baisse du prix des médicaments.

– ***Par des aides privées :*** dons de particuliers, d'entreprises ou de fondations (exemple : fondation Bill et Melinda Gates).

Acteurs

L'aide au développement transite par :

– ***des organisations gouvernementales :***

• issues de l'ONU : OMS*, Unicef (lutte contre la mortalité infantile*– hygiène, programmes élargis de vaccination et alphabétisation des mères – et contre l'exploitation sexuelle et le travail des enfants), FAO (aide alimentaire et à l'agriculture), Unesco (aide au maintien de la paix par l'éducation) ;

• ou ne dépendant pas des Nations unies : on peut citer la Banque mondiale et le FMI par lesquels transitent les aides multilatérales ;

– ***des organisations non gouvernementales*** (ONG), très nombreuses, qui développent des actions de solidarité indépendamment des États, parmi lesquelles on peut citer : la Croix-Rouge (action sociale et médico-sociale, actions d'urgence), Médecins sans frontières (apport de soins et témoignages sur les situations vécues), Médecins du monde, Handicap international (lutte contre les mines antipersonnel, appareillage des victimes), Action contre la faim…

Actions

La lutte contre la faim et la malnutrition*

– Elle passe en priorité par ***l'aide à la sécurité alimentaire***, de façon à donner à chaque région du globe la capacité de produire elle-même de quoi subsister :

• des aides à l'intensification de l'agriculture permettent d'augmenter les rendements (semences adaptées, engrais, pesticides, techniques de culture et d'irrigation, matériel agricole), dans le ***respect des équilibres écologiques*** (développement durable) afin que la dégradation des sols et l'appauvrissement des réserves en eau ne diminuent pas progressivement les rendements agricoles. Les règles injustes du commerce international (barrières douanières, subventions agricoles) doivent être modifiées ;

• des aides financières permettent de renforcer les systèmes d'alerte en cas de risque de famine, de constituer des stocks alimentaires, d'améliorer l'alimentation des enfants dans les écoles et de développer les voies de communication et les circuits commerciaux.

– ***L'aide alimentaire*** (distributions d'aliments, aides à l'achat d'aliments) ne doit intervenir qu'en cas de situation d'urgence (mauvaises récoltes, conflit armé, catastrophe naturelle) pour aider les plus fragiles à survivre.

– ***La planification des naissances*** doit être poursuivie et les troubles de la croissance dépistés le plus tôt possible chez les enfants (fiches de croissance).

La lutte contre les maladies infectieuses*

Dans les PED, ces maladies représentent la 2e cause de mortalité, en particulier de mortalité infantile* (après la malnutrition*), et leur survenue est particulièrement redoutée en cas de catastrophe naturelle ou dans les camps de réfugiés :

– ***l'accès à l'eau potable et à l'assainissement***, la vaccination des enfants contre les 6 maladies les plus meurtrières (tuberculose*, diphtérie, tétanos, poliomyélite, coqueluche, rougeole) et l'éducation des femmes par l'école sont des priorités ;

– ***la lutte contre le sida*, le paludisme* et la tuberculose**** repose sur la création en 2001 du « Fonds mondial sida santé », servant à financer des actions de dépistage et des médicaments et sur les accords signés par les pays membres de l'OMC en 2001 et 2003 qui ont donné le droit aux États ayant une industrie pharmaceutique de fabriquer, en cas d'urgence, des médicaments génériques et aux autres pays celui d'en importer.

L'assistance médicale

La mise en œuvre de ***soins de santé primaires*** en zone rurale permet, avec peu de moyens, d'améliorer de façon significative l'état de santé des populations et à moindre coût. L'acteur principal en est un ***agent de santé*** bénévole, villageois alphabétisé ayant reçu une formation sanitaire élémentaire (traitement d'une plaie, dépistage de la lèpre ou du paludisme*, réhydratation d'un nouveau-né, tenue d'une fiche de croissance...). L'accès aux soins suppose un accès de tous aux médicaments essentiels (grâce à une baisse de leurs coûts et en incitant les fabricants de génériques à aller sur ces marchés), la formation accélérée de personnels de santé, la construction d'hôpitaux mais surtout de centres de santé animés par un infirmier, et de dispensaires de secteurs dans les villages.

Autres formes d'aide

L'aide à l'installation de gouvernements démocratiques est indispensable pour éviter que l'aide soit mal utilisée ou se perde. En 1992, ***le droit d'ingérence humanitaire*** a été reconnu (droit de sanctionner ou d'intervenir militairement dans un pays pour sauver des vies humaines ou faire respecter les droits de l'homme, et cela en passant outre les exigences de la souveraineté étatique).

L'aide au développement

Elle demeure indispensable pour sceller les bases du développement des pays les plus pauvres (irrigation, routes, énergie...) et peut se faire sous la forme d'apports financiers, de remises de dettes, de prêts...

VOIR ÉGALEMENT

| Maladie infectieuse, malnutrition, mortalité infantile, OMS.

Aide sociale

Système d'assistance de la collectivité aux personnes dans le besoin en raison d'un handicap*, de leur âge, ou de difficultés sociales.

Classification

– ***L'aide sociale légale*** correspond à des prestations déterminées par la loi.
– ***L'aide sociale facultative***, minime, correspond à des aides complémentaires laissées à l'initiative des collectivités locales : bons d'achat, colis alimentaires, secours en espèces…

Caractéristiques

L'aide sociale a un ***caractère alimentaire*** car elle permet aux plus démunis de faire face à leurs besoins essentiels. Elle a un ***caractère subsidiaire*** dans la mesure où elle ne peut que suppléer ou compléter d'autres moyens de prise en charge des risques sociaux, mais aussi les revenus personnels et l'obligation alimentaire.
Elle est adaptée aux ***besoins de l'individu. C'est le besoin qui détermine le droit aux prestations.***

Financement

Fondée sur le ***principe d'assistance***, l'aide sociale est financée par ***l'impôt.***
Les départements, depuis la décentralisation*, financent la majeure partie des dépenses d'aide sociale, dont le poids ne cesse d'augmenter.
L'État détermine le minimum des prestations et les conditions d'accès à celles-ci mais n'en finance que de rares.

Procédure d'admission

Le demandeur doit avoir des ***ressources inférieures à un certain plafond*** et ***résider en France.***
Il doit déposer une demande auprès du centre communal d'action sociale (CCAS) de sa commune qui transmettra son dossier au président du conseil général ou au préfet (plus rarement). La décision relève d'une commission d'admission (du conseil général pour les prestations de l'Ase*).
En cas d'urgence, c'est le maire qui prononce l'admission (la commission ne statuant qu'ensuite).

Les prestations d'aide sociale départementale

L'aide sociale aux handicapés

Les prestations accordées aux handicapés

Prestations	Description
– Aide ménagère ou auxiliaire de vie	– Financement d'un quota d'heures pour effectuer les travaux ménagers (courses, toilette, aide au lever…)
– Aide aux repas	– Prise en charge des frais de repas (foyer-restaurant, portage à domicile)
– Aide à l'hébergement	– Prise en charge partielle ou totale des frais d'hébergement en établissement ou dans une famille d'accueil

L'aide sociale aux personnes âgées

Elle peut être accordée aux personnes âgées de 65 ans au moins (60 ans en cas d'inaptitude au travail) : prestation d'aide ménagère, aide aux repas, ***allocation personnalisée d'autonomie*** (voir page 225).

L'aide sociale aux plus démunis

Depuis 2004, les conseils généraux sont responsables de l'attribution du RMI*, de son versement et de la mise en œuvre du dispositif d'insertion.

L'aide sociale aux familles

(Voir Aide sociale à l'enfance*.)

Les prestations d'aide sociale de l'État

– ***L'aide médicale de l'État (AME)*** permet aux étrangers en situation irrégulière de bénéficier, s'ils ont des ressources mensuelles inférieures à 598,23 € pour une personne seule, d'une couverture maladie gratuite avec tiers payant* à condition de justifier de 3 mois de résidence en France.
– L'État support les frais de fonctionnement des CHRS et des CAT.
– Il finance les prestations versées aux SDF au titre de l'aide sociale.

VOIR ÉGALEMENT

Couverture maladie universelle, politique de la vieillesse, politique de lutte contre l'exclusion, revenu minimum d'insertion, urgence sociale (dispositif de lutte).

Aide sociale à l'enfance (Ase)

Service départemental chargé de protéger les pères, futures mères et les jeunes plus ou moins privés de soutien familial.

Caractéristiques

La responsabilité de l'Ase est attribuée aux ***conseils généraux***, qui en assurent la gestion et le poids financier croissant (fonds d'aide au financement créé en 2007 auprès de la Cnaf).

Missions

– Protection des femmes ou futures mères isolées avec un enfant de moins de 3 ans confrontées à des difficultés sociales, mentales ou financières.
– Participation aux actions de prévention des situations de danger à l'égard des mineurs.
– Soutien aux mineurs et à leur famille quand ils sont confrontés à des difficultés risquant de mettre en danger leur santé, leur sécurité, leur moralité, leur éducation, ou leur développement.
– Placement des mineurs qui lui sont confiés par suite d'une décision administrative ou judiciaire (enfants pupilles de l'État ou confiés au titre de l'assistance éducative ou de l'enfance délinquante).
– Protection des majeurs de 21 ans en danger de marginalisation.
– Délivrance aux familles de l'agrément nécessaire pour pouvoir adopter.

Moyens

Le personnel

– Des travailleuses familiales.
– Des éducateurs spécialisés et des psychologues.
– Des assistants familiaux.
– Des assistants de service social.

Les établissements

Les établissements de l'Ase

Établissements	Missions
– Centre maternel	– Accueil des femmes enceintes et des mères isolées apportant gratuitement hébergement, garde de l'enfant, aide psychologique et à l'insertion sociale. Trop peu nombreux face aux besoins croissants, ils sont parfois inadaptés (règlement trop strict, manque d'intimité…)
– Pouponnière à caractère social	– Accueil des nourrissons de moins de 3 ans avant une adoption* ou pour carence familiale
– Foyer de l'enfance	– Hébergement temporaire des enfants en urgence, pendant les vacances, en attente d'un placement ou pour un bilan d'orientation intellectuel et psychoaffectif
– Maison d'enfants à caractère social (MECS)	– Accueil des enfants et adolescents cas sociaux pour une durée variable, en internat ou semi-internat, pour les enfants scolarisés ou suivant une formation professionnelle à l'extérieur
– Foyer de jeunes travailleurs	– Souvent géré par une association de la loi 1901, il est destiné aux jeunes travailleurs ayant des ressources modestes et placés hors de leur famille, leur assurant hébergement et soutien socio-éducatif moyennant une participation financière modeste
– Lieu de vie	– Petite unité de 3 à 7 places.

VOIR ÉGALEMENT

Action sociale et médico-sociale, adoption, enfant en danger, décentralisation, établissements sociaux et médico-sociaux, professions de la santé, protection de l'enfance en danger.

Alcoolisme

Toxicomanie légale correspondant à un état d'intoxication chronique engendré par la consommation journalière d'une quantité excessive d'alcool, s'accompagnant d'une dépendance et d'une tolérance.

Classification

On distingue l'alcoolisme avec dépendance de la simple consommation journalière d'une quantité d'alcool nocive pour la santé (plus de 2 verres d'alcool pour une femme, plus de 3 verres pour un homme).

Caractéristiques

Selon un rapport publié en 1998, l'alcool est une drogue dont la dangerosité s'apparente à celle de l'héroïne ou de la cocaïne.

Les risques liés à l'alcoolisme

Dépendances physique et psychique	***Très fortes. Syndrome de manque*** lors de l'arrêt de l'alcoolisation : angoisse, tremblements, voire crise de delirium tremens
Tolérance	Le consommateur doit augmenter sa dose quotidienne d'alcool
Neurotoxicité	***Forte :*** – *atteinte cérébrale* : tremblements, encéphalopathie avec troubles de la mémoire et délire – *atteintes nerveuses* : atteinte du nerf optique entraînant une baisse de la vue, polynévrite des membres inférieurs avec troubles de la marche – *Troubles mentaux* : dépression, états anxieux, psychoses
Toxicité générale	***Très forte* :** – amaigrissement – *complications digestives* : ***cirrhose du foie*, *cancer des voies aérodigestives supérieures***, pancréatite, ulcère gastrique – complications infectieuses, en particulier plus grande sensibilité à la ***tuberculose***
Chez la femme enceinte	– Risque d'avortement ou d'***accouchement prématuré*** – ***Syndrome d'alcoolisme fœtal (SAF)*** : retard de croissance, troubles de l'apprentissage, du langage et de la mémoire, anomalies de la face
Dangerosité sociale	***Forte* :** – conduites incontrôlées et agressives : rixes, maltraitance* envers femmes ou enfants, viols, dégradations – ***accidents*** de la circulation* (28,6 % des accidents mortels), de la vie courante*, du travail*, homicides, suicides

Statistiques

Même si depuis 1970 la consommation d'alcool ***diminue*** en France, elle reste ***une des plus élevées d'Europe*** avec 10,3 litres d'alcool pur par habitant et par an.

On dénombre 5 millions de buveurs excessifs dont 2 millions d'alcoolodépendants, et on s'inquiète de l'***augmentation de l'alcoolisme chez les jeunes et les femmes***. L'alcoolisme, ***3e cause de mortalité*** dans notre pays, est ainsi responsable d'environ ***45 000 décès prématurés par an*** par maladies* ou morts violentes.
Le SAF frappe 7 000 nouveau-nés chaque année.

Facteurs de risques

– Familiaux : parent alcoolique, consommation précoce d'alcool, alcool associé à des valeurs positives (fête, virilité…).
– Géographiques : fait d'habiter en milieu rural, dans une cité, en Bretagne ou dans le Nord-Pas-de-Calais.
– Sociaux : difficultés sociales (chômage*, précarité, absence de logement).
– Professionnels : certains métiers sont plus exposés (agriculteurs, représentants, hommes d'affaires).

Dispositif de lutte

La prévention

– Campagnes d'information dans les médias sur les risques liés à l'alcool, affichettes sur les équivalences entre les alcools dans les bars et les caisses d'assurance maladie.
– Sensibilisation aux risques dans les établissements scolaires et les entreprises.
– Lutte contre le SAF : campagne « 9 mois, 0 alcool, 0 tabac », message sanitaire sur les bouteilles d'alcool, sensibilisation des médecins au dépistage chez la femme enceinte.
– Service d'accueil téléphonique Drogue info service (0 800 23 13 13).
– Meilleure formation des médecins au repérage de l'alcoolodépendance (questionnaire, dosage sanguin de la GGT).

La législation antialcoolique

Pas toujours bien respectée, elle comporte ***une restriction de la publicité*** en faveur des boissons alcoolisées à la télévision, au cinéma, dans la presse et lors des manifestations sportives (loi Évin de 1991), ***l'interdiction de leur distribution*** aux jeunes de moins de 16 ans et dans certains lieux (entreprises, écoles, lieux de loisirs et de sports), et une réglementation de l'alcoolémie au volant (voir page 322).
Tout ***alcoolique dangereux*** pour autrui peut faire l'objet d'un placement dans un centre de rééducation spécialisé (isolement et désintoxication) ou être maintenu en liberté s'il accepte de suivre un traitement.

La prise en charge des malades

– Le traitement impose ***sevrage*** et ***aide au maintien du sevrage*** (suivi dans un CMP, ou soutien par d'anciens buveurs). Il peut se faire :

- ***en ambulatoire dans un centre de soins, d'accompagnement et de prévention en addictologie (CSAPA) :*** prise en charge médicale, psychothérapique, sociale et éducative, de façon anonyme et gratuite, des personnes ayant une conduite addictive (comportement de dépendance) ;
- ***ou en milieu hospitalier :*** service d'alcoologie, clinique spécialisée.

– Un séjour préparatoire à la réinsertion sociale dans un ***centre de postcure*** peut s'avérer nécessaire.

– ***Des réseaux de soins*** permettent de mieux coordonner les actions des médecins libéraux, des médecins hospitaliers et des intervenants sociaux.

VOIR ÉGALEMENT

Accident de la circulation, accident du travail, cancer, drogue, maltraitance, tuberculose.

Alternatives à l'hospitalisation complète

Formes d'hospitalisation autres que l'hospitalisation à temps complet.

Les différentes alternatives à l'hospitalisation complète

Alternatives	Missions
Hospitalisation de jour	Hospitalisation dans la journée sans hébergement de nuit, pour des examens et un bilan (malades du sida*) et/ou un traitement (malades psychiatriques ou cancéreux)
Hospitalisation de nuit	Hospitalisation uniquement la nuit (dialysés) ou le week-end (malades mentaux)
Hospitalisation de semaine	Hébergement externe, non loin d'un centre de soins (centre de lutte contre le cancer*, par exemple), de **malades valides** habitant loin de ce centre, leur permettant d'être soignés quelques heures par jour tout en étant hébergés dans des conditions de vie proches de la normale. Les frais de soins et de transport sont pris en charge par l'assurance maladie* et le malade acquitte un forfait journalier
Hospitalisation à domicile (HAD)	Prolongation à domicile d'un ***traitement commencé à l'hôpital****, une fois passée la phase aiguë de la maladie et après accord de la Sécurité sociale*, du médecin hospitalier, du médecin traitant, et enquête sociale. Le traitement est administré par le personnel du service d'HAD (infirmiers, aides-soignants, masseurs-kinésithérapeutes...) sous la direction du médecin traitant. Ce type d'hospitalisation concerne en particulier les malades en fin de vie, les enfants leucémiques, les grossesses à risques...
Chirurgie ambulatoire	Le bilan préopératoire étant effectué auparavant, l'intervention chirurgicale se fait dans la journée, sans hospitalisation de nuit (chirurgie de la main, de la cataracte, extraction dentaire...).

Avantages

Ces formules ont :

– ***un intérêt humain*** : elles permettent d'éviter ou de raccourcir une hospitalisation complète, le malade pouvant ainsi être soigné dans de meilleures conditions psychologiques ;

– ***un intérêt économique*** : elles sont moins coûteuses pour la Sécurité sociale*.

VOIR ÉGALEMENT

| Établissement de santé, hôpital, professions médicales, professions paramédicales.

Assistance médicale à la procréation (AMP)

Techniques médicales apportant aux couples infertiles une aide pour avoir un enfant en dehors du processus naturel.

Classification

(Voir tableau page suivante)

Statistiques

– L'infertilité concerne près de 15 % des couples en âge de procréer (3 % présentent une stérilité).
– Chaque année, 45 000 enfants naissent par AMP, dont 35 % par Fiv.

Législation

Les lois de bioéthique de 1994 et 2004

Elles ont fixé des limites pour éviter des dérives et protéger au maximum l'enfant, mais l'absence de législation internationale mène au « tourisme reproductif », accessible seulement aux plus aisés.

– ***Le recours à l'AMP*** n'est autorisé que :
 • pour remédier à l'infertilité ou à l'hypofertilité d'un couple. Elle doit être demandée par ***un homme et une femme vivants*** et ***en âge de procréer***, mariés ou vivant ensemble depuis au moins 2 ans (elle est donc interdite aux célibataires, homosexuelles ou femmes ménopausées) ;
 • pour éviter la transmission à l'enfant d'une maladie particulièrement grave ;
 • pour permettre la naissance d'un « bébé médicament » (voir page 310).

– ***L'IA*** n'est autorisée que dans un Cecos et qu'avec du ***sperme congelé***. Le donneur doit faire partie d'un couple ayant déjà un enfant et consentant à ce don par écrit. Cinq naissances au maximum sont autorisées par don, de façon à éviter les problèmes de consanguinité.

– ***Le don de gamètes*** est anonyme et gratuit.

– ***Le sort des embryons surnuméraires*** dépend du couple qui peut souhaiter une nouvelle grossesse*, consentir à leur accueil par un couple stérile ou demander leur destruction. Cette dernière doit être systématique au bout de 5 ans d'abandon par les géniteurs. La réimplantation *post-mortem* d'un embryon orphelin de père est

interdite. Depuis 2005, quelques équipes françaises ont obtenu l'autorisation de faire des recherches sur certains de ces embryons (voir page 40).
– ***La pratique du DPI*** est réglementée (voir page 309) et celle des ***mères porteuses*** interdite.

L'Agence de biomédecine

Installée en 2005, elle publie les résultats des différents centres et suit les enfants nés par AMP afin de connaître leur devenir.

Techniques d'assistance médicale à la procréation

Techniques	Procédés	Avantages et inconvénients
	Insémination artificielle (IA)	
– IA avec le sperme congelé d'un ***donneur*** (la plus fréquente) – IA avec le sperme congelé du ***conjoint***	Utilisée en cas d'infertilité masculine – Elle consiste à introduire dans les voies génitales d'une femme du sperme issu d'un don effectué dans un Cecos – Utilisable, par exemple, pour un homme atteint d'un cancer* du testicule et ayant dû congeler son sperme avant chimiothérapie pour en préserver la qualité	– L'enfant aura une filiation* légitime avec le mari de sa mère mais aucune filiation* juridique avec le donneur, dont il ne connaîtra jamais l'identité (secret des origines*). – La raréfaction des dons de sperme et l'interdiction de cette pratique pour les homosexuelles entraînent le développement de dons de sperme frais avec risque de consanguinité ou de transmission d'une maladie infectieuse (sida*, hépatite*)
	Fécondation *in vitro* (Fiv)	
– Pour infertilité féminine	Elle consiste à utiliser des ovocytes prélevés par cœlioscopie après stimulation hormonale, ou issus d'un don, et à les féconder dans un tube avec le sperme du conjoint. La fécondation réalisée, on transfère plusieurs embryons dans l'utérus, après qu'un diagnostic préimplantatoire (DPI) ait été pratiqué, pour ne réimplanter que les embryons indemnes d'une maladie incurable ou d'une anomalie chromosomique.	– Pas de problème de filiation* (sauf don d'ovocyte) – Le couple et surtout la future mère sont lourdement mis à contribution et les échecs sont fréquents – Les grossesses* multiples sont fréquentes, avec un risque de mortalité néonatale et de grande prématurité* pour les nouveau-nés – Il existerait 120 000 embryons surnuméraires conservés par congélation, dont 40 % sans projet parental et dont la destruction est en attente – Le DPI peut inciter au tri d'embryons dans un but eugénique ou de sexage – L'ICSI est utilisée sans savoir si elle présente de réels dangers pour l'enfant (malformations, stérilité)
– Pour infertilité masculine (ICSI)	Même principe, mais on introduit dans l'ovocyte de la femme : – un spermatozoïde « non fécondant » (spermatozoïdes rares et peu actifs) – ou, plus rarement, un spermatozoïde immature recueilli directement au niveau testiculaire	

VOIR ÉGALEMENT
Bioéthique, filiation, grossesse, prématurité, secret des origines, tests génétiques.

Association

Groupement de personnes mettant en commun, dans un but non lucratif, des activités et des connaissances afin de pratiquer une activité, défendre une cause ou des intérêts communs, rencontrer d'autres personnes.

Législation

C'est la loi du 1er juillet 1901 qui a reconnu la liberté d'association, suivie 100 ans plus tard par la signature d'une Charte d'engagements réciproques entre l'État et les associations.
En 2006, la loi confère un statut contractuel aux volontaires engagés dans des associations et crée un contrat d'engagement éducatif pour les animateurs occasionnels de centres de vacances ou de loisirs.

Classification

– ***Les associations déclarées*** aux autorités préfectorales, les plus nombreuses, ont la personnalité morale. Elles peuvent rester en justice, mais ne peuvent pas acquérir de biens à titre gratuit, ni à titre onéreux, d'autres immeubles que ceux nécessaires à l'accomplissement de leurs buts. Elles sont financées par les cotisations de leurs membres et des subventions.
– ***Les associations reconnues d'utilité publique*** par décret (car ayant un but d'intérêt général, justifiant de services rendus à la cause de celui-ci, et ayant au moins 3 années d'existence) peuvent recevoir des dons et legs après autorisation administrative et acquérir des immeubles pour les besoins conformes à leurs buts.
– ***Les associations non déclarées*** n'ont pas la personnalité morale et ne peuvent donc pas agir en justice, contracter ni recevoir des libéralités.

Caractéristiques

Gestion et financement

– Les associations sont gérées par un conseil d'administration (comité exécutif) et un président. Une assemblée générale annuelle, convoquée par le bureau, rassemble les adhérents pour en définir la politique (vote des statuts et du budget, désignation des administrateurs).

– Elles se regroupent souvent : association nationale créant des structures autonomes sur tout le territoire (Croix-Rouge) ou associations locales se regroupant en fédérations.
– Elles sont financées par les cotisations des adhérents, des subventions (État, collectivités locales, caisses de Sécurité sociale*, établissements publics), des dons et legs, les résultats des manifestations de soutien.

Différents domaines d'intervention

– Secteur sanitaire et social surtout (voir tableau ci-dessous).
– Loisirs et culture : associations sportives, compagnies théâtrales ou musicales...
– Domaine économique et emploi : associations de commerçants, de défense d'intérêts locaux.
– Domaine politique ou philosophique : partis politiques, Mrap, Amnesty International...
– Entraide : associations d'aide aux migrants, UNAPEI, APF...
– Action humanitaire (voir page 15)...

Domaines	Actions
Action sociale	Gestion ou animation de crèches Gestion d'établissements pour enfants en danger*, délinquants (association de sauvegarde de l'enfance) Création et gestion d'établissements pour enfants handicapés (UNAPEI) Gestion de centres sociaux, participation au développement social urbain (aide aux devoirs, insertion économique, aide aux familles étrangères) Gestion de services d'aide à domicile pour personnes âgées, malades ou handicapées Participation à l'élaboration des politiques d'action sociale* par l'intermédiaire des instances consultatives Action sociale familiale Médiation*
Action sanitaire	Éducation pour la santé* et prévention* des maladies Lutte contre diverses maladies* et aide aux malades (associations de malades, d'anciens alcooliques, Ligue contre le cancer, Aides...) Gestion d'établissements de santé* privés à but non lucratif Représentation des usagers dans les conseils d'administration des hôpitaux

Statistiques

21 millions de personnes de plus de 15 ans sont membres d'une association.

VOIR ÉGALEMENT

Aide sanitaire internationale, action sociale et médico-sociale, établissements sociaux et médico-sociaux, médiation, politique d'action sociale, professions sociales.

Assurance accidents du travail et maladies professionnelles

Système d'assurance sociale obligatoire assurant la protection des travailleurs et de leurs familles contre les risques professionnels (accidents du travail★ ou maladies professionnelles★).

Caractéristiques (régime général de la Sécurité sociale★)

Structures

La Cnam → Assure la gestion de cette branche.

↓

Les Cram → Mènent une politique de prévention* des risques professionnels et fixent le taux de cotisations des entreprises.

↓

Les CPAM → Versent les prestations aux travailleurs et à leurs ayants droit.

Financement

Il est assuré exclusivement ***par les employeurs*** (principe de responsabilité) qui paient des cotisations assises sur le salaire total dont le taux varie selon le niveau de sécurité de l'entreprise.

Réparation des risques professionnels

L'indemnisation de l'incapacité temporaire (IT)

– ***Les prestations en nature : gratuité des dépenses de santé et de rééducation*** en rapport avec l'accident ou la maladie (qu'il y ait ou non arrêt de travail) avec exonération du ticket modérateur★ ainsi que du forfait hospitalier et bénéfice du tiers payant★.

– ***Les prestations en espèces :*** les indemnités journalières (IJ) sont ***plus avantageuses*** que celles accordées par l'assurance maladie★ puisqu'elles sont versées ***dès le 1er jour*** (pas de délai de carence) et pendant ***toute la période d'incapacité de travail*** précédant la guérison, la consolidation ou le décès.

Le taux de l'indemnité journalière s'élève à 60 % du salaire journalier de base (SJB) jusqu'au 28e jour d'arrêt de travail (maximum : 155,46 euros), et passe à 80 % dès le 29e jour (maximum : 207,28 euros).

L'indemnisation de l'incapacité permanente (IP)

L'indemnisation est ***forfaitaire*** (intégrale en cas de faute inexcusable de l'employeur), mais plus avantageuse qu'une pension d'invalidité, et dépend du taux d'incapacité corrigé fixé par le médecin-conseil :
– si ce taux est inférieur à 10 %, l'assuré perçoit ***un capital*** déterminé en fonction du taux d'incapacité ;
– si ce taux est au moins égal à 10 %, il perçoit ***une rente viagère*** égale au taux d'incapacité corrigé multiplié par le dernier salaire annuel de la victime. Cette rente, régulièrement révisée, peut être majorée de 40 % en cas d'incapacité totale et de recours à une tierce personne pour accomplir les gestes de la vie quotidienne.

L'indemnisation en cas de décès

Une rente viagère est versée aux ayants droit :
– ***conjoint*** (concubin ou partenaire lié par un Pacs) survivant, égale à 40 % du salaire annuel de base (SAB) de la victime ;
– ***enfants à charge***, égale à 25 % du SAB de la victime pour chacun des deux premiers enfants et à 20 % au-delà ;
– ***ascendants à charge***, égale à 10 % du SAB de la victime.
Le total des rentes ne peut excéder 85 % du SAB de la victime.

VOIR ÉGALEMENT

Accident du travail, maladie professionnelle, risques professionnels (prévention des), Sécurité sociale.

Assurance maladie

Système d'assurance sociale obligatoire protégeant les travailleurs et leurs ayants droit contre les risques maladie★ et accident non professionnels.

Caractéristiques (régime général de la Sécurité sociale★)

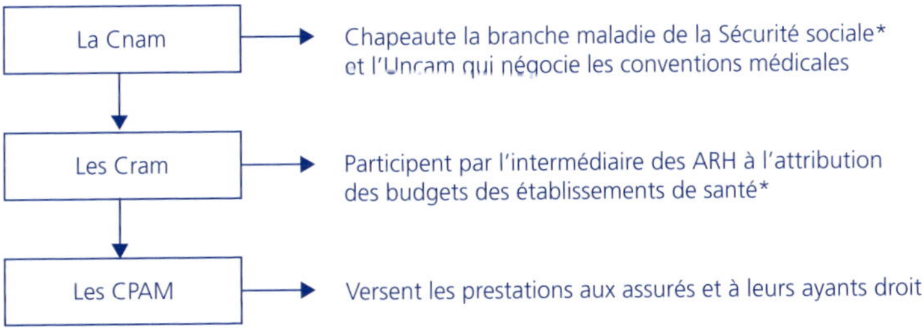

Financement

Recettes

Elles proviennent essentiellement des ***cotisations*** assises sur le salaire total, versées par ***les salariés*** et ***les employeurs*** aux taux respectifs de 0,75 % et 12,80 %, d'une partie de la CSG et de diverses taxes sur les alcools forts, le tabac, les primes d'assurance automobile, la publicité pharmaceutique, le chiffre d'affaires des laboratoires pharmaceutiques.
L'assurance maladie perçoit aussi un versement annuel de l'assurance accidents du travail – maladies professionnelles.

Dépenses

La loi de financement de la Sécurité sociale★ pour 2007 a fixé à 144,8 milliards d'euros ***l'objectif national des dépenses d'assurance maladie (Ondam)***, dont 66,7 milliards pour les soins de ville, 11,7 milliards pour les établissements médico-sociaux★ (personnes âgées et handicapés), 65,8 milliards pour les établissements de santé★.

Le déficit chronique de la branche maladie de la Sécurité sociale* devrait atteindre 12 milliards d'euros en 2008 (voir page 291).

Les prestations en nature

Montant

Les frais de soins (frais d'hospitalisation, honoraires médicaux ou paramédicaux, soins dentaires, frais pharmaceutiques, d'analyse médicale, d'appareillage, de transport...) sont remboursés dans la limite des tarifs fixés par les conventions médicales, négociées par l'Uncam et les syndicats médicaux.

Restent à la charge du bénéficiaire :

– le ticket modérateur* et éventuellement le forfait hospitalier (voir page 109), sauf exonérations ;

– une participation forfaitaire de 1 € par consultation ou acte médical effectué en ville ou en établissement de santé* (sauf hospitalisation), plafonné à 50 € par an, qui est déduit du montant du remboursement par l'Assurance maladie* et n'est pas couvert par les complémentaires santé (contrats responsables) ;

– une participation de 18 € pour tout acte dont le tarif est ≥ 91 €.

Sauf pratique du tiers payant*, le bénéficiaire avance la totalité des frais médicaux puis se fait rembourser, dans les 5 jours, la partie prise en charge par l'Assurance maladie grâce à sa ***carte Vitale*** (feuille de soins électronique transmise par le professionnel de santé à sa CPAM grâce au réseau santé social).

Bénéficiaires

– ***L'assuré social*** : travailleur justifiant d'un minimum d'heures de travail ou de cotisations, retraité, chômeur indemnisé, bénéficiaire de la CMU*. Il doit être ***immatriculé*** à la Sécurité sociale* (inscrit sur la liste des assurés sociaux) et ***affilié*** à une CPAM.

– ***Ses ayants droit :*** conjoint, concubin ou partenaire Pacsé à charge, enfants à charge jusqu'à 20 ans (en cas d'études), ascendants à charge.

À noter : les droits des bénéficiaires sont maintenus 4 ans après qu'ils aient cessé de remplir les conditions.

Les prestations en espèces

Les indemnités journalières (IJ) sont versées à l'assuré ***à partir du 4e jour d'arrêt de travail*** (délai de carence institué pour lutter contre l'absentéisme) et pendant une ***durée maximale de 3 ans.***

Leur montant correspond à 50 % du SJB (maximum : 44,70 €/j) ; à partir du 7e mois, 51,49 % du SJB (maximum : 45,98 euros/j, minimum : 8,39 €).

L'assuré ayant au moins 3 enfants à charge, perçoit à partir du 31e jour 2/3 du SJB (maximum : 59,60 €/j) et, à compter du 7e mois, 68,66 % du SJB (maximum : 61,30 €/j, minimum : 11,19 €).
Au bout de 3 ans, ou plus tôt en cas de stabilisation de l'état de santé, les IJ peuvent être transformées en ***une pension d'invalidité*** si le médecin conseil estime que l'assuré présente une invalidité réduisant au moins des 2/3 sa capacité de travail ou de gain.

VOIR ÉGALEMENT
Couverture maladie universelle, dépenses de santé, Sécurité sociale, ticket modérateur, tiers payant (pratique du).

Assurance maternité

Système d'assurances sociales assurant la couverture du risque maternité (ou adoption), visant à garantir à la future mère, à la mère et à l'enfant de bonnes conditions d'existence.

Caractéristiques

Structures

– ***La Cnam*** gère la branche maladie qui couvre le risque maternité.
– ***Les CPAM*** versent les prestations aux assurés ou à leurs ayants droit.

Financement

L'assurance maternité est financée par ***les cotisations salariales et patronales*** à l'assurance maladie*assises sur le salaire total.

Bénéficiaires

– Peuvent bénéficier de l'assurance maternité (et pendant 4 ans après avoir cessé de remplir les conditions) :

- ***l'assuré social*** (femme enceinte ou parent adoptant) justifiant d'un minimum de cotisations ou d'heures de travail, chômeur indemnisé ou bénéficiaire de l'AAH ;

• ***la femme ayant droit d'un assuré*** en qualité d'épouse, de personne vivant maritalement ou Pacsée avec lui, ou d'enfant à charge (jusqu'à 20 ans si étudiant).

– Toute femme enceinte est tenue de ***déclarer sa grossesse**** à sa CPAM dans les 14 semaines suivant la conception. Cette déclaration se fait grâce à un document médical remis par le médecin lors du premier examen prénatal. En retour, la patiente reçoit ***un carnet de maternité*** qui permet le remboursement des examens médicaux obligatoires et le versement des prestations familiales*.

Les prestations en nature

L'assurance maternité prend en charge à 100 % :
– tous les frais médicaux à compter du 6e mois de grossesse* jusqu'au 12e jour après l'accouchement, avec exonération du forfait de 1 € par acte médical ;
– les 7 examens postnatals (et certaines échographies) ;
– 8 séances préparatoires à l'accouchement, l'accouchement (avec tiers payant* et exonération du forfait hospitalier), 10 séances de rééducation abdominale et l'examen postnatal de la mère dans les 8 semaines suivantes ;
– 20 examens postnatals de l'enfant jusqu'à 6 ans ;
– les frais d'hospitalisation du nouveau-né au cours de ses 30 premiers jours de vie ;
– les frais de fausse couche ou d'IMG.

Les prestations en espèces

La mère salariée peut bénéficier d'un ***congé de maternité*** d'une durée minimale de 16 semaines (dont au moins 3 semaines avant la date de l'accouchement), pouvant être prolongé de 2 semaines en cas de grossesse* pathologique, ou l'un des parents adoptants d'un ***congé d'adoption*** de 10 à 22 semaines. Pendant ce congé, le bénéficiaire perçoit des indemnités journalières (IJ) dès le 1er jour d'arrêt, égales au salaire journalier de base (maximum : 71,80 euros/jour).
Le père peut bénéficier d'un ***congé de paternité*** (11 jours plus les 3 jours de congé de solidarité familiale, 18 jours en cas de grossesse* multiple) pendant les 4 mois suivant la naissance de l'enfant durant lequel il bénéficie des mêmes IJ.

VOIR ÉGALEMENT
| Adoption, grossesse, protection maternelle et infantile, Sécurité sociale.

Assurance vieillesse

Système d'assurances sociales obligatoire assurant le travailleur contre les conséquences financières de la vieillesse.

Caractéristiques

La couverture du risque vieillesse

La Cnav	– Elle assure la gestion de la branche vieillesse de la Sécurité sociale* – Elle organise une action sanitaire et sociale en faveur des personnes âgées
Les Cram	– Elles assurent la constitution et le versement des retraites avec l'aide d'agences locales – Elles gèrent des services sociaux à disposition des personnes âgées

Financement

– Le système de l'assurance vieillesse est fondé sur le ***principe de la répartition*** (les actifs d'aujourd'hui cotisent pour les retraités d'aujourd'hui). ***Les employeurs*** versent 8,30 % sur le salaire plafonné (2 682 euros/mois) et 1,60 % sur le salaire total, et ***les salariés*** 6,65 % sur le salaire plafonné et 0,10 % sur le salaire total.
– Le ***Fonds de solidarité vieillesse (FSV)*** est alimenté par une partie de la CSG surtout, une fraction de la contribution sociale de solidarité et un prélèvement sur les revenus des capitaux. Il finance l'ASPA, les majorations de pension pour enfant élevé ou conjoint à charge, les préretraites et les périodes de chômage* validées au titre de la retraite.

Les prestations en espèces

La pension de retraite

– ***C'est une prestation contributive***, c'est-à-dire versée en contrepartie de cotisations, dont le montant dépend du salaire annuel moyen (SAM), du taux de liquidation (t) et de la durée d'assurance au régime général (DRG), et est calculé selon la formule : P = t × SAM × DRG/160 (période transitoire jusqu'en 2008) :

- ***une retraite à taux plein*** égale à 50 % du SAM des 25 meilleures années peut être perçue dès 60 ans par un assuré justifiant de 160 trimestres de cotisations (maximum : 1 341 €/an, minimum : 608,47 €). Les assurés atteignant 60 ans et reconnus inaptes au travail ou atteignant 65 ans peuvent en bénéficier sans justifier de la durée requise de cotisations ;
- ***des majorations sont possibles :*** 10 % pour au moins 3 enfants, 8 trimestres par enfant élevé, pour tierce personne ou conjoint à charge, surcote de 3 à 5 % en cas de poursuite de l'activité professionnelle au-delà de 60 ans et de 160 trimestres de cotisations ;
- ***une retraite réduite*** est perçue si l'assuré prend sa retraite avant 65 ans sans avoir assez cotisé. Son taux est minoré selon le nombre de trimestres manquants jusqu'à 65 ans ou 160 trimestres.

– S'y ajoute une ***retraite complémentaire*** (voir page 212).

La pension de réversion

Elle garantit un revenu minimum au conjoint ***marié*** d'un assuré décédé, âgé d'***au moins 51 ans***, ***sous conditions de ressources***.
Montant : 54 % de la pension dont bénéficiait ou aurait bénéficié le conjoint décédé (minimum : 258,58 €/mois, majoration de 87,76 €/mois pour enfant à charge).

L'allocation veuvage

Elle garantit, ***sous conditions de ressources***, un revenu minimum au conjoint survivant d'un assuré décédé ayant cotisé un minimum de temps, âgé ***de moins de 51 ans*** et non remarié.
Elle est versée pendant 2 ans ou jusqu'à 51 ans, au montant de 549,07 €/mois.

L'allocation de solidarité aux personnes âgées (ASPA)

Elle remplace depuis janvier 2006 le ***minimum vieillesse*** (mais les assurés qui le percevaient continuent à en bénéficier) et garantit, comme ce dernier, un minimum de ressources à toute personne âgée d'au moins 65 ans (60 ans si inapte au travail), résidant en France et ayant des ressources inférieures à un certain plafond. Montant : 621,27 euros/mois pour une personne seule ; 114,51 euros pour des allocataires mariés, concubins, ou partenaires pacsés, servis pour moitié à chacun.

VOIR ÉGALEMENT

Dépenses de retraite, minima sociaux, organismes privés de protection sociale, politique de la vieillesse, Sécurité sociale.

Autorité parentale

Ensemble de droits et de devoirs ayant pour finalité l'intérêt de l'enfant.

Législation

Introduite par la loi du 4 juin 1970, l'autorité parentale a fait l'objet de plusieurs réformes allant dans le sens d'une plus grande égalité entre le père et la mère et entre tous les enfants quelle que soit la situation matrimoniale de leurs parents. La plus récente, la loi du 4 mars 2002, s'est inscrite dans le droit fil de cette évolution.

Caractéristiques

Contenu

Les principes de base de l'autorité parentale sont transmis aux parents par le biais du ***livret de famille*** et du ***carnet de paternité***.

– Il appartient aux parents, jusqu'à la majorité de l'enfant (18 ans), son émancipation ou son mariage*, de protéger sa sécurité, sa santé* et sa moralité, et d'assurer son entretien et son éducation.

– Les parents décident de la résidence de l'enfant et celui-ci ne peut pas quitter le domicile familial sans leur autorisation. Ils sont civilement et solidairement responsables des dommages causés par l'enfant habitant avec eux.

– Si l'enfant a des biens, ils ont le droit de les administrer jusqu'à sa majorité et d'en jouir jusqu'à ses 16 ans. Toutefois si l'enfant exerce une activité professionnelle, il perçoit directement ses rémunérations, sauf opposition expresse de ses parents.

– Ils doivent associer l'enfant aux décisions le concernant, selon son âge et son degré de maturité, et le mineur doit être entendu par le juge dans toute procédure le concernant.

L'exercice de l'autorité parentale

– ***L'exercice commun est la règle :***

• lorsque la filiation* de l'enfant est établie vis-à-vis de ses deux parents, ceux-ci exercent en commun l'autorité parentale, ***qu'ils soient mariés, séparés ou divorcés*** ;

• de même pour des parents non mariés ayant reconnu l'enfant avant son premier anniversaire.

– ***L'autorité parentale peut être exercée par un seul parent :***

• quand la filiation* de l'enfant n'est établie qu'à l'égard d'un seul parent, *idem* en cas d'adoption* par une seule personne ;

• si celle-ci n'est établie à l'égard d'un parent qu'après son premier anniversaire, l'autorité parentale sera exercée par le parent qui avait déjà reconnu l'enfant (sauf déclaration conjointe auprès d'un TGI ou décision d'un JAF) ;

• si l'un des parents décède, est hors d'état de manifester sa volonté (coma, maladie mentale*, absence) ou est privé de l'exercice de l'autorité parentale.

À noter : le parent n'ayant pas l'autorité parentale conserve le droit de visite et d'hébergement (sauf privation pour motif grave), doit assurer l'entretien et surveiller l'éducation de l'enfant. Il doit donc être tenu informé de toutes les décisions importantes concernant la vie de celui-ci.

– ***L'autorité parentale peut être exercée par un tiers :***

• si elle a été déléguée partiellement ou totalement à un proche digne de confiance, un membre de la famille, un établissement d'accueil ou un service de l'Ase*, sur décision du JAF, à la demande du père ou de la mère ensemble ou séparément, ou en cas de conflit familial ou de défaillance parentale ;

• ou si elle est exercée par un tuteur sous la direction d'un conseil de famille, quand l'enfant a été placé sous un régime de tutelle (parents décédés, retrait d'autorité, filiation* inconnue).

– ***L'autorité parentale peut être partagée :*** en cas de famille recomposée (par exemple avec le beau-père, avec l'accord du père) pour les besoins d'éducation de l'enfant.

Le non-respect des obligations parentales

– En cas de désaccord entre les parents, c'est le JAF qui tranche après conciliation.

– En cas de mise en danger de l'enfant ou de maltraitance*, diverses mesures administratives ou judiciaires sont possibles (voir page 257).

VOIR ÉGALEMENT

Divorce, droits de l'enfant, enfant en danger, famille, filiation, mariage, médiation, protection de l'enfance en danger.

B

Bioéthique

Science qui étudie les problèmes moraux soulevés par la recherche biologique, médicale ou génétique, mais aussi la thérapeutique, l'informatique, la prévention* et l'économie de la santé.

Objectifs

La bioéthique doit, par sa réflexion, conduire à l'élaboration de ***règles juridiques*** contrôlant l'évolution des sciences de la vie, de façon à ce qu'elles soient conformes à certains ***principes moraux et philosophiques*** unanimement acceptés :
- égalité de tous face aux acquis de la science ;
- respect des libertés individuelles ;
- respect de l'être humain depuis le commencement de la vie ;
- sauvegarde de la dignité humaine.

Ces lois sont élaborées après consultation du ***Comité national consultatif d'éthique***, de l'Académie de médecine et de la Commission nationale consultative des droits de l'homme.

Législation

Les lois de 1994 et 2004 ont complété des lois plus anciennes : ***loi Veil*** dépénalisant l'avortement (1975) et ***loi Caillavet*** (1976) sur les prélèvements d'organes.

Les lois de bioéthique de 1994

– ***La loi relative au traitement de données nominatives ayant pour fin la recherche dans le domaine de la santé**** réglemente la constitution et l'utilisation des fichiers médicaux informatisés nominatifs et met en place la ***commission nationale informatique et liberté*** (Cnil).
– ***La loi relative à la protection des personnes se prêtant, sans profit personnel, à des recherches biomédicales*** prévoit l'information et l'accord préalables de la personne concernée.

– ***La loi relative au respect du corps humain*** pose les principes garantissant le respect, l'inviolabilité, et l'indisponibilité du corps humain (qui ne peut pas faire l'objet d'un commerce) et la protection du patrimoine génétique.

– ***La loi relative au don et à l'utilisation des éléments et produits du corps humain, à l'assistance médicale à la procréation★ et au diagnostic anténatal.***

La loi de bioéthique du 6 août 2004

– ***Création de l'Agence de biomédecine***, autorité de référence en matière de greffe★, de reproduction, d'embryologie et de génétique.

– ***Maintien de l'interdiction du clonage humain★*** à but reproductif mais aussi à but thérapeutique, c'est-à-dire réalisé pour obtenir des cellules souches totipotentes capables de donner naissance aux différents tissus de l'organisme. Le clonage reproductif devient un crime contre l'espèce humaine passible de 30 ans de prison, le clonage thérapeutique est un délit.

– ***Interdiction de faire des recherches sur des embryons surnuméraires*** (issus de la Fiv et congelés), de moins de 7 jours, sans « projet parental » ni « famille d'accueil ». Mais, afin de ne pas pénaliser les chercheurs, cette interdiction a été assortie d'un moratoire de 5 ans pendant lequel certaines équipes pourront conduire ce type de travaux à titre dérogatoire, et importer des cellules souches embryonnaires humaines.

– Maintien de l'interdiction de réimplanter *post-mortem* un embryon « orphelin de père ».

– Suivi médical des enfants conçus par AMP.

– Élargissement du DPI, avec possibilité de faire naître « un bébé médicament », et des dons d'organes par des donneurs vivants.

– Interdiction de protéger par un brevet un gène, mais possibilité de protéger une invention biotechnologique.

– Interdiction de procéder à l'identification d'une personne par ses empreintes génétiques si elle s'y refuse ou s'y était refusée de son vivant.

Les problèmes

– L'absence de législation internationale.

– L'extrême rapidité des progrès scientifiques, qui fait que la législation doit être révisée régulièrement (en principe tous les 5 ans) afin de ne pas entraver la recherche ni priver les malades des nouveaux traitements.

VOIR ÉGALEMENT

Assistance médicale à la procréation, clonage humain, greffe, interruption de grossesse, tests génétiques.

C

Cancer

Maladie résultant de la multiplication à l'intérieur d'un organe ou d'un tissu de cellules anormales.

Caractéristiques

Le cancer primitif, en l'absence de traitement, envahit progressivement les tissus et les organes voisins, puis des cellules cancéreuses vont se disséminer à distance, sous forme de ***métastases*** au niveau d'autres organes (poumons, foie, cerveau, os...) aboutissant au stade de ***cancer généralisé***.

Le risque de survenue d'une ***récidive*** ou de métastases existe toujours après un traitement, c'est pourquoi une surveillance médicale à vie s'impose après rémission.

Statistiques

C'est la ***deuxième cause de mortalité*** (150 000 décès/an), et la ***première cause de mortalité prématurée***, même si ***la mortalité stagne*** (progrès au niveau du dépistage et du traitement : un cancer sur deux guérit).

Chez la femme, le cancer du sein arrive en tête alors que chez l'homme ce sont les cancers du poumon et des VADS (voir tableau page suivante).

Les cancers les plus fréquents en France

Localisations	**Nombre de décès annuels**
Poumons	27 000
Côlon et rectum	16 000
Voies aérodigestives supérieures (VADS) (bouche, pharynx, larynx, œsophage)	11 000
Sein	11 000

Les cancers les plus fréquents en France	
Localisations	**Nombre de décès annuels**
Prostate	10 000
Utérus ou ovaires	1 800
Peau et mélanome	1 100

Le taux de mortalité est plus élevé chez les personnes âgées, les hommes, les populations défavorisées, et dans le Nord et les zones rurales.

– ***Le nombre des nouveaux malades augmente*** (278 000 cas annuels) en raison du vieillissement de la population, mais aussi d'une augmentation du risque de cancer de 35 % à âge égal.

– ***Certains cancers progressent fortement :*** cancer du poumon (tabagisme* féminin), du sein, de la prostate, de la thyroïde et mélanome, alors que d'autres reculent : cancer du col de l'utérus (prévention*) et des VADS (régression de l'alcoolisme*).

Cause les plus fréquentes

– ***Alimentation*** trop pauvre en fruits et en légumes verts (cancer colorectal).

– ***Tabagisme* :*** cancer du pharynx, du larynx, des poumons, de la vessie et du col de l'utérus.

– ***Alcoolisme* :*** cancer des VADS (œsophage notamment).

– ***Exposition professionnelle*** à des produits cancérigènes : amiante (cancer de la plèvre), pesticides, benzène, radiations ionisantes…

– ***Pollution de l'air :*** hydrocarbures, particules fines, dioxine (cancer du poumon).

– Exposition excessive au soleil : cancer de la peau, mélanome.

Dispositif de lutte (plan cancer 2003-2007)

Une réorganisation de la recherche

Menée dans les centres de lutte contre le cancer (CLCC), au CNRS, à l'Inserm et dans les services de cancérologie, elle est majoritairement financée par l'État mais aussi par des associations* (Ligue nationale contre le cancer). La création de l'***Institut national du cancer*** (INCa) et de ***7 cancéropôles régionaux*** vise à faire travailler ensemble les équipes et à favoriser l'accès des patients aux nouveaux traitements.

Le renforcement de la prévention*

– ***Guerre au tabagisme**** et à l'alcoolisme*.
– ***Programme national nutrition santé*** (PNNS) pour inciter les Français à manger 5 légumes ou fruits frais par jour.
– Campagne de prévention du mélanome interpellant les parents sur les risques liés à l'exposition des tout-petits au soleil.
– Mise sur le marché d'un vaccin destiné à éviter 70 % des cancers du col de l'utérus (à faire avant 15 ans).
– Généralisation du dépistage du cancer du sein (une mammographie gratuite tous les 2 ans pour toutes les femmes de 50 à 74 ans).

Des soins aux malades de qualité et plus humains

– Un numéro Azur Cancer Info service (0810 810 821) et un site Internet d'information ont été ouverts.
– Chaque patient doit bénéficier d'un ***temps d'annonce*** spécifique, de la remise d'un ***programme personnalisé de soins*** et d'un soutien (infirmière référente, psychologue, assistante sociale).
– Le traitement doit être mis en œuvre dans un ***établissement agréé par l'INCa*** (CLCC, consultation avancée du cancer, service de cancérologie) et participant à un ***réseau de soins*** afin de permettre des soins coordonnés et appliquant des normes de qualité.
– On développe les structures d'HAD ainsi que la chimiothérapie et les soins palliatifs à domicile.
– La convention Areas, entrée en vigueur en 2007, facilite l'accès des malades au crédit et à la couverture du risque invalidité.

VOIR ÉGALEMENT
| Alcoolisme, maladie professionnelle, santé publique (crises de), tabagisme.

Chômage

Situation d'une personne, à même de travailler, mais sans emploi rémunéré alors qu'elle en recherche activement un.

Classification

– ***Le chômage structurel*** résulte d'une modification sur un long terme des structures économiques (inadaptation du système de formation, déclin de certaines activités, évolutions technologiques), et démographiques.

– ***Le chômage conjoncturel*** est le fait d'un ralentissement temporaire de la croissance.

– ***Le chômage technique*** est provoqué par la réduction temporaire de l'activité d'une entreprise, ou l'arrêt plus ou moins long du processus de production (retard dans l'approvisionnement en matière première, grève).

– ***Le chômage saisonnier*** correspond à la cessation périodique de certaines activités (tourisme, agriculture...).

– ***Le chômage partiel*** est dû à la réduction de la durée effective du travail pour des emplois normalement à temps plein (fluctuation temporaire du niveau d'activité).

– ***Le chômage déguisé*** est la situation née de l'emploi de travailleurs dans des activités de productivité inférieure à leurs capacités ou faible, voire inexistante.

– ***Le chômage de longue durée*** correspond à une durée de chômage d'au moins 1 an.

Statistiques

Les chiffres du chômage diffèrent selon qu'ils proviennent :

– de l'enquête emploi effectuée chaque année par l'Insee ;

– ou des statistiques publiées chaque mois ne comptabilisant que les chômeurs en catégorie 1 (inscrits à l'ANPE, recherchant un emploi à durée déterminée et à temps plein, ayant éventuellement exercé une activité d'au plus 78 heures dans le mois).

Fin mai 2007, la France comptait 1 987 200 chômeurs en catégorie 1, soit un taux de chômage (nombre de chômeurs pour 100 actifs) de 8,1 % (chiffre contesté par l'Insee qui l'évalue à 9,1 %).

Le taux de chômage s'élevait à 21 % pour les jeunes de moins de 25 ans et à 5,4 % pour les 50 ans et plus.

Caractéristiques

L'évolution du chômage

Évolution	Causes
Progression de 1974 à 1997	– Crise économique mondiale du fait du premier choc pétrolier – Développement du secteur tertiaire demandeur d'emplois qualifiés – Mondialisation – Progrès techniques (informatisation, mécanisation)
Baisse de 1997 à mai 2001	– Reprise de la croissance – Loi sur les 35 heures – Allégement des charges patronales sur les bas salaires et multiplication des contrats d'aide à l'emploi*
Augmentation de 2001 à 2005	– Croissance faible – Épuisement des effets de la loi sur les 35 heures et de l'allégement de charges sur les bas salaires
Embellie depuis fin 2005	– Reprise de la croissance et de l'emploi dans la construction et le tertiaire

Les constats actuels et leurs causes

– ***La France a un des taux de chômage les plus élevés d'Europe***, en raison :

- du fonctionnement du marché du travail : faible nombre d'heures travaillées par salarié, fort taux de non-participation au marché du travail, faible création d'emplois en raison du coût élevé du travail non qualifié, inefficacité du service public de l'emploi qui fait qu'on indemnise fortement les chômeurs mais qu'on les aide peu à se reclasser ;
- des relations sociales fondées sur la conflictualité.

– ***Le chômage touche surtout*** les moins de 25 ans (manque de qualification et d'expérience, formations inadaptées), les femmes (voir page 146), les immigrés, les moins qualifiés, et les 50 ans et plus ont les durées de chômage les plus élevées.

Conséquences

Individuelles

– Une situation financière critique (50 % des chômeurs ne sont pas indemnisés) source d'***exclusion***.

– Des problèmes familiaux : divorce*, impact sur les études des enfants.
– Une vulnérabilité psychologique : troubles du sommeil, dépression, angoisse, maladies psychosomatiques (asthme, dermatose, troubles intestinaux), et conduites addictives.
– Une espérance de vie réduite (MCV* et cancers* plus fréquents).

Économiques et sociales

– Déficit de l'assurance chômage* quand le taux de chômage dépasse 9,3 %.
– Difficultés de financement pour la Sécurité sociale*.
– Augmentation des déficits publics (indemnisation des chômeurs).
– Baisse de la consommation de la part des chômeurs, et de ceux qui craignent de le devenir un jour.
– Développement de la xénophobie et du racisme, et instabilité sociale.

VOIR ÉGALEMENT

Contrats d'aide à l'emploi, indemnisation du chômage, inégalités hommes-femmes, politique de l'emploi.

Clinique

Établissement de santé* privé, à but lucratif, accueillant les malades, blessés et femmes enceintes ne pouvant être soignés en ambulatoire.

Missions

N'ayant pas une mission de service public (NPSPH), les cliniques sont astreintes uniquement à une mission de diagnostic et de soins.

Fonctionnement

– Ces établissements, de statut privé, ont un ***but commercial***, ce qui les pousse à se spécialiser de plus en plus dans la ***chirurgie***. Les patients y apprécient la qualité de l'accueil.
La clinique appartient à une société et est gérée par un directeur et un conseil d'administration (formé d'actionnaires). Les médecins qui y travaillent sont sous contrat. Ils sont payés à l'acte et reversent à la clinique une partie de leurs honoraires.

– La plupart des cliniques sont ***conventionnées*** (frais d'hospitalisation pris en charge à 80 % par l'Assurance maladie* avec tiers payant*).
– Leur création ou extension se fait après accord de l'ARH (planification sanitaire*) et elles sont soumises à une évaluation régulière de la qualité et de la sécurité des soins par la Haute Autorité de santé.

Financement

Les cliniques sont financées selon le système de la tarification à l'activité*.

VOIR ÉGALEMENT

Dossier médical, établissement de santé, hôpital, planification sanitaire, tarification à l'activité.

Clonage humain

Intervention permettant, en remplaçant le noyau d'un ovocyte par le noyau de n'importe quelle cellule adulte, d'obtenir des lignées de cellules, des tissus ou des embryons génétiquement identiques (clones) à l'individu chez qui la cellule adulte a été prélevée.

Classification

Le clonage thérapeutique

Autorisé dans certains pays (Grande-Bretagne, Pays-Bas...), il se fait à partir d'une cellule somatique prélevée chez un malade (leucémie, maladie de Parkinson...) de façon à obtenir un embryon génétiquement identique à ce dernier, dont on pourra extraire, au bout de 6 jours de développement, des **cellules souches totipotentes immunologiquement compatibles** avec le malade. Elles pourront être utilisées pour le soigner (thérapie cellulaire), avec moins de risque de rejet, mieux connaître les maladies génétiques ou tester de nouveaux médicaments.

Le clonage reproductif

Unanimement proscrit, il pourrait être réalisé dans le but de permettre à un couple dont l'homme souffre de stérilité d'avoir un enfant (clone de son père), grâce à la réimplantation de l'embryon obtenu par clonage dans l'utérus de la mère.

Législation

– ***Les lois de bioéthique de 1994 et 2004*** interdisent ces 2 formes de clonage, les considérant comme éthiquement inacceptables (voir page 40).
– La ***Convention des droits de l'homme et de la biomédecine,*** interdisant le clonage humain même en cas de stérilité absolue d'un couple, n'a pas été ratifiée par tous les pays.

Les arguments contre le clonage humain

Clonage thérapeutique	Clonage reproductif
– Risques de commercialisation et de trafics d'ovocytes – Instrumentalisation de l'embryon – Possibilité d'obtenir des cellules souches à partir des embryons surnuméraires issus de la Fiv*, de la moelle osseuse ou de sang du cordon ombilical – Porte ouverte au clonage reproductif	– L'enfant risque de mourir *in utero*, à la naissance ou très prématurément, de présenter de graves anomalies puis de graves troubles psychologiques – Des dérives sont possibles : se constituer un clone comme réserve d'organes, satisfaire son besoin d'immortalité, faire revivre un être cher après sa mort, cloner « l'individu parfait »

VOIR ÉGALEMENT

| Assistance médicale à la procréation, bioéthique.

Commerce équitable

Forme de commerce mondial établissant entre les pays du Nord et du Sud un partenariat commercial fondé sur le dialogue, la transparence et le respect, de façon à lutter contre la pauvreté* et à promouvoir un développement durable.

Caractéristiques

Ce commerce consiste à acheter à un prix minimal garanti des matières premières à des coopératives de petits producteurs ou artisans des pays en développement, de façon à leur assurer une existence conforme à la dignité humaine grâce à une plus

juste rémunération de leur travail et en les protégeant contre les fluctuations du marché.
Il leur permet de s'organiser et d'être eux-mêmes les acteurs de leur développement (préfinancement de leur production, formation à l'export, regroupement en coopératives pour éviter les intermédiaires). Grâce aux primes au développement versées aux coopératives, des projets de développement socio-économiques peuvent être élaborés, favorisant l'accès à la scolarisation, au logement, à l'eau potable.
En échange, les droits des travailleurs doivent être garantis (salaires décents, rémunération des femmes, interdiction du travail des enfants ou du travail forcé) et les écosystèmes protégés au maximum (développement durable).
Le consommateur, en plus de faire un acte citoyen, est donc assuré d'avoir un produit de qualité, fabriqué dans le respect de l'environnement (peu de pesticides, recyclage des déchets, économie d'eau).

Statistiques

Même s'il ne représente que 0,01 % du commerce mondial, le commerce équitable connaît un succès fulgurant en Europe (+ 20 % par an) où sont concentrés 70 % de ses débouchés.
En France, les échanges de ces produits ont augmenté de 50 % en 2005, 10 000 grandes surfaces vendent des produits (café surtout) Max Havelaar, label international qui depuis 1993 garantit l'application des règles du commerce équitable, et des multinationales lancent des produits étiquetés « équitables » ou « solidaires » mais leur certification ne fait pas l'unanimité.
Parallèlement se développe un ***tourisme durable*** ne portant atteinte ni à l'environnement ni à la culture locale, impliquant des hôteliers, voyagistes et compagnies aériennes acceptant de redistribuer une partie de leurs bénéfices pour financer des microprojets de développement dans les pays où ils exercent leurs activités.

VOIR ÉGALEMENT
| Aide sanitaire internationale, pauvreté.

Consommation médicale

Coût représenté par l'utilisation des biens et services médicaux pour la satisfaction directe des besoins individuels de santé*.

Caractéristiques

Structure

La consommation médicale totale (CMT) correspond aux dépenses de médecine préventive et à la consommation de soins et de biens médicaux (CSBM) :
– ***soins hospitaliers*** (en établissements de santé* ou en sections médicalisées) ;
– ***soins ambulatoires :*** honoraires médicaux et paramédicaux, frais dentaires, d'analyse biologique, de cure thermale ;
– ***biens médicaux :*** médicaments, appareillage (orthopédie, lunetterie) ;
– ***transports sanitaires***.

Évolution de la CSBM

La consommation de soins et de biens médicaux a atteint 150,6 milliards d'euros en 2005, soit 2 402 euros par habitant.

La croissance de la CSBM, qui avait fléchi durant les années 1994-1997, est en forte hausse depuis, même si on note une décélération encourageante depuis 2004.

Les dépenses hospitalières représentent toujours le poste le plus important mais leur part continue de diminuer (44,4 % contre 48,7 % en 1995). Celle des soins ambulatoires stagne (27,3 %). En revanche, rien ne semble réussir à enrayer ***la progression des dépenses médicamenteuses***, dont la part est passée de 18,9 % à 20,9 %.

Financement

La CSBM est principalement financée par ***la Sécurité sociale****(77,1 %), mais on constate depuis 1980 un désengagement de celle-ci, de l'État et des collectivités locales, avec une ***participation accrue des ménages*** qui en financent directement 8,7 %, et indirectement 12,9 % (par les organismes privés de protection sociale complémentaire*), ce qui est facteur d'***inégalités d'accès aux soins***.

Causes de la progression de la consommation médicale

L'augmentation de l'offre de soins du fait :

– ***des progrès médicaux :*** techniques de diagnostic (scanner, IRM, examens biologiques), médicaments (antibiotiques, anticholestérols, psychotropes), interventions chirurgicales plus nombreux et plus coûteux ; soins hospitaliers de plus en plus chers ; recherche plus développée ;
– ***du grand nombre des médecins*** rémunérés à l'acte, formés davantage au curatif qu'au préventif et à l'écoute, et sollicités par les laboratoires pharmaceutiques ;
– ***de l'augmentation du nombre de lits d'hospitalisation***, au cours des années 1970-1980, en particulier des lits de soins de courte durée.

L'augmentation de la demande de soins en raison :

– de la ***généralisation de la couverture sociale***, avec progression du nombre de personnes prises en charge à 100 % (ALD, CMU*) ou ayant une complémentaire santé, et de la pratique du tiers payant*, déresponsabilisant les consommateurs ;
– du plus grand nombre de ***personnes âgées***, grosses consommatrices de soins ;
– de l'élévation du ***niveau de vie*** qui diminue le seuil de tolérance à la maladie* et crée de nouveaux besoins ;
– de l'apparition de nouvelles maladies (sida*, maladie d'Alzheimer*) et de nombreuses sources de stress (école, travail, solitude, chômage*).

VOIR ÉGALEMENT

Assurance maladie, dépenses de santé (maîtrise médicalisée des), organismes privés de protection sociale complémentaire.

Contraception

Ensemble des moyens utilisés pour éviter que les relations sexuelles puissent entraîner une grossesse*.

Moyens contraceptifs autorisés

La contraception hormonale

Les pilules œstroprogestatives sont les contraceptifs les plus largement utilisé en France, en particulier par les jeunes, étant donné leur facilité d'emploi, ***leur efficacité***, leur réversibilité et l'excellente tolérance des produits les plus récents (pilules minidosées).

La pilule du lendemain permet une contraception d'urgence après un rapport non ou mal protégé (oubli ou rupture de préservatif, viol) par un progestatif sous forme de 2 comprimés, à prendre le plus rapidement possible.

Le stérilet

C'est la méthode la moins contraignante, c'est pourquoi elle est choisie par 20 % des Françaises utilisant une contraception, en particulier après 35 ans.

Ce procédé, empêchant la fécondation, est un peu moins sûr que la pilule mais le taux de grossesse* reste inférieur à 1 % avec les stérilets dits de 3e génération.

Le préservatif masculin

Il a l'avantage d'être disponible immédiatement (pharmacies, distributeurs), d'assurer une contraception efficace ***s'il est utilisé correctement***, et de protéger contre les IST* et le sida*. On recommande toutefois de l'utiliser conjointement avec la pilule pour avoir une plus grande sécurité contraceptive.

Autres méthodes moins utilisées

– Les spermicides (gels ou ovules) sont parfois utilisés pour des rapports occasionnels.

– Les méthodes naturelles (Ogino, température, retrait) sont de moins en moins utilisées car contraignantes et peu fiables.

– La stérilisation (ligature des trompes, réversible, ou pose d'implants tubaires, irréversible) n'est autorisée qu'après information, délai de réflexion de 4 mois et accord écrit.

Législation

– ***La loi Neuwirth (28 décembre 1967)*** a autorisé la vente, sur prescription médicale et en pharmacie, des contraceptifs et créé des ***centres de planification et d'éducation familiale*** ayant un rôle d'information. La propagande antinataliste est interdite ; seule est autorisée la publicité sur les préservatifs entrant dans le cadre de la lutte contre les IST*.
– ***La loi du 4 décembre 1974*** a permis le remboursement par la Sécurité sociale* des moyens contraceptifs et rendu la contraception (uniquement dans les centres de planification) accessible aux mineures sans l'autorisation de leurs parents et gratuite.
– ***Les lois du 13 décembre 2000, relative à la contraception d'urgence, et du 4 juillet 2001, sur l'IVG et la contraception***, ont modifié la loi de 1967 :

- les pharmaciens et les infirmières scolaires sont autorisés à délivrer, en cas de détresse ou d'urgence, gratuitement et sans prescription médicale, un ***contraceptif d'urgence*** (le *NorLevo*), et cela même sans l'accord parental pour les mineures « désirant garder le secret », à condition d'orienter l'adolescente vers un médecin ;
- les contraceptifs hormonaux peuvent être délivrés aux mineurs sans autorisation parentale.

Statistiques

– En France, 93,5 % des femmes sexuellement actives utilisent un moyen contraceptif, la pilule dans 60,8 % des cas, le stérilet dans 23,2 % des cas.
– Près de 13,4 % des femmes de 15-25 ans ont déjà eu recours à la pilule du lendemain.
– Sur 1 million de grossesses annuelles, 30 % ne sont pas prévues (2 sur 3 survenant chez une femme utilisant un contraceptif). En cause : ***un mauvais usage du contraceptif*** (mauvaise observance, oubli de pilule) ou ***l'inadaptation de la méthode*** au mode de vie sexuelle de la femme.

VOIR ÉGALEMENT

| Grossesse, interruption de grossesse.

Contrat d'aide à l'emploi

Dispositif visant à favoriser l'emploi des personnes éprouvant de graves difficultés d'insertion et d'accès à l'emploi, en faisant baisser les coûts salariaux.

Législation

La loi de programmation pour la cohésion sociale (loi Borloo) du 18 janvier 2005 a adapté les dispositifs existants et créé de nouveaux contrats, avec pour but prioritaire leur mobilisation en direction des moins de 25 ans.

Classification

Contrats réservés au secteur non marchand

– ***Le contrat d'accompagnement dans l'emploi (CAE),*** destiné à toute personne rencontrant des difficultés particulières d'accès à l'emploi, est un CDD de droit privé à temps plein ou partiel (au minimum 20 h/semaine), d'une durée de 6 à 24 mois, renouvelable 2 fois. Le salarié est rémunéré au Smic horaire et peut bénéficier d'actions de formation, de VAE et d'accompagnement (tutorat, suivi individualisé), fortement « recommandées ».
L'employeur bénéficie d'une aide à l'embauche de l'État, ne pouvant excéder 95 % du Smic horaire par heure travaillée, et est exonéré des cotisations sociales.
– ***Le contrat d'avenir*** est réservé aux bénéficiaires du RMI* (et ayants droit), de l'ASS, de l'API ou de l'AAH depuis au moins 6 mois et aux anciens détenus. C'est un CDD de droit privé à temps partiel (26 h/semaine), conclu pour 2 ans, renouvelable 1 an ou 3 ans pour les plus de 50 ans. Le salarié est rémunéré au Smic horaire. Un référent est chargé de suivre son parcours d'insertion et une convention fixe les actions de formation et de VAE devant être mises en œuvre.
L'employeur reçoit une aide du débiteur de l'allocation (État ou département) égale au RMI* et une aide dégressive de l'État, et est exonéré des cotisations sociales.

Contrats réservés au secteur marchand

– ***Le contrat initiative emploi (CIE)*** est un CDI ou CDD (durée maximale de 24 mois) de droit privé, destiné aux personnes rencontrant des difficultés particulières d'accès à l'emploi. La durée de travail ne peut pas être inférieure à 20 h/semaine. La rémunération du salarié est au moins égale au Smic horaire. L'employeur reçoit une aide à l'embauche de l'État ne pouvant excéder 47 % du

Smic et est exonéré des cotisations sociales et des taxes sur les salaires et d'apprentissage. Les actions de formation et d'accompagnement sont facultatives.

– ***Le contrat jeune en entreprise (CJE)*** est destiné à favoriser l'insertion des 16-22 ans de niveau bac au plus, ou résidant en ZUS, ou titulaire d'un Civis. C'est un CDI de droit commun ne pouvant être inférieur à 17 h 30/semaine. L'employeur reçoit pendant 3 ans une aide forfaitaire dégressive de l'État pour compenser les charges sociales. Le salarié perçoit au minimum le SMIC horaire et peut bénéficier d'actions de formation ou de soutien.

– ***Le contrat insertion-revenu minimum d'activité (CI-RMA)*** s'adresse aux bénéficiaires du RMI*, de l'ASS, de l'API ou de l'AAH, avec pour objectif leur retour à l'emploi. C'est un CDD à temps plein ou partiel (20 h au minimum/semaine), d'une durée minimale de 6 mois et maximale de 18 mois. Le salarié est rémunéré au Smic horaire et bénéficie d'actions de formation et de VAE. L'employeur reçoit une aide égale au RMI* versée par le débiteur de l'allocation.

VOIR ÉGALEMENT

| Chômage, minima sociaux, politique de l'emploi.

Contrat d'insertion en alternance

Dispositif visant à favoriser l'insertion professionnelle des jeunes, en alternant périodes d'enseignement théorique et périodes de formation pratique en entreprise.

Objectifs

Acquisition d'une expérience professionnelle et obtention d'une qualification validée ou homologuée.

Contrats réservés aux employeurs du secteur privé

Caractéristiques

	Contrat d'apprentissage (formation initiale)	Contrat de professionnalisation (formation professionnelle continue)
Bénéficiaires	Jeunes de 16-25 ans (de 15 ans après un apprentissage junior, ou de 14-15 ans après un préapprentissage puis une classe préparatoire à l'apprentissage)	– Jeunes de 16-26 ans sans qualification ou désirant compléter leur formation – Chômeurs de 26 ans et plus dont le retour à l'emploi nécessite un parcours de professionnalisation
Contrat de travail	CDD de 1 à 3 ans (2 ans le plus souvent) selon le type de profession ou le niveau de qualification préparé	CDI ou CDD de 6 à 12 mois au minimum, pouvant être porté à 24 mois
Contenu	Formation pratique en entreprise (accompagnement par un maître d'apprentissage) et formation générale (au minimum 400 heures) dans un CFA	Formation pratique en entreprise (tutorat) et formation générale (minimum 15 % de la durée du contrat) en organisme de formation ou établissement d'enseignement
Statut du bénéficiaire	Salarié de l'entreprise, il bénéficie d'une protection sociale* et d'une rémunération allant de 25 % à 78 % du Smic selon son âge et son ancienneté dans l'apprentissage	Salarié de l'entreprise, il bénéficie d'une protection sociale* et d'une rémunération allant de 55 % à 80 % du Smic selon sa qualification
Aides à l'employeur	Indemnité compensatrice et exonération de cotisations sociales	Exonération de cotisations sociales et aide à l'embauche dégressive pendant 2 ans en cas de CDI

Historique

– ***L'apprentissage,*** financé par les entreprises (taxe d'apprentissage), les régions et l'État, est né de la loi Astier (1919). D'abord réservé aux qualifications de niveau CAP-BEP, il peut permettre, depuis 1987, de préparer un diplôme de niveau 1 (ingénieur).

– La loi sur l'égalité des chances (2006) a ouvert l'apprentissage aux jeunes de 14 ans en leur donnant la possibilité (réversible), après un parcours d'initiation aux métiers, de bénéficier dès l'âge de 15 ans d'un contrat d'apprentissage. L'apprentissage junior devrait être supprimé.
– ***Le contrat de professionnalisation***, mis en place par la loi Fillon (2004), a remplacé les 3 contrats en alternance préexistants.

Contrat réservé à la fonction publique

Le PACTE (parcours d'accès aux carrières des fonctions publiques territoriales, hospitalières et de l'État) permet aux 15-25 ans sans qualification ou ayant une qualification inférieure au bac d'être titularisés dans un emploi de catégorie C de la fonction publique, sans passer de concours, au terme d'une formation en alternance. Le jeune sélectionné (sur dossier et après entretien) signe un contrat de droit public de 1 à 2 ans à temps plein, durant lequel il bénéficie d'un accompagnement par un tuteur et d'une formation en alternance, et est rémunéré de 55 à 70 % du traitement de la fonction publique selon son âge. Si, au terme du PACTE, il est reçu à l'examen professionnel vérifiant ses aptitudes, il sera titularisé dans l'emploi pour lequel il avait été recruté.

VOIR ÉGALEMENT

| Chômage, politique de l'emploi.

Couverture maladie universelle (CMU)

Dispositif, ayant étendu l'accès à l'assurance maladie★ à toutes les personnes résidant régulièrement en France, et assuré une assurance maladie complémentaire aux plus démunis.

Fonctionnement

Ce dispositif, instauré par la loi du 27 juillet 1999, comporte deux étages :
– ***la CMU de base*** qui accorde, aux personnes ne disposant pas d'un régime d'assurance maladie★, une affiliation au régime général de la Sécurité sociale★ dès l'âge de

16 ans, gratuitement ou moyennant une cotisation de 8 % sur les revenus (revenu fiscal annuel > 7 035 euros), ***sur simples critères de résidence*** ;
– ***la CMU complémentaire*** (CMU-C) qui assure une ***assurance maladie complémentaire gratuite*** (souscrite auprès d'une CPAM, d'une mutuelle, d'une institution de prévoyance ou d'une compagnie d'assurance, au choix) aux personnes ayant des ressources mensuelles inférieures à 598,23 euros pour une personne seule (897,35 euros pour un couple). Le bénéficiaire dispose du tiers payant* et de la prise en charge intégrale du ticket modérateur* (sauf pour le dentaire et l'optique où les frais sont limités) et du forfait hospitalier. Il est aussi dispensé de la participation forfaitaire de 1 € par acte médical.

Financement

– La CMU de base est financée comme l'assurance maladie*.
– La CMU-C est une prestation de solidarité financée grâce à un ***fonds spécifique*** alimenté par une dotation de l'État et une taxation des organismes privés de protection sociale*.

Statistiques

1,7 million de personnes bénéficient de la CMU de base et 4,8 millions de la CMU-C.

Avantages et inconvénients

Ce système est une avancée sociale majeure puisqu'***il garantit à tous un accès aux soins.***
Par contre, il coûte très cher à l'État et exclut de la CMU-C les personnes dont les revenus dépassent juste le plafond, c'est pourquoi ***une aide à l'acquisition d'une complémentaire santé*** (150 à 400 euros annuels selon l'âge) est accordée à celles dont les revenus dépassent de 20 % au plus ce seuil.
Les bénéficiaires de la CMU font également face à des ***refus de soins*** de la part de dentistes ou de médecins spécialistes (lenteur des remboursements, plafond pour l'optique et le dentaire, dépassements d'honoraires non autorisés).

VOIR ÉGALEMENT

Assurance maladie, exclusion, organismes privés de protection sociale complémentaire, politique de lutte contre l'exclusion.

D

Décentralisation

Transfert de compétences, de pouvoirs et de moyens, jusque-là détenus par l'État, aux collectivités locales.

Législation

– La première phase de la décentralisation a débuté avec la loi du 2 mars 1982, mettant fin à la tutelle de l'État sur les collectivités locales (celui-ci n'exerçant plus qu'un contrôle *a posteriori* sur les actes administratifs et financiers), faisant des régions des collectivités à part entière, et effectuant un transfert de compétences de l'État vers elles. Les régions, départements et communes disposent désormais d'un budget propre et sont dotés de la personnalité juridique et d'organismes d'expression composés d'élus (conseils régionaux, généraux et municipaux). La fonction publique territoriale sera créée en 1984.
– La deuxième phase s'est poursuivie en 2003, avec l'inscription dans la Constitution de la décentralisation de l'organisation de la République, le transfert de nouvelles compétences par la loi relative aux libertés et responsabilités locales du 13 août 2004, et l'affirmation de l'autonomie financière des collectivités par la loi du 29 juillet 2004. Tout transfert de compétence s'accompagne de l'attribution de ressources équivalentes.

Répartition des compétences

Domaines	Régions	Départements	Communes
Police et justice			Le maire préside le conseil de sécurité et de prévention de la délinquance*. Il peut créer une police municipale (ordre public, salubrité, stationnement)

Domaines	Régions	Départements	Communes
Action sanitaire et sociale	Voix consultative au sein des ARH, participation à la mise en œuvre des objectifs de santé publique*	***Aide et action sociale* :*** Ase*, PMI*, aide sociale* aux personnes âgées et aux handicapés, action sociale* globale, RMI*, établissements d'hébergement pour personnes âgées ou handicapées	– Le maire préside le conseil d'administration de l'hôpital*– Le CCAS instruit les demandes d'aide sociale* légale, attribue des aides facultatives, crée des services variés, fait un rapport annuel sur les besoins sociaux de la population – Le SCHS est responsable de la salubrité
Éducation-formation	– ***Formation professionnelle et apprentissage,*** adoption du plan régional de développement des formations professionnelles, missions locales, financement des écoles de formation des professions sociales* ou paramédicales*– Construction et entretien des lycées	Construction et entretien des collèges, rémunération du personnel non enseignant, transports scolaires	Construction et entretien des écoles, rémunération du personnel non enseignant
Culture	Archives et musées régionaux	Musées, archives, bibliothèques départementales	Archives, musées, bibliothèques, conservatoires municipaux
Développement économique	Développement économique, aide aux entreprises, gestion des fonds européens, aménagement du territoire	Aides directes ou indirectes aux entreprises, aide à la création ou au maintien des services en milieu rural	Aides directes ou indirectes aux entreprises, chartes intercommunales d'aménagement
Urbanisme et logement		Gestion du fonds de solidarité pour le logement Élaboration des PDALPD	Élaboration du schéma directeur, plan d'occupation des sols, permis de construire
Environnement	Parcs naturels, inventaire du patrimoine local		Distribution de l'eau potable Assainissement et collecte des ordures ménagères
Voirie et transports	Transports ferroviaires régionaux, gestion des ports	Routes nationales n'ayant pas d'intérêt national, routes départementales, organisation des transports urbains	Routes communales Ports de plaisance

Conséquences de la décentralisation

– Positives : services publics plus efficaces (décisions plus rapides), moins coûteux et plus proches des Français, et accentuation de la démocratie sociale.
– Négatives : des inégalités entre les territoires en matière de RMI*, APA, FSL ou de dépenses liées à l'aménagement, et une fiscalité en hausse dans les départements ayant à supporter les plus fortes dépenses sociales.

VOIR ÉGALEMENT
| Déconcentration.

Déconcentration

Transfert par l'État de certains pouvoirs de décision à des services déconcentrés placés sous l'autorité de ses représentants.

Historique

– C'est la loi du 6 février 1992, répondant à la logique de la décentralisation*, qui a confié l'administration territoriale de la République aux collectivités territoriales et à des **services déconcentrés de l'État**. Elle a introduit le principe de subsidiarité selon lequel ne sont conférées aux administrations centrales (ministères) que les missions ayant un caractère national ou dont l'exercice ne peut être délégué à un échelon territorial. Celles-ci ne gardent qu'un pouvoir de conception, d'orientation, de contrôle et d'évaluation, les services déconcentrés étant chargés d'exécuter les politiques décidées au niveau national, d'appliquer ou de faire appliquer un règlement et de délivrer des prestations aux usagers.
– La loi du 13 août 2004 a donné au préfet de région le rôle central de coordinateur et d'animateur de l'action des préfets de département, et élargi ses compétences.

Répartition des compétences

Circonscription administrative	Agent de l'État	Compétences
Région	Préfet de région (sous l'autorité du ministre de l'Intérieur)	– Met en place la politique en matière d'éducation et de formation, développement économique et transport, logement et aménagement, santé publique* et cohésion sociale, environnement et développement durable, emploi et insertion professionnelle – Assure le contrôle administratif et financier de la région – Négocie les plans État-région – Dirige les services déconcentrés (Drass, DRTEFP, DRE, DRA...)
Département	Préfet de département (sous l'autorité du ministre de l'Intérieur)	– Prend des décisions conformes aux orientations fixées par le préfet de région et lui en rend compte – Est officier de police judiciaire et responsable du maintien de l'ordre – Assure le contrôle administratif et financier des départements et communes – Dirige les services déconcentrés (Ddass, DDTE, DDA...).
Arrondissement	Sous-préfet (sous l'autorité du préfet de département)	– Assiste le préfet de département et coordonne l'action des services de l'État – Est chargé de veiller au respect de la loi – Contribue au développement local
Commune	Maire (sous l'autorité du procureur de la République ou du préfet de département)	– Est officier de police judiciaire et officier d'état civil – Publie et exécute les lois et règlements dans la commune – Participe à l'organisation des opérations électorales

Les services déconcentrés chargés de l'action sanitaire et sociale

Les compétences des Drass (directions régionales des affaires sanitaires et sociales)

– Mise en œuvre des politiques sanitaires et sociales dont les orientations sont fixées par le préfet de région.
– Contrôle de l'application de la législation et de la gestion des services chargés de la protection sociale*.

– Participation au fonctionnement des ARH.
– Tutelle des organismes de Sécurité sociale*.
– Coordination des actions des Ddass.

Les compétences des Ddass (directions départementales des affaires sanitaires et sociales)

– Lutte contre le sida*, la tuberculose*, les IST*, le cancer*.
– Protection de l'environnement et hygiène publique.
– Tutelle des établissements de santé* ou médico-sociaux* fournissant des prestations à la charge de l'État.
– Recueil des déclarations obligatoires de certaines maladies.

VOIR ÉGALEMENT
| Décentralisation.

Délinquance

Ensemble des crimes et délits constatés par la police et la gendarmerie.

Statistiques (2006)

Évolution des crimes et délits en 2006

Nature des crimes et délits	Nombre	%	Évolution 2005/2006
Atteintes volontaires à l'intégrité physique, dont : – violences sexuelles – violences non crapuleuses – violences crapuleuses	434 000 22 864 207 000	11,65 %	+ 5,6 % – 6 % + 9,8 % + 2,1 %
Atteintes aux biens	2 530 000	67,9 %	– 3,8 %
Escroqueries et infractions économiques et financières		8,7 %	+ 4 %
Total délinquance générale	3 725 588		– 1,3 %

Observatoire national de la délinquance.

– Les hommes représentent 85 % des délinquants, les mineurs 18 %.
– La délinquance reste un phénomène essentiellement urbain. Quatre régions regroupent plus de la moitié de la délinquance : Île-de-France, Provence-Alpes-Côte-d'Azur, Rhône-Alpes et Nord-Pas-de-Calais.
– Avec 61 525 détenus (dont 36 % de prévenus), les prisons comptent 10 400 détenus de plus que de places.

Caractéristiques et évolution

– ***En 2006, la délinquance a diminué*** pour la quatrième année consécutive, alors qu'elle avait progressé jusque-là :

- la délinquance contre les biens (vols surtout), qui représente 68 % des infractions, a été multipliée par dix en 50 ans et est stabilisée à un niveau élevé depuis 1985 ;
- les violences interpersonnelles sont en forte hausse. Ce sont les violences non crapuleuses (coups et violences volontaires surtout) qui progressent le plus, suivies des violences crapuleuses (vols violents sans arme surtout), alors que les violences sexuelles diminuent.

– ***Le nombre des mineurs délinquants s'accroît*** de même que la violence de leurs actes (dégradations, racket, émeutes contre les forces de police, actes d'incivilités dans les transports et les établissements scolaires).
– ***On constate la montée d'un sentiment d'insécurité*** due à la répétition des petits délits dans certains quartiers en difficultés et à la progression de la délinquance dans les zones périurbaines et rurales. Cette réaction de peur, parfois exagérée, entraîne le développement de mesures répressives restreignant les libertés individuelles, de la sécurité privée, mais aussi de la xénophobie et du racisme.
– ***Les prisons sont surpeuplées*** (détention provisoire fréquente, explosion des comparutions immédiates, allongement de la durée de détention, rareté des réductions de peine), ce qui nourrit la violence en détention et la récidive des sortants.

Causes

Des facteurs socioculturels et économiques

– La montée du chômage*, de la ***pauvreté**** et de la ***précarité*** dans une société de consommation où les tentations sont nombreuses et où les médias véhiculent des normes de richesse. La plupart des délinquants sont issus de milieux défavorisés.
– ***L'urbanisation*** qui a concentré des populations défavorisées dans des quartiers isolés, sans équipements de loisirs ni lieux de rencontre, où les jeunes, souvent en échec scolaire* voire déscolarisés, se regroupent en bandes (affrontements, délinquance, toxicomanie).
– ***Les problèmes d'intégration*** rencontrés par les immigrés.

– La télévision, les jeux vidéo et Internet qui banalisent la violence.
– L'affaiblissement de l'autorité de l'État, qui favorise une violence dans les relations sociales.

Des facteurs individuels

– Beaucoup de jeunes sont fragilisés par :
- une destruction du milieu familial ;
- une ***carence affective*** (parents accaparés, enfants placés) ;
- une ***carence éducative*** (socialisation* insuffisante) (voir page 299).

– ***L'alcoolisme**** **ou** ***la toxicomanie*** peuvent être à l'origine de comportements violents ou d'atteintes aux biens (vols d'autoradios, cambriolages, vols dans les pharmacies) pour se procurer de l'argent.

VOIR ÉGALEMENT

Délinquance des adultes (dispositif de lutte), délinquance juvénile (dispositif de lutte), socialisation, violences scolaires.

Délinquance des adultes (dispositif de lutte)

Mesures et moyens mis en œuvre pour prévenir et traiter la délinquance* des adultes.

Les acteurs de la politique de sécurité

– La sécurité est du ressort des ministères de la Justice et de l'Intérieur et s'effectue dans le cadre du Conseil de la sécurité intérieure et du Conseil national des villes et du développement social urbain.
– Les conseils locaux et départementaux de prévention de la délinquance permettent concertation et coordination des acteurs locaux ***sous la responsabilité du maire***, avec lequel les travailleurs sociaux sont autorisés à partager des informations confidentielles (voir page 284).
– Des contrats locaux de sécurité (CLS) mettent en œuvre les solutions élaborées à partir des diagnostics locaux de sécurité.
– Les lois les plus récentes tentent de concilier : droit à la sécurité pour tous et respect des libertés individuelles, de même que droits des victimes et droits des détenus.

Les orientations de la politique de sécurité

Mesures pour assurer le droit à la sécurité pour tous

– Augmentation du nombre des interpellations, du taux d'élucidation des faits, et de la capacité de traitement des juridictions pénales*.
– Création des juges de proximité, juges non professionnels, entièrement consacrés au traitement des petits litiges au quotidien, trop souvent impunis.
– Nouvelles infractions (loi sur la sécurité intérieure de 2003) : racolage, demande de fonds sous contrainte sur la voie publique, regroupement dans un hall d'immeuble, installation sur un terrain sans titre et en réunion.
– Lutte contre la récidive (loi du 13 décembre 2005) : suivi socio-judiciaire imposé dès leur sortie de prison aux personnes considérées comme dangereuses (délinquants sexuels, meurtriers...), pouvant être accompagné de certaines interdictions, d'une injonction de soins ou d'un placement sous surveillance électronique mobile.

Mesures visant à assurer le respect des libertés individuelles

– Diminution du nombre des mises en détention provisoire : durcissement des conditions de placement, création d'un juge des libertés et de la détention, développement des alternatives à l'emprisonnement : condamnation à un TIG, placement sous surveillance électronique, mise sous contrôle judiciaire...
– Élargissement des critères de mise en liberté conditionnelle afin de faciliter la réinsertion des détenus.
– Création d'une procédure d'appel contre les décisions des cours d'assises (voir page 159).

Mesures de protection des victimes

Dispositions visant à leur garantir le droit à l'information tout au long de la procédure et à la réparation des dommages subis.

Mesures visant à assurer le respect des droits des détenus

– Construction de nouvelles prisons et rénovation des plus anciennes.
– Possibilités de scolarisation, de formation professionnelle, ou de travail en atelier.
– Aménagements de peine (permission de sortie, semi-liberté, libération conditionnelle) permettant une réinsertion progressive.
– Unités de visites familiales : petits appartements permettant à des condamnés à de longues peines et ne bénéficiant pas de permissions de sortie de vivre dans la prison pendant 1 ou 3 jours toutes les dimensions de la vie familiale.
– Placement exceptionnel en quartier disciplinaire ou à l'isolement.
– Loi sur les droits du malade prévoyant une suspension de peine pour les condamnés dont l'état de santé est incompatible avec le maintien en détention.

VOIR ÉGALEMENT

Décentralisation, délinquance, délinquance juvénile (dispositif de lutte), juridictions pénales, suicide.

Délinquance juvénile (dispositif de lutte)

Mesures et moyens mis en œuvre pour prévenir ou traiter la délinquance des mineurs.

Les acteurs de la politique de sécurité

(Voir page 65.)

La prévention

Elle repose sur une politique d'action sociale* en faveur des jeunes de milieux défavorisés :
– lutte contre ***l'échec scolaire****, et renforcement du rôle éducatif de l'école (voir Violences scolaires*) ;
– lutte contre le ***chômage**** des jeunes, par le développement des contrats d'aide à l'emploi* ou d'insertion en alternance* ;
– association des forces de sécurité au travail des associations* et des travailleurs sociaux, dans les quartiers difficiles ;
– mise en place de réseaux de soutien aux parents en difficulté et de stages de soutien à la parentalité.

Le traitement

Législation

L'ordonnance du 2 novembre 1945 a créé des juridictions spécialisées (voir Protection judiciaire de la jeunesse*) et posé deux principes : l'irresponsabilité pénale du mineur (l'« excuse de minorité » divise par deux les peines applicables aux mineurs) et la primauté de l'éducatif sur le répressif.
Elle a depuis été remaniée de nombreuses fois, notamment par les lois Perben de 2002 et 2004, qui ont renforcé l'arsenal répressif afin de répondre au sentiment d'insécurité de la population.

La loi du 5 mars 2007 sur la prévention de la délinquance permet aux tribunaux ***d'écarter l'excuse de minorité*** pour les mineurs de 16 ans, en particulier en cas d'atteinte à la vie ou à l'intégrité d'une personne avec récidive.

Mesures éducatives

Elles doivent être utilisées ***en priorité*** et le plus vite possible :
– ***admonestation*** avec convocation du mineur et de ses parents par le juge des enfants (rappel de l'autorité parentale* et de la loi) ;
– ***assistance éducative en milieu ouvert (AEMO),*** avec suivi social et éducatif au sein de la famille ;
– ***placement*** dans une institution d'éducation surveillée ou un foyer d'action éducative (voir page 260).

Mesures répressives

Elles ne doivent être utilisées ***qu'en dernier recours.***

Mesures possibles dès l'âge de 10 ans

Sanctions éducatives : confiscation de l'objet ayant servi à l'infraction, interdiction de fréquenter certains lieux ou personnes, réparation du dommage causé, placement pour 3 mois au plus dans une institution…

Mesures possibles à partir de 13 ans

– ***Présentation immédiate au juge*** des auteurs d'actes les plus graves.
– ***Placement*** dans un centre éducatif renforcé, un centre de placement immédiat ou un centre éducatif fermé (voir page 260).
– ***Sursis à l'exécution des poursuites*** avec obligation d'assiduité scolaire ou classement sous conditions.
– ***Peine de prison*** ferme ou avec sursis, avec suivi éducatif et psychologique.
– ***Obligation pour le condamné,*** et avec son accord, de suivre :
  • ***un stage de citoyenneté*** (rappel des valeurs de tolérance, de respect de la dignité des personnes, et des devoirs impliqués par la vie société) ;
  • ***un travail d'intérêt général (TIG)*** possible à partir de 16 ans en tant qu'alternative à une courte peine d'emprisonnement, non rémunéré, effectué au profit d'une personne morale de droit public ou d'une association* habilitée, sous contrôle d'un juge d'application des peines.
– ***Mesure d'activité de jour*** avec remise à niveau scolaire ou initiation professionnelle pour les jeunes désocialisés.

Mesures de responsabilisation des parents

Contrat de responsabilité parentale, mesure d'assistance éducative, ou beaucoup plus rarement retrait d'autorité parentale*, voire sanction pénale pour mise en danger de la l'éducation de leur enfant (voir page 258).

VOIR ÉGALEMENT

Association, délinquance, politique d'action sociale, professions sociales, protection judiciaire de la jeunesse, socialisation, violences scolaires.

Démographie française

Étude sur les plans quantitatif, qualitatif et évolutif, des caractéristiques de la population française connues grâce aux données de l'état civil, de l'Ined et aux recensements effectués par l'Insee.

La population totale

Au 1er janvier 2005, la France comptait 62,8 millions d'habitants.

La population française devrait continuer de croître, pour atteindre 70 millions d'habitants en 2050, surtout du fait d'un accroissement naturel dynamique (solde naturel de 4,2 ‰) mais aussi de l'immigration* (solde migratoire de 1,7 ‰).

Une reprise de la natalité

– Après plusieurs années consécutives de baisse, jusqu'à atteindre un niveau très bas en 1994, la natalité est ***en constante hausse*** avec 807 000 naissances en 2006.

Le taux de fécondité, qui avait culminé à 3,02 après la Seconde Guerre mondiale (*baby-boom*), puis chuté pour atteindre un minimum historique en 1994 (1,65), est actuellement de ***2***, plaçant la France en tête des pays européens avec l'Irlande.

En cause, une politique familiale* meilleure que dans les autres pays européens (allocations, offre de garde des enfants, scolarisation précoce).

– Les naissances sont ***plus tardives*** car l'âge moyen de la première maternité s'accroît (29,6 ans contre 28 ans en 1985) et 48,6 % d'entre elles se produisent ***hors mariage*** (6 % en 1970).

Une faible mortalité

La baisse générale de la mortalité se poursuit (538 000 décès en 2005) malgré l'accroissement et le vieillissement de la population.

Un vieillissement* de la population

Le constat

La France continue de vieillir en raison d'une natalité malgré tout peu élevée et de l'allongement de l'espérance de vie* (80 ans contre 58 ans en 1935), ce qui fait que la proportion des 65 ans ou plus augmente alors que celle des moins de 20 ans diminue (voir graphiques). En 2006, on comptait 17 267 centenaires (200 en 1950).

Répartition de la population par groupes d'âge (en pourcentages)

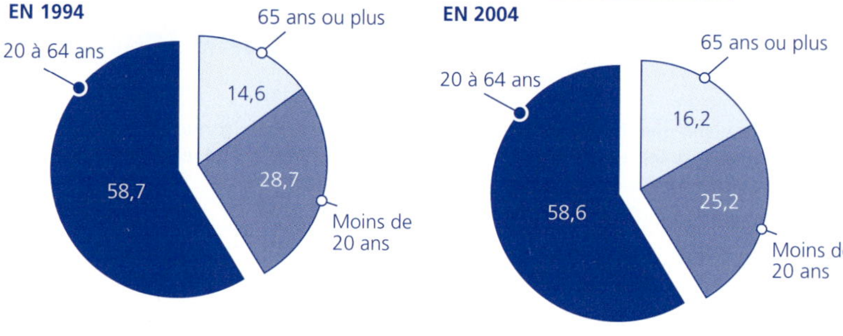

Les conséquences

– Une perte du dynamisme économique, car les personnes âgées sont faibles consommatrices et perdent l'esprit d'entreprise.
– La Sécurité sociale* en déficit : diminution des actifs et augmentation des dépenses de santé* et de retraite*.
– Un nombre croissant de personnes ***seules***, ***malades*** ou ***dépendantes*** pour lesquelles il faut créer aides et structures.
– Le risque de manquer de main-d'œuvre dans certains secteurs.

Des Français attirés par le Sud et la campagne périurbaine

Les constats

– La population s'accroît dans le Sud alors que toutes les régions de la moitié Nord voient leur population diminuer.

– Les zones rurales situées autour des villes attirent de plus en plus d'habitants (la moitié des Français habitent dans des villes de moins de 10 000 habitants).

Les conséquences

– Le risque d'une véritable « désertification » de certains territoires.
– Dans les régions littorales et méridionales, les collectivités territoriales peinent pour faire suivre les équipements et l'emploi, les écosystèmes sont pollués, le prix des terrains et des logements flambe, les « rurbains », pour aller travailler, subissent la fatigue des longs trajets et le coût des transports.

VOIR ÉGALEMENT
Espérance de vie, indicateurs démographiques, politique de la vieillesse.

Démographie mondiale

Caractéristiques de la population mondiale sur les plans quantitatif, qualitatif et évolutif.

Données statistiques

Elle s'élève à ***6,81 milliards*** d'habitants.
L'Asie est le continent le plus peuplé (3,6 milliards) dont 1,2 milliard en Chine et 1 milliard en Inde. Viennent ensuite l'Afrique (925,4 millions), l'Europe (1 milliard), l'Amérique et les Caraïbes (902,7 millions) et l'Océanie (33,5 millions).

Les constats

L'accroissement de la population mondiale

Si les taux de croissance démographique ont diminué depuis 30 ans (contraception*, scolarisation des filles, élévation du niveau de vie), la population de la planète continue de croître (augmentation de l'espérance de vie*, fécondité encore élevée dans les PED) et devrait atteindre ***9 milliards en 2050***.

Un déséquilibre démographique entre pays pauvres et pays industrialisés

La part de la population vivant dans les PED devrait se renforcer pour atteindre 86,5 % à la fin du siècle (81 % aujourd'hui).
En effet, si le déclin de la fécondité est général, il est surtout marqué dans les pays riches.

Un vieillissement* planétaire

La part des 60 ans ou plus, actuellement de 10 %, devrait atteindre 21 % en 2040 en raison de la baisse de la natalité et de l'allongement de l'espérance de vie*.
C'est dans les PED que les conséquences de ce phénomène seront les plus graves, car il y sera beaucoup plus rapide alors que les solidarités familiales s'y érodent déjà (exode rural des jeunes et travail féminin), sans être tout de suite remplacées par une solidarité collective.

Une urbanisation galopante

L'espoir de trouver un emploi pousse de plus en plus les hommes à quitter les campagnes pour aller dans les villes, ce qui fait que la part de la population mondiale vivant en milieu urbain devrait passer de 50 % à 63 % en 2015. On devrait alors compter ***23 mégalopoles*** de plus de 10 millions d'habitants (dont 19 dans les PED) et la population des bidonvilles devrait doubler pour avoisiner les 2 milliards.

Les conséquences

Pour les pays en développement : misère, malnutrition*, analphabétisme, dégâts environnementaux (pollution, désertification), chômage* des jeunes, personnes âgées dépourvues de couverture maladie et de retraite, développement de pratiques eugéniques pour éviter la naissance de filles (Chine, Inde).
– ***Pour les pays riches :*** accentuation des phénomènes migratoires, problèmes liés au vieillissement* (voir page 312).
– ***Pour l'humanité :*** épuisement des ressources naturelles (eau notamment), dégradation de l'environnement (déforestation, pollution de l'eau et de l'air, réchauffement climatique), risques de conflits armés entre pays du fait des inégalités de niveau de vie.

VOIR ÉGALEMENT
| Démographie française, indicateurs démographiques.

Déontologie médicale

Règles et devoirs imposés aux médecins dans l'exercice de leur profession.

Législation

Le Code de déontologie médicale (décret du 6 septembre 1995)

Il a été élaboré par le ***conseil national de l'Ordre des médecins*** et s'impose aux médecins inscrits au tableau de l'Ordre et à tout médecin exécutant des actes médicaux.

Conformément au Code de la santé publique, c'est le Conseil de l'ordre des médecins qui est chargé de le faire respecter. Il comporte 113 articles répartis en 3 titres précisant les devoirs généraux des médecins, les devoirs envers les malades, les rapports des médecins entre eux et avec les autres professions de santé.

Le code pénal

Il s'impose aux médecins comme à tous et ne peut pas être en contradiction avec le Code de déontologie.

La loi sur les droits des malades du 4 mars 2002

Elle a réaffirmé les droits fondamentaux du malade : à l'information et à un accès direct à son dossier médical*, au respect de sa dignité, du secret médical et de la non-discrimination en raison de l'état de santé, du handicap* ou du patrimoine génétique.

Désormais, la victime d'un ***aléa thérapeutique*** (accident médical sans faute, maladie iatrogène*, infection nosocomiale) ayant un taux d'incapacité permanente ≥ 25 % a droit à une indemnisation.

La loi relative aux droits des malades et à la fin de vie du 22 avril 2005

Elle renforce encore les droits du malade (respect de sa liberté individuelle, de sa volonté, de son autonomie de décision, de son droit à mourir dans la dignité ou à avoir une vie de qualité), reconnaît des droits aux malades en fin de vie, et clarifie les devoirs du médecin (voir page 113).

Caractéristiques

Devoirs du médecin concernant les soins

– Le médecin doit soigner tout individu quelles que soient son origine, sa religion ou sa réputation, mais il peut refuser ses soins pour des raisons personnelles ou professionnelles, à condition de ne pas nuire ainsi à la santé* de son patient.
– Il a une ***obligation de moyens mais pas de résultats***, c'est-à-dire qu'il s'engage à soigner le mieux possible mais n'est pas obligé de guérir.
– Il choisit librement un traitement mais celui-ci ne doit pas être dangereux et doit être formulé avec clarté afin d'obtenir l'adhésion du patient à son application.
– Il doit s'efforcer de soulager les souffrances de son malade, l'assister moralement et ***éviter toute investigation ou thérapeutique déraisonnable***. Il n'a pas le droit de mort sur son patient : ***l'euthanasie* est interdite***.

Devoirs relationnels du médecin

– Le médecin doit ***information claire et complète*** à son malade (sur sa maladie, les examens, les traitements et leurs risques même exceptionnels) de façon à obtenir son « ***consentement éclairé*** ». Toutefois, il peut en conscience laisser le malade dans l'ignorance d'un diagnostic ou d'un pronostic ***grave*** (ex. un cancer*) sauf risque de contamination.
– Il doit respecter la volonté de son patient, ainsi que sa dignité et lui doit assistance thérapeutique et morale.
– ***Le secret médical*** s'impose au médecin et à tous ses collaborateurs (voir page 283).

Devoirs vis-à-vis de la profession

– Le médecin ***doit rester indépendant*** dans l'exercice de sa profession, de son employeur (médecin du travail), mais aussi de son patient.
– Il détermine ses honoraires en tenant compte de la réglementation mais ne peut pratiquer la médecine comme un commerce.
– Il a des devoirs de confraternité vis-à-vis des autres médecins.

VOIR ÉGALEMENT

| Euthanasie, dossier médical, professions médicales, secret professionnel.

Dépenses de retraite

Dépenses correspondant aux prestations servies après la cessation de l'activité professionnelle du fait de l'âge.

Statistiques

– Le montant des prestations de vieillesse a atteint 22,7 milliards d'euros (13 % du PIB) en 2005, soit une hausse de 5 %, et cette forte croissance devrait atteindre 5,5 % en 2006, 5 % en 2007.
– 650 000 personnes sont parties à la retraite. Elle devraient être 675 000 en 2006.

Financement

Ces dépenses sont financées pour l'essentiel par l'***assurance vieillesse**** alimentée par les cotisations sociales, selon le principe de la répartition, mais aussi par le ***fonds de solidarité vieillesse*** créé en 1993 (voir page 35).

Une menace sur leur financement

– ***L'Assurance vieillesse**** est en déficit depuis 2005 (voir page 291).
En cause, une diminution du rapport actifs sur retraités (qui devrait passer de 2 à 1,3 en 2020), en raison :

- d'une augmentation du nombre des retraités : allongement de l'espérance de vie*, arrivée à 60 ans (âge de la retraite depuis 1982) de la génération du baby-boom, succès des retraites anticipées permettant de partir en retraite dès 56 ans si on totalise 40 ans de cotisations ;
- d'un taux d'activité insuffisant : chômage*, allongement de la durée des études, possibilités de préretraite.

– ***Le fonds de solidarité vieillesse*** accuse un déficit cumulé de 5,6 milliards d'euros en raison du chômage* et des départs en préretraites (270 000 prévus en 2007).

Les réformes déjà faites

– ***Allongement de la durée de cotisations*** pour les salariés des secteurs privé et public, de 37,5 ans à 40 ans (41 ans en 2012, 42 ans en 2020) et calcul de leur

pension sur les 25 et non les 12 meilleures années (réformes Balladur, 1994 et Fillon, 2003).
– ***Création d'un fonds de réserve*** en 1999 afin d'abonder le régime de répartition à partir de 2020. Il est insuffisamment alimenté.
– ***Incitations fiscales*** pour amener les Français à se constituer un complément de retraite par l'épargne (***retraite par capitalisation***), de façon à toucher au moment de leur retraite (sous la forme d'une rente ou d'un capital) les revenus de leur épargne sur un plan d'épargne individuelle ou un plan d'épargne salariale.

Avantages et inconvénients de la retraite par capitalisation

Avantages	Inconvénients
– C'est une solution à la baisse inéluctable du niveau des pensions de retraite – Chacun retrouve le fruit de son effort d'épargne – Les plans d'épargne d'entreprise apportent de l'argent frais aux entreprises	– C'est un renoncement à la solidarité entre générations – Les épargnants risquent d'être ruinés en cas d'inflation, de crise boursière ou de gestion frauduleuse – Cela constitue un système d'assurance individuelle auquel seuls les plus aisés ont accès et risque donc d'accentuer les inégalités

D'autres réformes à envisager

Le gouvernement et les partenaires sociaux devront choisir entre 3 paramètres : repousser l'âge de départ à la retraite, augmenter encore la durée de cotisations, réduire le montant des pensions.
Est également envisagée la suppression des régimes spéciaux (SNCF, RATP, dont l'âge de retraite est fixé à 55 ans), et l'idée d'une fiscalisation de la Sécurité sociale* semble s'imposer progressivement (impôts sur le revenu, CSG, impôt sur les sociétés ou TVA).

VOIR ÉGALEMENT

Assurance vieillesse, démographie française, politique de la vieillesse, Sécurité sociale.

Dépenses de santé (maîtrise médicalisée des)

Mesures décidées par les pouvoirs publics pour freiner les dépenses de santé, par la recherche d'une meilleure efficacité du système de santé, de façon à ne pas entraîner une diminution de la qualité des soins, ni leur rationnement.

Des instruments de régulation

– ***La loi de financement de la Sécurité sociale**** fixe chaque année l'Objectif national des dépenses d'assurance maladie (Ondam) qui détermine, pour l'année à venir, le volume des grands postes de dépenses (hospitalisation, soins de ville, établissements pour personnes âgées, ou handicapés), et les nouvelles recettes devant permettre que cet objectif ne soit pas être dépassé.
– ***Des conventions médicales***, signées entre les syndicats des médecins et l'Union nationale des caisses d'assurance maladie (Uncam), déterminent l'évolution des honoraires des médecins.
– ***La Haute Autorité de santé*** évalue le service médical rendu par chaque acte professionnel ou médicament (sur lequel l'Uncam se fonde pour fixer le taux de remboursement), élabore des référentiels de bonne pratique médicale et évalue la qualité et la sécurité des soins dans les établissements.
– ***Les praticiens-conseils*** de l'Assurance maladie* effectuent des contrôles auprès des patients et des médecins.
– ***Le Parlement*** (ou le gouvernement) élabore des lois réformant l'Assurance maladie* (réforme de 2004) ou le mode de financement des hôpitaux (plan hôpital* 2007).

Des mesures de réduction des dépenses hospitalières

– ***Planification sanitaire**** ayant abouti à la fermeture ou à la reconversion des lits excédentaires.
– Modification du mode de financement des hôpitaux, avec remplacement du système de financement par une dotation globale par celui de la ***tarification à l'activité****, et réforme de leur gouvernance.

Des mesures de réduction des dépenses de soins de ville

Incitation des professionnels de santé à prescrire moins et plus efficacement

– ***Accords de bon usage des soins*** signés dans le cadre des conventions médicales. En échange de revalorisations tarifaires, les médecins s'engagent à prescrire moins d'antibiotiques, d'anticholestérols ou de psychotropes et plus de génériques et à utiliser les ordonnances bi-zone pour leurs patients en ALD.

– ***Références médicales opposables*** *(RMO)*, diffusées auprès des médecins, dentistes et auxiliaires médicaux, règles de bonne pratique médicale indiquant les prescriptions inutiles pour une pathologie donnée qui, si elles ne sont pas respectées, exposent le professionnel à des sanctions.

– ***Contrôle accru*** des arrêts de travail prescrits.

– ***Dossier médical* personnel (DMP)*** mis en place d'ici 2007(voir page 88).

Incitation des usagers à moins consommer

– ***Campagnes d'information*** pour les responsabiliser ou les faire changer de comportements (campagne sur les antibiotiques ou les médicaments génériques).

– ***Instauration du parcours de soins coordonné*** : dès l'âge de 16 ans, chacun doit avoir choisi son « médecin traitant » chargé de l'orienter vers un spécialiste en cas de nécessité. Ceux qui n'ont pas de médecin traitant ou consultent directement un spécialiste (sauf ophtalmologiste, gynécologue, pédiatre pour les moins de 16 ans, psychiatre pour les 16-25 ans) paient plus cher et sont moins bien remboursés.

– ***Augmentation de leur participation à leurs dépenses de santé*** : limitation des admissions en ALD et ne sont pris en charge à 100 % que les soins liés à cette pathologie, ajustement du remboursement des médicaments au SMR (voir page 311), franchises de 1 € par acte médical et de 18 € pour les actes lourds (voir page 32).

– ***Contrôles plus nombreux*** pour lutter contre le nomadisme médical, la surconsommation médicale et les arrêts de travail injustifiés.

Développement de la politique du médicament

– ***Encouragement à la production et à la prescription de médicaments génériques***, c'est-à-dire de copies de médicaments ayant la même efficacité thérapeutique, mais vendus 30 à 50 % moins cher que les originaux. Les laboratoires sont encouragés à les produire (hausse du prix des médicaments innovants), les médecins à les prescrire, les pharmaciens à utiliser leur droit de substitution, et les patients à les utiliser (campagne de communication, remboursement du médicament de marque au tarif du générique).

– ***Taxe sur le chiffre d'affaire des laboratoires pharmaceutiques*** versée à l'Assurance maladie.

VOIR ÉGALEMENT

Assurance maladie, consommation médicale, dossier médical, établissements de santé, planification sanitaire, professions médicales, tarification à l'activité.

Diabète pancréatique

Maladie endocrinienne appelée aussi diabète sucré car caractérisée par une élévation chronique du taux de sucre dans le sang (hyperglycémie) et la présence de sucre dans les urines (glycosurie) du fait d'une anomalie de fonctionnement du pancréas.

Statistiques

Le diabète de type 1 affecte 180 000 personnes.

Le diabète de type 2 touche près de 2 millions de Français et progresse de 3,2 % par an.

Cette maladie est la première cause de cécité avant 65 ans et d'amputations non traumatiques et une des principales causes d'insuffisance rénale ou de maladie cardio-vasculaire*.

Classification

	Diabète de type 1 (ou diabète juvénile)	Diabète de type 2 (ou diabète de la maturité)
Fréquence	10 % des cas	90 % des cas
Terrain	Enfant, adolescent, adulte jeune	Sujet de la cinquantaine ***souvent obèse***
Cause	Absence de sécrétion d'insuline (maladie auto-immune détruisant les cellules bêta du pancréas)	Anomalie de la sécrétion de l'insuline (retardée par rapport aux besoins) et insulinorésistance des cellules

	Diabète de type 1 (ou diabète juvénile)	Diabète de type 2 (ou diabète de la maturité)
Signes cliniques	Amaigrissement, polyurie (urines abondantes), polydipsie (soif excessive), polyphagie (faim excessive)	Longtemps asymptomatique
Signes biologiques	Hyperglycémie Glycosurie	Hyperglycémie Hypercholestérolémie
Complications (après plusieurs années d'évolution)	– ***Risque cardio-vasculaire (athérosclérose)*** surtout chez les personnes présentant un diabète de type 2 – ***Atteinte des petits vaisseaux*** entraînant des troubles visuels (cataracte, atteinte de la rétine) et des problèmes rénaux (insuffisance rénale) – Infections : furoncles – Atteinte des nerfs périphériques – Coma	
Prévention et traitement	Traitement de substitution par l'insuline en sous-cutané (insulinothérapie)	Traitement de l'obésité et médicament hypoglycémiant par voie orale

Le dispositif de lutte

– ***L'éducation nutritionnelle*** du grand public grâce aux PNNS (voir page 206).
– Une sensibilisation des médecins au dépistage.
– Des soins de qualité : réseaux de soins associant les infirmiers libéraux, ***éducation thérapeutique*** du patient afin qu'il se prenne en charge activement (information sur sa maladie et les risques de complications et sur l'intérêt d'une bonne observance du traitement, aide pour qu'il modifie son hygiène de vie).

VOIR ÉGALEMENT
| Maladie cardio-vasculaire, obésité.

Discrimination

Traitement défavorable dont sont victimes les personnes vulnérables en raison de leur appartenance à un groupe défini par une caractéristique particulière.

Statistiques

En 2006, 4 058 réclamations ont été enregistrées par la Haute Autorité de lutte contre les discriminations et pour l'égalité (Halde), contre 1 450 en 2005.

Classification

Principaux domaines de discrimination

– L'emploi représente le principal domaine de discrimination : déroulement de carrière surtout, mais aussi embauche, horaires, rémunération, formation, mobilité…
– Le logement : accès à la location ou la vente.
– Les services publics : attitude (désobligeante, humiliante ou dévalorisante), langage (familier, sexiste, injurieux), contrôles (plus fréquents), accès au prêt, à l'assurance (plus difficile)…
– L'éducation : accès à la réussite scolaire, aux stages, aux meilleures filières ou aux meilleurs établissements, à une formation longue, à l'enseignement supérieur…
– Les loisirs : entrée dans les discothèques, prix du titre de transport…
– Les soins : accès aux soins, attitude du personnel, respect du secret professionnel*, accès à l'AMP* ou à l'adoption*…
– La vie politique : accès aux mandats électifs.

Principaux facteurs de discrimination

Répartition des réclamations par critère de discrimination invoqué sur l'année 2006

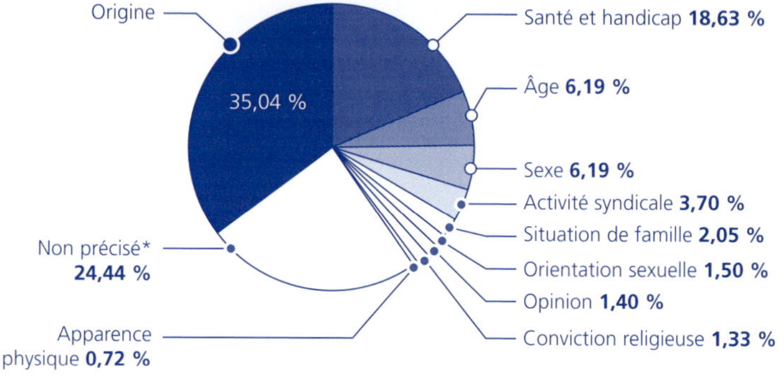

Dispositif de lutte

Des lois

– Loi du 16 novembre 2001 protégeant particulièrement des discriminations au travail.

– Loi du 3 février 2003 faisant du mobile raciste de certains délits une circonstance aggravante.

– Loi du 9 mars 2004 ayant alourdi les peines en cas de délit de discrimination, notamment quand il est commis par un agent public, et instauré une nouvelle sanction pénale : le stage de citoyenneté (voir page 68).

– Loi pour l'égalité des chances du 31 mars 2006 ayant renforcé les capacités d'action de la Halde, créée en 2005, en lui permettant de proposer en cas de discrimination une transaction incluant sanction financière, indemnisation de la victime et publicité et, en cas de refus, de saisir la justice en citation. Elle a légalisé la pratique du « testing » comme moyen de preuve.

Des mesures

– ***Numéro Vert antidiscrimination*** (le 114), chargé d'analyser les phénomènes de racisme et d'orienter les plaintes.

– ***Spot télévisé*** incitant à une meilleure représentation des différents groupes culturels que compte la population et Charte de la diversité signée par certaines entreprises.

– ***Mesures de discrimination positive*** consistant à accorder un traitement préférentiel à un groupe de façon à rétablir l'égalité des chances :
- classement en ZEP de certains établissements scolaires (voir page 98) ;
- entrée à Sciences-Po sur simple entretien oral des meilleurs élèves des établissements en ZEP ayant passé une convention avec cette école ;
- loi sur la parité en politique (voir page 148) ;
- obligation pour les entreprises d'embaucher un quota de handicapés (voir page 100).

VOIR ÉGALEMENT

Emploi des handicapés, exclusion, inégalités hommes-femmes, infection par le VIH, obésité, politique de l'immigration.

Divorce

Dissolution du mariage★ du vivant des époux par suite d'une décision de justice.

Statistiques

On dénombre chaque année environ 150 000 divorces, dont 47 % par requête conjointe.
Le divorce concerne aujourd'hui 42 % des mariages (12 % en 1970) et touche toutes les couches sociales. Il est plus fréquent en milieu urbain et plus rare dans les régions à forte tradition catholique (Bretagne) ou marquées par le mode de vie rural (Limousin).
En cause : la moindre stigmatisation des divorcés, l'exigence plus grande à l'égard du couple et l'émancipation des femmes qui travaillent et refusent davantage les situations subies (alcoolisme★, violences conjugales★).

Législation

Longtemps interdit, le divorce n'a été autorisé qu'à partir de 1884 et uniquement pour faute. La législation a ensuite évolué pour répondre aux problèmes engendrés par cette progression des séparations et à l'évolution des mentalités.

Loi du 11 juillet 1975

Elle a instauré ***trois modalités de divorce*** : pour faute, par consentement mutuel, pour rupture de vie commune.

Loi Malhuret du 22 juillet 1987

Elle a consacré la pratique de la ***garde conjointe***, c'est-à-dire de l'exercice de l'***autorité parentale**** par les deux parents en cas d'accord de ceux-ci, et rendu obligatoire l'audition des enfants de plus de 13 ans par le juge aux affaires familiales (JAF), conformément à la Convention des droits de l'enfant.

Loi du 30 juin 2000 relative à la prestation compensatoire

Elle a rendu les prestations compensatoires, destinées à compenser la perte de niveau de vie engendrée par le divorce, moins pénalisantes. Elles sont désormais versées sous la forme d'un ***capital*** (exceptionnellement d'une rente) et les rentes déjà versées ***peuvent être révisées, suspendues ou supprimées*** en cas de changement important dans les ressources du débiteur ou de ses héritiers.

Loi relative à la famille du 4 mars 2002

Elle a instauré des mesures pour ***favoriser les liens père-enfant*** : instauration d'un congé de paternité (voir page 34), envoi d'un carnet de paternité, aides au parent n'ayant pas la garde de l'enfant (il peut assurer ce dernier à la Sécurité sociale*, a droit à la carte famille nombreuse SNCF, reçoit les bulletins scolaires et peut accéder au logement social en tant que parent), possibilité de ***garde alternée*** hebdomadaire avec partage des allocations familiales entre les deux parents.

La loi du 12 mai 2004

Elle a visé à simplifier et ***pacifier le divorce***, tout en responsabilisant les parents. Désormais :

– les motifs de la séparation et le type de divorce envisagé ne sont choisis qu'après l'audience de conciliation ;

– ***le divorce par requête conjointe*** est prononcé par le juge à l'issue d'une seule audience ;

– ***le divorce « par acceptation du principe de la rupture du mariage »*** repose sur un simple accord des parties, sans considération des fautes à l'origine de la séparation ;

– ***le divorce pour « altération définitive du lien conjugal »*** a remplacé le divorce pour rupture de vie commune et peut être engagé par la volonté d'un seul conjoint après 2 ans de suspension de la communauté de vie. Le demandeur n'a plus à s'acquitter du devoir de secours, mais peut avoir à verser une prestation compensatoire ;

– ***le divorce pour faute*** n'intervient plus qu'en cas de violation grave des obligations du mariage (violences conjugales★, par exemple). Un époux divorcé à ses torts exclusifs n'est plus systématiquement privé de prestation compensatoire, et les héritiers du débiteur de celle-ci ne sont tenus à la payer que dans la limite de la succession.

Conséquences du divorce

Conséquences juridiques

– Le divorce redonne leur ***liberté*** aux deux époux et permet leur remariage.

– Il y a ***partage des biens*** communs et fin du devoir de secours, mais l'un des époux peut être tenu de verser à l'autre ***une prestation compensatoire***.

– Le divorce laisse subsister des droits et des devoirs à l'égard des enfants :

- ***l'autorité parentale***★ est exercée conjointement par les deux parents, en cas d'accord entre ceux-ci ; dans le cas contraire, c'est le JAF qui désigne le parent qui l'exerce ;
- la garde des enfants est généralement confiée à l'un des parents (sauf garde alternée), l'autre conserve un droit de visite et d'hébergement et est tenu de verser ***une pension alimentaire*** comme participation à l'entretien de l'enfant jusqu'à son entrée dans la vie active.

Conséquences sociales

– ***Les familles monoparentales*** sont de plus en plus nombreuses (plus d'un million) constituées dans 87 % des cas par une femme seule élevant un ou plusieurs enfants. Après un divorce, les mieux dotés économiquement et culturellement ont plus de facilité à réorganiser leur vie mais monoparentalité rime souvent avec ***pauvreté***★ (chômage★, emploi peu qualifié, pension alimentaire peu élevée ou irrégulièrement versée) et ***précarité*** (peu d'assurance contre la maladie★, l'accident, l'invalidité, le licenciement). Dans les cités, beaucoup de femmes en grandes difficultés, isolées socialement, souvent d'origine étrangère, ont du mal à assumer l'éducation de leurs enfants (voir page 299).

– ***La plupart des enfants souffrent du divorce de leurs parents.*** Ils présentent parfois certains troubles : anxiété, insomnie, repli sur soi ou plus rarement alcoolisme★, toxicomanie, suicide★. Dans 54 % des cas, ***l'enfant ne voit plus son père*** dans les 5 ans suivant la séparation.

La cohabitation ou le remariage d'un ou des deux parents peut être source de conflits et d'une nouvelle perte des points de repères.

Toutefois certains enfants vivent cet événement comme un soulagement, d'autres y gagnent en autonomie ou en surinvestissement scolaire.

VOIR ÉGALEMENT

| Autorité parentale, famille, juridictions civiles.

Don de sang

Prélèvement de sang total ou de composants du sang effectué par un centre de transfusion sanguine en vue de permettre de traiter certains patients.

Classification

La plupart des dons sont des dons de sang total, mais on peut faire un don de plaquettes ou de plasma.

Objectifs

La transfusion est indispensable pour traiter de nombreuses pathologies : leucémie en période d'aplasie médullaire (transfusion de plaquettes et de globules rouges), hémophilie et grands brûlés (transfusion de plasma et de médicaments dérivés du sang), hémorragie importante (transfusion de globules rouges ou de sang total).

Législation et dispositif

– Pour être donneur, il faut être âgé de 18 à 65 ans pour un don de sang total ou de plasma, de 18 à 60 ans pour un don de plaquettes et, conformément à la loi de bioéthique de 1994, ***le don est anonyme et gratuit***.
– ***L'Agence française de sécurité sanitaire des produits de santé (Afssps)*** vérifie la qualité des tests, des produits et des bonnes pratiques de transfusion.
– ***Un dispositif de sécurité transfusionnelle*** vise à limiter le risque de transmission d'une maladie infectieuse* lors d'une transfusion :

- entretien confidentiel et couvert par le secret médical pour éliminer du don les personnes à risque : maladie infectieuse* récente, toxicomanie IV, homosexualité, partenaires multiples… ;

- tests de dépistage de certaines maladies (sida*, hépatite* B et C, syphilis, paludisme*...) et application de techniques d'inactivation virale aux produits fabriqués à partir du plasma ;
- recours à l'autotransfusion aussi fréquent que possible en cas d'intervention chirurgicale programmée.

– ***Un fonds d'indemnisation*** des hémophiles et des transfusés contaminés par le VIH ou le VHC a été créé en 1991.

– ***Des campagnes de sensibilisation*** dans les médias, les lycées ou sur les lieux de vacances tentent de sensibiliser l'opinion publique à la pénurie de sang dans les hôpitaux.

VOIR ÉGALEMENT

| Bioéthique, hépatite virale, maladie infectieuse, secret professionnel, sida.

Dossier médical

Ensemble des documents relatifs à l'état de santé* d'une personne.

Objectifs

C'est avant tout un ***outil de suivi médical*** permettant d'assurer une continuité des soins, mais il peut aussi servir de preuve en cas d'assignation d'un médecin devant la justice, d'outil épidémiologique et, pour les dossiers d'hospitalisation, d'outil d'enseignement ou de recherche.

Communication

– ***Le secret médical*** couvre les informations contenues dans ce dossier. Son accès doit donc être réservé aux professionnels qui partagent ce secret et son informatisation partielle ou totale doit se faire conformément aux dispositions de la loi informatique et libertés du 6 janvier 1978, et sous contrôle de la Cnil, afin que le secret médical et l'anonymat du patient soient toujours respectés.

– Conformément à la loi sur les droits du malade de 2002, ***le dossier médical peut être consulté directement par le patient,*** le détenteur de l'autorité parentale* (sauf opposition du mineur), les ayants droit d'un patient décédé (sauf opposition du défunt) ou un médecin désigné par ceux-ci. Lors de cette consultation, la présence d'un tiers peut être conseillée.

Classification

– ***Le dossier médical en exercice ambulatoire*** est une notion imprécise puisque le code de déontologie fait seulement obligation au médecin libéral de tenir à jour un document de suivi médical et une fiche d'observations personnelles sur chaque patient. Ces documents doivent être conservés au moins 20 ans après la dernière consultation du patient.
– ***Le dossier d'hospitalisation*** a un contenu précisé par le Code de la santé publique (voir tableau ci-dessous).

Documents établis lors de l'admission	– Fiche d'identification du malade – Document médical indiquant le ou les motifs de l'hospitalisation – Conclusion de l'examen clinique initial
Documents établis lors du séjour	– Conclusions des examens cliniques successifs et des explorations paracliniques (biologie, imagerie médicale, anatomopathologie…), traitements prescrits, – Compte rendu opératoire ou d'accouchement, dossier de soins infirmiers
Documents établis en fin de séjour	– Compte rendu d'hospitalisation comportant le diagnostic de sortie – Prescriptions de sortie – Fiche de synthèse du dossier de soins infirmiers

Conformément au décret du 4 janvier 2006, le dossier constitué dans un établissement de santé* doit être conservé 20 ans à compter de la date du dernier séjour ou de la dernière consultation externe du patient, ou jusqu'au 28e anniversaire de celui-ci si le dossier concerne un mineur ou, s'il concerne un malade décédé moins de 10 ans après son dernier passage dans l'établissement, au moins 10 ans après la date de son décès. Ce délai est suspendu en cas de mise en cause de la responsabilité de l'établissement ou d'un professionnel de santé.
– ***Le dossier médical personnel*** (DMP) est encore à l'état de projet :
- Fin 2007, chaque patient de plus de 16 ans devrait être doté d'un ***dossier informatisé*** ouvert par son « médecin traitant ». Celui-ci sera accessible au malade par Internet et aux médecins grâce à la future carte Vitale 2 (photo du patient, personne à contacter en cas d'urgence, nom du médecin traitant, allergies, traite-

ments en cours...), un code et la carte professionnelle santé. Tout acte médical devra y être indiqué, sauf refus du patient (antécédent médical, consultation, hospitalisation, examen, traitement) et l'autorisation d'accès à celui-ci, donnée par le malade (sauf urgence), ***conditionnera le niveau de remboursement***.

• Le DMP a un double intérêt : il devrait améliorer le suivi médical des patients et permettre à l'Assurance maladie* de faire des économies : moins de nomadisme médical, meilleure coordination des soins, meilleur contrôle des bonnes pratiques médicales et repérage des patients surconsommateurs.

• Sa mise en place coûtera toutefois très cher, ce dossier devra être parfaitement confidentiel et donc sécurisé, ce qui représente un véritable défi technique, et cette mesure ne sera efficace que si tous les médecins adhèrent à ce dispositif sans crainte de partager leurs informations.

VOIR ÉGALEMENT

Déontologie médicale, dépenses de santé (maîtrise médicalisée des), établissements de santé, secret professionnel.

Dossier social

Ensemble des documents établis par un assistant de service social à l'occasion de la prise en charge d'une personne ou d'une famille*.

Contenu

Très divers selon les services et le type de dossier (insertion, RMI*, RMA, surendettement* APA, Ase*, assistance éducative...), il contient en général :

– des renseignements sur l'état civil, la composition de la famille*, le logement, la situation professionnelle, la protection sociale* ;

– les diverses actions engagées par le service ou l'établissement social ou médico-social ;

– les observations notées par l'assistant de service social lors de ses entretiens avec l'usager.

Communication

Les informations contenues dans le dossier social sont couvertes par le ***secret professionnel****, « secret social partagé » pour les professionnels de la protection de l'enfance*. Le classement de ces dossiers doit donc assurer cette confidentialité et leur transmission ne doit se faire qu'aux professionnels habilités et à l'usager lui-même.

Conformément à la loi du 2 janvier 2002, il peut être consulté par la personne concernée (voir page 95).

VOIR ÉGALEMENT

Droits des usagers des établissements sociaux ou médico-sociaux, professions sociales, secret professionnel.

Drogue

Substance dont l'usage intensif et répété est toxique car responsable d'une toxicomanie caractérisée par :
– un état de dépendance physique et/ou psychique (addiction), avec besoin impérieux d'en consommer et impossibilité de se passer du produit sans qu'apparaissent des troubles plus ou moins marqués,
– et un état de tolérance (ou accoutumance), c'est-à-dire une tendance à augmenter les doses pour retrouver l'effet recherché.

Classification

On distingue :
– les drogues licites : on peut les consommer sans enfreindre la loi (alcool, tabac, médicaments psychotropes) ;
– les drogues illicites : leur usage et leur vente ne sont pas autorisés par la loi.

Principales drogues illicites utilisées en France

Drogues	Effets toxiques	Consommateurs
Cannabis (marijuana, hachisch) (inhalation) Principe actif : le THC	– Dépendance pour 10 % des usagers – Conséquences psychiques marquées : troubles de la mémoire et des capacités d'apprentissage, repli sur soi, éclosion possible d'une schizophrénie – Augmentation du risque de cancer* du poumon ou ORL – Dangerosité sociale : échec scolaire* voire déscolarisation et désocialisation, accidents de la circulation*	– 850 000 consommateurs réguliers, dont 450 000 consommateurs quotidiens Il s'agit principalement de jeunes de moins de 25 ans, garçons le plus souvent, de toutes catégories sociales, gros consommateurs d'alcool et de tabac
Héroïne (injection intraveineuse)	– Dépendances physique et psychique très fortes, avec syndrome de manque en cas de sevrage : agitation, anxiété, sueurs, douleurs diffuses, risque de mort par collapsus – Toxicité générale très forte : dégradation rapide de l'état physique (amaigrissement) et psychique, risque de transmission du sida*, de l'hépatite* B ou C, risque de décès par overdose ou septicémie (infection généralisée) – Neurotoxicité faible – Importante dangerosité sociale : vols, prostitution, marginalisation (perte d'emploi, solitude familiale, violence, corruption, trafic d'armes…)	– 150 000 à 180 000 héroïnomanes. – Ce sont des jeunes, le plus souvent de bas niveau scolaire et issus de milieux défavorisés (cités), à la fois consommateurs et petits trafiquants – L'héroïne est de plus en plus « sniffée » dans les discothèques ou au cours de *free parties*
Cocaïne (voie nasale, le plus souvent)	– Dépendance physique faible mais dépendance psychique forte – Toxicité générale et neurotoxicité fortes : comportements paranoïaques en particulier – Dangerosité sociale très forte étant donné son coût élevé (voir Héroïne*)	Surtout consommée dans les milieux aisés (show business, journalistes, artistes, intellectuels…) mais aussi de plus en plus par des jeunes consommateurs d'ecstasy, ou par des héroïnomanes traités par substitution
Ecstasy (ingestion)	– Dépendance psychique forte – Accidents aigus rares, parfois mortels : cardio-vasculaires, hépatiques ou métaboliques (hyperthermie, hyponatrémie) – Troubles psychiques différés : troubles de la mémoire, dépression, troubles obsessionnels compulsifs	Jeunes adultes socialement bien intégrés, lors de *rave-parties*, mais aussi de plus en plus souvent « en privé »

Principales drogues illicites utilisées en France		
Drogues	**Effets toxiques**	**Consommateurs**
Crack (cocaïne et bicarbonate de soude) (inhalation)	– Dépendance psychique très rapide – Effets secondaires après arrêt très désagréables (« descente ») et très dangereux (épilepsie, infarctus) – Dangerosité sociale (comportements violents)	Marginaux (« drogue du pauvre »)

Statistiques

– Plus de 2 millions d'usagers réguliers de produits illicites.
– 89 décès par overdose (564 en 1996).
– 100 000 interpellations dont 94 % pour usage ou trafic de cannabis.

VOIR ÉGALEMENT

Alcoolisme, hépatite virale, sida, tabagisme, toxicomanie (dispositif de lutte).

Droits de l'enfant

Droits sociaux, civils, culturels voire politiques reconnus à l'enfant mineur par des textes de portée internationale.

Législation

– ***La Convention internationale relative aux droits de l'enfant***, adoptée par l'ONU le 20 novembre 1989 et ratifiée par 191 pays, est un texte incontournable car l'enfant y est considéré, pour la première fois, comme un sujet de droit à part entière.
– ***La Convention de La Haye*** du 29 mai 1993, qui préconise de prendre en compte les souhaits de l'enfant compte tenu de son âge et de sa maturité, est venue la compléter.

– En France, depuis 2000, le ***défenseur des droits de l'enfant*** est chargé de défendre et de promouvoir les droits de l'enfant et la ***Convention européenne sur l'exercice des droits des enfants*** du 26 janvier 1996 insiste sur les droits des enfants concernés par une procédure judiciaire.

Le statut juridique de l'enfant

En tant que personne humaine, l'enfant a droit à un nom et un prénom, un domicile, la protection de son image, au respect de sa vie privée et de son corps.

En qualité d'enfant, il est juridiquement un incapable qui doit être protégé par sa famille* ou par la société, en cas de défaillance familiale.

L'enfant dans sa famille*

L'enfant a le droit de connaître sa filiation*, de trouver une famille de remplacement grâce à l'adoption*, d'être élevé par ses parents qui sont chargés de l'entretenir, de l'éduquer et de le protéger au travers des droits et des devoirs liés à l'autorité parentale*.

L'enfant dans la société

– Le droit à l'information et à l'éducation doit être garanti à chaque enfant (enseignement primaire obligatoire et gratuit, facilitation de l'accès à l'enseignement secondaire ou supérieur).

– L'enfant a droit aux repos et aux loisirs. Il ne peut travailler qu'à partir d'un âge minimal (16 ans en France, sauf dérogations). Les règles du droit du travail doivent lui être appliquées et le travail de nuit ou les travaux dangereux ou moralement répréhensibles lui sont interdits.

– L'enfant dispose du droit de se faire entendre : liberté d'expression, de religion, de pensée, d'association* et de réunion. Il peut participer à la vie sociale (délégué de classe, conseil municipal des jeunes, adhésion à une association*).

– Il peut circuler librement sous la protection de ses parents.

– Il a droit à un niveau de vie suffisant pour permettre son développement, à la protection de sa santé (accès aux soins, protection sociale*), de sa sécurité et de sa moralité (protection contre l'exploitation et la violence sexuelle) par la société (voir page 257).

L'enfant et la justice

Tout enfant, qu'il soit auteur d'un dommage, délinquant ou victime, a droit à un dispositif adapté à son âge.

– Au regard du droit civil, l'enfant est un incapable juridique qui doit être représenté par ses parents ou un administrateur *ad hoc*. S'il cause un dommage à autrui, la procédure est intentée contre ses parents.
– Au pénal, le délinquant relève de règles de droit et de procédures différentes de celles des adultes et de juridictions spécialisées (voir page 67 et page 259). La peine capitale et l'emprisonnement à vie ne peuvent pas être prononcés à l'encontre d'un mineur.
– L'enfant victime ou en danger fait l'objet d'une protection renforcée (voir page 257).

VOIR ÉGALEMENT

Adoption, autorité parentale, divorce, enfant en danger, filiation, délinquance juvénile (dispositif de lutte), protection de l'enfance en danger, protection judiciaire de la jeunesse.

Droits des usagers des établissements sociaux et médico-sociaux

Droits et libertés individuelles garantis à toute personne prise en charge par un établissement ou service social ou médico-social.

Législation

Les droits concernant n'importe quel citoyen sont contenus dans le Code civil et ceux spécifiques à ces usagers sont précisés dans la loi du 2 janvier 2002 rénovant l'action sociale* et médico-sociale.

Classification

– Droit au respect de sa vie privée et de son intimité.
– Droit au respect de sa dignité et de son intégrité physique et morale.
– Droit de choisir entre les prestations qui lui sont offertes, c'est-à-dire de participer aux décisions le concernant et de voir ses choix respectés.

– Droit d'information sur ses droits et la protection dont il bénéficie, et d'accéder à tout dossier le concernant, sauf dispositions contraires, éventuellement après un entretien, ou avec un accompagnement médical ou psychologique. À noter que ces dossiers sont protégés par le secret professionnel*.

Outils permettant ou garantissant leur mise en œuvre

– Charte des droits et libertés de la personne accueillie.
– Livret d'accueil remis à l'usager ou son représentant légal.
– Contrat de séjour obligatoire, en cas de prise en charge de plus de 2 mois et comportant un hébergement, fixant les droits et obligations de chacun pour un accompagnement individualisé.
– Réglement de fonctionnement obligatoire, élaboré après concertation du personnel, et définissant les droits et obligations de l'usager, ses libertés d'expression et d'aller et venir.
– Outils permettant l'exercice du droit d'expression des usagers : conseil de la vie sociale, enquêtes de satisfaction.
– Protection juridique des personnels en cas de dénonciation de mauvais traitements.

VOIR ÉGALEMENT
| Dossier social, établissements sociaux et médico-sociaux, secret professionnel.

E

Échec scolaire

Manque de réussite à l'école (redoublements précoces, difficultés pour lire et écrire à l'entrée en 6e, orientation vers un CAP ou BEP).

Statistiques

– À l'entrée en sixième, 10 % des élèves (30 % dans les ZEP) ne maitrisent ni la lecture ni l'écriture.
– 150 000 jeunes sortent chaque année du système scolaire sans diplôme.
– Il y aurait 2,3 millions d'illettrés en France.

Causes

L'échec scolaire touche surtout les jeunes de ***milieux défavorisés*** (souvent issus de l'immigration*). En cause :

– Une scolarité parfois perturbée par des difficultés :
  - sociales : représentation négative de l'école vécue comme génératrice de chômage*, environnement culturel médiocre, soutien scolaire moindre (aide aux devoirs, cours particuliers), difficultés financières ;
  - culturelles (défaut de maîtrise de la langue française) ;
  - liées à l'absentéisme, cause de déscolarisation progressive ;
  - psychophysiologiques : débilité, dyslexie, troubles du comportement.

– Une école inadaptée :
  - absence de mixité sociale ;
  - établissements trop grands et effectifs de classe trop élevés ;
  - affectation des jeunes enseignants aux établissements les plus difficiles ;
  - programmes et horaires trop lourds gênant l'acquisition des savoirs fondamentaux ;
  - manque de personnel non-enseignant et de dialogue avec les parents.

Conséquences

– ***L'illettrisme***, qui correspond à un ***degré particulièrement bas*** dans la maîtrise de la lecture, de l'écriture et du calcul, et représente une cause majeure d'***exclusion****.

Les illettrés ont appris à lire, à écrire et à compter mais peu et mal, par opposition aux ***analphabètes*** qui n'ont jamais appris dans des conditions normales.
– ***L'absence de diplôme***, exposant à un risque important de chômage*.

Dispositif de lutte

Aides à l'apprentissage de la lecture et de l'écriture

– Augmentation du temps consacré à ces apprentissages en CP.
– Évaluation nationale en CE1 avec ***dispositif d'accompagnement personnalisé*** pour les enfants en difficulté.

Mesures en faveur des jeunes des milieux défavorisés afin de rétablir l'égalité des chances

– ***Classement en zone d'éducation prioritaire (ZEP)*** des collèges et lycées situés dans certains quartiers. Ces établissements font l'objet de mesures particulières (discrimination positive) afin d'obtenir des résultats identiques à la moyenne nationale : effectifs des classes allégées, enseignants mieux formés, heures de soutien, crédits supplémentaires pour l'achat de matériel ou l'aménagement des locaux, affectation prioritaire d'assistants d'éducation pour l'aide aux devoirs et la surveillance. Les collèges les plus difficiles, labellisés « ***ambition réussite*** », fonctionnent en réseau avec les écoles afin de faciliter le passage en sixième.
– ***Équipes de réussite éducative*** permettant un accompagnement des enfants en grande difficulté et de leur famille*, par des spécialistes de la petite enfance.
– ***Internats de réussite éducative*** pour les jeunes les plus prometteurs connaissant des difficultés préjudiciables à leur réussite.
– ***Partenariat*** entre lycées et grandes écoles ou universités pour favoriser l'accès à l'enseignement supérieur des meilleurs élèves.
– ***Bourses au mérite*** aux élèves ayant obtenu le brevet des collèges ou le bac avec mention bien ou très bien.

Lutte contre l'absentéisme et la déscolarisation

– Renforcement du contrôle de l'assiduité scolaire et responsabilisation des parents qui peuvent se voir proposer un ***contrat de responsabilité parentale*** voire sanctionnés pénalement.
– ***Apprentissage*** possible dès l'âge de 15 ans (voir page 56).

VOIR ÉGALEMENT
| Violences scolaires.

Éducation pour la santé

Ensemble des actions visant, par l'information, à améliorer l'état de santé* de chacun et de la population.

Objectifs

– Faire comprendre que la santé* est un capital qu'il faut gérer au mieux en ayant une attitude active et responsable.
– Faire abandonner certains comportements nocifs (alcoolisme*, tabagisme*, alimentation déséquilibrée) et adopter des comportements favorables (activité physique, suivi médical) à notre santé*.
– Faire adhérer la population aux actions de santé publique*.

Fonctionnement

Structures

– ***L'Institut national de prévention et d'éducation (INPES)***, créé en 2002, est un établissement public à caractère administratif, sous tutelle du ministre de la Santé. Ses missions sont diverses : expertise et conseil en matière de prévention* et de promotion de la santé* et développement de l'éducation pour la santé.
Il met en œuvre des ***campagnes de communication*** grand public (TV, affiches, brochures…), réalise des enquêtes sur la santé* et les comportements, constitue des banques de données et des dossiers documentaires.
– ***Les Comités régionaux d'éducation pour la santé*** assurent la formation des éducateurs de santé et diffusent les documents élaborés par l'INPES.
– ***Les Comités départementaux d'éducation pour la santé*** assurent le contact avec le public (établissements scolaires, associations*…) et mettent en place des actions locales.

Financement

– ***L'État*** finance les frais de fonctionnement et les actions menées localement, grâce à des enveloppes annuelles.
– ***La Sécurité sociale**** par l'intermédiaire du fonds national de prévention de la Cnam finance les campagnes nationales.

VOIR ÉGALEMENT
Prévention, santé, santé publique.

Emploi des handicapés

Dispositif mis en place pour assurer aux adultes handicapés le droit à la formation professionnelle et à l'emploi avec la garantie d'un minimum de ressources.

Législation

La loi d'orientation en faveur des handicapés du 30 juin 1975

Elle avait marqué le passage de la notion d'assistance aux handicapés à la notion de ***solidarité*** vis-à-vis d'eux, et affirmé les droits fondamentaux de ceux-ci notamment en matière de travail et de rémunération mais aussi d'intégration sociale.

La loi de 1987 pour l'emploi des handicapés

Elle a introduit l'obligation pour les entreprises comptant au moins 20 salariés d'employer ***au minimum 6 % de travailleurs handicapés*** ou de verser une contribution à l'Association de gestion du fonds de solidarité pour l'insertion professionnelle des handicapés (Agefiph), ou de sous-traiter avec un centre d'aide par le travail.

Le plan emploi pour les handicapés de 1991

– Des centres de reclassement professionnel ont été créés afin d'améliorer la formation professionnelle des handicapés.
– Des aides financières sont accordées aux entreprises aménageant des postes de travail ou embauchant des handicapés.
– La notion de handicap* ou d'âge incompatible avec un emploi dans la fonction publique est supprimée.

La loi pour l'égalité des droits et des chances de 2006

– Elle affirme le principe de non-discrimination dans le cadre professionnel.
– L'obligation d'emploi de 6 % de handicapés est étendue à la fonction publique et les sanctions financières en cas de son non-respect sont alourdies.
– L'accès des handicapés au travail est facilité grâce à la possibilité d'aménager des horaires individualisés et des aides substantielles pour aménager un poste.
– L'obligation de reclassement est renforcée.

L'orientation professionnelle des handicapés

– ***La Commission des droits et de l'autonomie des personnes handicapées (Cdaph)*** reconnaît le statut de travailleur handicapé et oriente l'handicapé vers le milieu ordinaire ou un centre d'aide par le travail.
– ***Des organismes de placement spécialisé*** décident de l'orientation du handicapé en entreprise ordinaire ou en entreprise adaptée et sont chargés de la préparation et du suivi de l'emploi de celui-ci.

La formation professionnelle des handicapés

– Les centres de reclassement professionnel (CRP) sont des établissements médico-sociaux organisant des stages financés par l'assurance maladie*.
– L'Afpa offre des stages aux personnes handicapées.
– Les contrats d'insertion en alternance* sont ouverts aux jeunes handicapés.

L'insertion en milieu ordinaire

– Elle doit être privilégiée mais reste trop rare, pour plusieurs raisons :
• la réticence de nombreux employeurs par méconnaissance du handicap* et en raison de la crise économique qui accroît les exigences de performances ;
• le handicap* lui-même mais aussi le manque fréquent de qualification qui restreignent les possibilités d'emplois ;
• le coût représenté par l'aménagement d'un poste de travail.
– Elle peut se faire :
• ***dans une entreprise ordinaire*** à un poste aménagé ou avec des horaires individualisés ;
• ***dans une entreprise adaptée*** (ancien atelier protégé), fonctionnant à un rythme plus lent et accueillant au moins 80 % de handicapés légers ayant le statut de salariés ;
• ***dans un centre de distribution du travail à domicile.***

L'emploi en centre d'aide par le travail (CAT)

Il concerne des ***handicapés graves***, le plus souvent mentaux, ayant une faible capacité de travail et nécessitant un soutien médico-social (assistant de service social, psychiatre) et éducatif (éducateurs techniques). Ceux-ci sont aujourd'hui reconnus comme des travailleurs à part entière et des dispositifs cherchent à favoriser leur évolution vers le milieu ordinaire.

Les ressources des travailleurs handicapés

– ***Les handicapés ayant exercé une activité professionnelle avant la survenue d'un handicap*** peuvent percevoir une pension d'invalidité de la Sécurité sociale* ou une rente d'incapacité pour accident du travail* ou maladie professionnelle*.
– Tout travailleur handicapé a droit à une ***rémunération garantie*** versée par l'entreprise, qui dépend du caractère à temps plein ou à temps partiel de l'emploi, et dont le montant est déterminé par rapport au SMIC. L'employeur reçoit pour cela ***une aide au poste de l'État***. Cette rémunération peut se cumuler avec l'AAH (voir page 240).

Statistiques (2005)

– Les handicapés sont fortement touchés par le chômage* puisque leur taux de chômage s'élève à 28,6 %.
– Le taux d'emploi en milieu ordinaire est d'environ 4 % (au lieu de 6 %).
– 535 000 handicapés travaillent en milieu ordinaire et 110 000 en CAT.

VOIR ÉGALEMENT

Discrimination, handicap, hébergement de l'adulte handicapé, politique du handicap, scolarisation de l'enfant handicapé.

Enfant en danger

Mineur dont l'entretien, la santé, la sécurité, la moralité ou l'éducation sont compromis par la famille* ou qui sont l'enjeu de conflits entre les parents.

Classification

On distingue deux types d'enfants en danger.

Les enfants à risque de maltraitance*

Ce sont des enfants subissant des conditions de vie susceptibles de mettre en danger leur santé*, leur sécurité, leur moralité, leur entretien ou leur éducation, mais n'étant pas pour autant maltraités.

Les enfants maltraités

Ils sont victimes de violences physiques, psychologiques, sexuelles, ou de négligences lourdes (voir page 184).

Statistiques

L'enfance en danger

Signalements	2002	2003	2004
Nombre d'enfants maltraités, dont :	18 500	18 000	19 000
• Violences physiques	5 600	5 600	6 600
• Négligences lourdes et violences psychologiques	7 000	7 200	6 900
• Abus sexuels	5 900	5 200	5 500
Nombre d'enfants à risque	67 500	71 000	76 000
Total : nombre d'enfants en danger	86 000	89 000	95 000

Le nombre des enfants en danger ***a augmenté*** de 13,4 % en 5 ans. Parmi eux, les enfants en risque sont majoritaires (80 %) et de plus en plus nombreux (+ 16 %).

Caractéristiques

Les facteurs de risque de maltraitance

– ***Les carences éducatives parentales*** constituent 61 % des signalements. Ce sont le fait de familles* isolées socialement, parmi lesquelles les familles monoparentales, souvent d'origine étrangère, sont nombreuses.
– ***Les conflits de couple*** représentent 35 % des signalements.
– ***Les problèmes psychopathologiques*** des parents viennent ensuite. Plus des trois quarts des parents maltraitants ont une fragilité psychologique à l'origine de diffi-

cultés relationnelles avec l'enfant. Beaucoup ont subi eux-mêmes des violences ou ont connu des placements à répétition. Certains sont alcooliques, toxicomanes ou malades mentaux.

– ***La précarité économique***, grâce à la mise en place du RMI*, ne constitue plus que minoritairement un facteur de risque.

Les causes de l'aggravation des risques de maltraitance*

– ***Des signalements plus fréquents*** (campagnes de sensibilisation, meilleure formation des professionnels de l'enfance).

– ***Une augmentation réelle du phénomène*** : davantage de familles sans liens familiaux ni voisinage, une urbanisation croissante (solitude, manque de temps, vulnérabilité des enfants), des divorces* plus fréquents (monoparentalité, conflits), des familles en situation de pauvreté* ou de grande précarité vivant souvent dans des cités où les rapports sociaux sont de plus en plus souvent fondés sur la violence, un surinvestissement sur l'enfant qui peut faire peser sur lui des exigences excessives, la progression de la délinquance sexuelle (affaiblissement des repères moraux, images pédophiles et de prostitution des mineurs véhiculées par Internet).

VOIR ÉGALEMENT

| Aide sociale à l'enfance, délinquance, protection des mineurs en danger.

Espérance de vie

Indicateur de santé* correspondant à la durée moyenne de vie (en années) à un âge déterminé. On parle le plus souvent d'espérance de vie à la naissance.

Espérance de vie en France

Une espérance de vie très élevée et qui progresse

Les Français ont une des espérances de vie les plus élevées au monde puisqu'ils vivent en moyenne ***80 ans***.

Nous vivons ***de plus en plus longtemps*** (58 ans en 1935) et cette augmentation, si elle s'est légèrement ralentie surtout pour les femmes (tabagisme*), ***se poursuit***. Par contre, l'espérance de vie sans incapacité progresse peu.

Amélioration du niveau de vie (alimentation, hygiène, logement) et des conditions de travail (durée, risques professionnels), ***progrès de la médecine*** (prévention*, diagnostic, traitement), accès aux soins pour tous expliquent cette évolution positive.

Les causes les plus fréquentes de mortalité et de morbidité correspondent à des ***maladies chroniques non contagieuses***, liées à notre mode de vie (alimentation, alcool, tabac…) considérées comme des ***maladies à incidences sociales*** et sur lesquelles se portent les efforts de santé publique* (coût élevé pour la collectivité).

Principales causes de décès en France en 2001

Maladies	Pourcentage des décès
Maladies de l'appareil circulatoire	30,2
Tumeurs	28,4
Morts violentes (accidents, suicides)	7,7
Maladies de l'appareil respiratoire	6
Maladies de l'appareil digestif	4,6
Maladies endocriniennes	3,6
Autres causes	19,4

Source : InsermCépiDC.

Des inégalités

– ***L'espérance de vie des hommes*** (77 ans) est plus faible que celle des femmes (84 ans) (***alcool, tabac, accidents***, suicides*, toxicomanie, sida*, métiers pénibles).

– ***Celle des classes défavorisées et des inactifs*** est plus basse que dans les classes aisées (moins d'information, moins bon accès aux soins, métiers plus durs, alcool, tabac). À 35 ans, un ouvrier a une espérance de vie inférieure de 4,5 ans à celle d'un cadre.

– ***L'espérance de vie est moins élevée au Nord*** (Nord-Pas-de-Calais, Lorraine, Champagne-Ardennes, Bretagne) qu'au Sud (chômage*, alcool, tabac, alimentation grasse, moins bonne couverture sanitaire).

Une surmortalité prématurée

La mortalité ***avant 65 ans*** reste élevée en France à cause de la fréquence des cancers*, des accidents de la circulation* et d'une politique trop peu axée sur la prévention*.

La réapparition ou la recrudescence de certaines maladies

– Certaines maladies infectieuses*, parfois graves, (coqueluche, rougeole, rubéole, hépatite* virale B) réapparaissent du fait d'une ***vaccination insuffisante*** (défiance, négligence, manque d'information). L'incidence du sida* réaugmente du fait d'une banalisation de la maladie.
– D'autres pathologies sont plus fréquentes qu'auparavant :
- obésité* et diabète* ;
- hépatites virales* B et C ;
- tuberculose* (7 000 cas/an) ;
- maladies professionnelles* ;
- maladies iatrogènes* ;
- petites épidémies de ***légionellose*** (1 200 cas/an), touchant surtout les personnes âgées ou hospitalisées et se traduisant par un tableau pseudo-grippal ou plus rarement par une pneumopathie bilatérale parfois mortelle. Cette maladie est due à l'inhalation de gouttelettes d'eau contaminées (douche en milieu hospitalier, tour réfrigérante des systèmes de climatisation).

Espérance de vie dans les pays en voie de développement

– ***L'espérance de vie y est basse***, en moyenne de ***63 ans***, voire beaucoup plus faible dans les pays les moins avancés (49 ans au Niger), et en baisse dans plusieurs pays en raison du sida*.
– ***Le taux de mortalité générale y est élevé*** malgré la jeunesse de la population. On y meurt surtout de :
- pneumopathies et diarrhées (choléra, dysenterie), tuant surtout les enfants ;
- sida* (1re cause de mortalité en Afrique), provoquant une flambée de la tuberculose* ;
- paludisme* (3 millions de décès/an) ;
- rougeole, meurtrière chez les enfants ;
- maladies liées au développement : MCV* (urbanisation), cancers (tabagisme*).

Causes de cet état sanitaire

La pauvreté*
Conséquences générales ⇒ malnutrition* ⇒ absence d'eau potable ⇒ peu de moyens d'information ⇒ manque d'infrastructures ⇒ faibles taux d'alphabétisation *Conséquences sanitaires* ⇒ manque de dispensaires, d'hôpitaux ⇒ peu de personnel spécialisé, ⇒ pas d'industrie pharmaceutique (médicaments, vaccins)*

Une forte croissance démographique
⇒ mortalité maternelle et néonatale élevées

Des habitudes culturelles néfastes
Refus du préservatif, polygamie, statut inférieur de la femme

Des données politiques
Manque de volonté de certains pouvoirs politiques pour améliorer l'état sanitaire, développer la protection sociale* , permettre à tous d'accéder aux soins et à l'aide humanitaire

VOIR ÉGALEMENT
Alcoolisme, indicateurs de santé, maladie infectieuse, malnutrition, paludisme, prévention, sida, tabagisme, tuberculose.

Établissement de santé

Tout établissement assurant le traitement et la surveillance des malades, des blessés ou des femmes enceintes.

Classification

(Voir tableau page suivante.)

Les établissements généraux de santé	
Selon leur statut juridique	– ***Les établissements publics de santé*** (hôpitaux*) Ils renferment 2/3 des lits hospitaliers : • centres hospitaliers régionaux (CHR) centres hospitalo-universitaires (CHU) • centres hospitaliers (CH) • hôpitaux locaux – ***Les établissements privés de santé*** (1/3 des lits) : • *à but lucratif* (cliniques*), les plus nombreux • *à but non lucratif participant au service public hospitalier (PSPH)* gérés par des associations* ou des mutuelles (ex. : hôpitaux de la Croix-Rouge, centres de lutte contre le cancer) • *à but non lucratif ne participant pas au service public hospitalier (NPSPH),* très minoritaires
Selon la durée du séjour	– ***Les établissements de soins de courte durée*** qui assurent le traitement des affections graves pendant leur période aiguë, en médecine, chirurgie, obstétrique, odontologie ou psychiatrie. Leur nombre considéré comme excédentaire compte tenu des besoins sanitaires de la population, plusieurs milliers ont été progressivement supprimés pour des raisons économiques mais aussi de sécurité – ***Les établissements de soins de suite et de réadaptation*** qui accueillent les malades après un séjour hospitalier pour une prolongation des soins en vue d'une réinsertion : services de convalescence, de rééducation fonctionnelle ou de réadaptation professionnelle et services médicalisés des maisons de retraite. – ***Les établissements de soins de longue durée*** qui hébergent les personnes ayant perdu leur autonomie et dont l'état nécessite une surveillance médicale constante et un traitement d'entretien. Moins médicalisés que les lits court séjour, et donc moins coûteux et plus adaptés aux patients âgés, ils sont actuellement en nombre insuffisant, étant donné le vieillissement de la population
Les établissements spécialisés de santé	
– Établissements chargés de la lutte contre le cancer*– Établissements chargés de la lutte contre l'alcoolisme*– Établissements chargés de la lutte contre la toxicomanie – Établissements chargés de la lutte contre le sida*– Établissements chargés de la lutte contre les maladies mentales* parmi lesquels les centres hospitaliers spécialisés en psychiatrie (CHS)	

Financement

– ***Les activités de soins MCO*** sont soumises, depuis 2004, à la tarification à l'activité* (T2A).

– ***Les activités non MCO*** (soins de suite et de réadaptation, USLD, psychiatrie) sont financées par une dotation globale, les activités et soins d'urgences par un for-

fait annuel et les missions d'intérêt général et d'aide à la contractualisation (recherche, enseignement, mise en œuvre du CPOM…) par une enveloppe MIGAC.
– ***La loi de financement de la Sécurité sociale (LFSS)*** fixe chaque année l'Ondam à partir duquel sont déterminées l'enveloppe pour les dépenses d'hospitalisation soumises à la T2A (47,5 milliards d'euros pour 2007) et celle pour les autres dépenses (18,3 milliards d'euros). Celles-ci sont ensuite déclinées en enveloppes régionales par le ministre de la Santé.

Prise en charge du patient

L'Assurance maladie* prend en charge 80 % des frais d'hospitalisation sauf prise en charge à 100 % (voir page 311). Le patient bénéficie à sa sortie de la ***pratique du tiers payant****, c'est-à-dire qu'il ne fait l'avance que du ***ticket modérateur****, et du ***forfait hospitalier*** (participation du patient hospitalisé à ses frais de repas et d'hébergement) de 16 euros/jour sauf hospitalisation en USLD. Il ne débourse donc rien s'il bénéficie de la CMU*-C ou d'une assurance maladie complémentaire.

Fonctionnement

La planification sanitaire*

Tous ces établissements sont soumis à la planification sanitaire*.

Les droits du malade hospitalisé

Conformément à la Charte du patient hospitalisé, ce dernier a droit :
– à un accueil et un séjour de qualité sans discriminations*, et au libre choix de son établissement ;
– à des soins sûrs et de qualité (il peut demander la réparation d'un préjudice qu'il estimerait avoir subi) ;
– à l'information (accès direct à son dossier médical*) ;
– au respect du secret médical, de son corps, de sa dignité, de sa vie privée, de sa volonté, et de sa liberté de quitter l'établissement à tout moment (sauf hospitalisation sous contrainte*).

L'évaluation des établissements de santé

– Hôpitaux et cliniques sont tenus à une obligation d'évaluation régulière de la qualité de l'accueil et du séjour, grâce aux questionnaires de sortie remplis par les patients.
– Ces établissements sont soumis à une certification par la ***Haute Autorité de santé***, c'est-à-dire que, tous les 4 ans, ils doivent mener une démarche devant aboutir à une certification de la ***qualité et de la sécurité des soins*** : envoi d'un rapport d'auto-évaluation avec renseignement de « fiches sécurité » et évaluation des pratiques professionnelles des médecins, suivi d'une visite d'experts vérifiant les points

forts et les points faibles déclarés et rédigeant au final un rapport d'accréditation, avec recommandations voire réserves.

VOIR ÉGALEMENT

Alternatives à l'hospitalisation complète, clinique, hôpital, planification sanitaire, secret professionnel, tarification à l'activité.

Établissements sociaux et médico-sociaux

Organismes de droit public, parapublic ou privé menant une action sociale* ou médico-sociale.

Classification et financement

Nomenclature des établissements sociaux et médico-sociaux (loi du 2/02/2002)

Établissements	Financeur des prestations
Établissements de l'Ase* Établissements de l'enfance handicapée et inadaptée CAMSP Établissements de la PJJ*	Département Assurance maladie* État – département État
CAT	État
Centres de rééducation ou d'orientation professionnelle	Assurance maladie* – État
EHPAD	Assurance maladie*, département, APA
Établissement d'hébergement pour personnes âgées	Département

Nomenclature des établissements sociaux et médico-sociaux (loi du 2/02/2002)

Établissements	Financeur des prestations
SSIAD	Assurance maladie*
Services de soins, d'aide et d'accompagnement	Assurance maladie* – département
Foyer d'accueil médicalisé ou occupationnel	Département
Mas	Assurance maladie*
Service d'auxiliaire de vie	État – département
CHRS et veille sociale	État
CSAPA et appartements thérapeutiques	Assurance maladie*
Centres de ressources (autisme, Alzheimer)	Assurance maladie*
Foyers de jeunes travailleurs	État – Caf – département
Lieux de vie	État ou département

Le financement des prestations se fait par des dotations financières :
– enveloppes « personnes âgées » et « personnes handicapées » déterminées dans le cadre du vote de l'Ondam lors de la LFSS, pour les prestations à la charge de l'Assurance maladie* ;
– enveloppe limitative inscrite dans la loi de finance pour les prestations à la charge de l'État ;
– enveloppe déterminée par chaque collectivité en fonction de ses obligations légales, de ses priorités et des orientations du schéma départemental, pour celles à la charge des départements.

Actions

Ils assurent des prestations à domicile, en milieu ordinaire de vie, en établissement ou en accueil familial. L'usager doit être au centre de celles-ci (voir page 94).

Planification sociale

La création, la transformation et l'extension de ces institutions relèvent de procédures mises en place par la loi du 2 janvier 2002, simplifiée par la loi du 13 août 2004 sur les libertés et responsabilités locales.

– ***Des schémas d'organisation sociale et médico-sociale,*** établis pour 5 ans, permettent d'évaluer les besoins sociaux et médico-sociaux et l'offre existante et de déterminer les objectifs de développement de cette offre :

- le schéma national, concernant la prise en charge des handicaps rares, est adopté par le ministre ;
- les schémas régionaux sont arrêtés par les préfets de région (centres spécialisés en addictologie ou établissements de rééducation ou d'orientation professionnelle) ;
- les schémas départementaux, concernant les autres établissements, sont adoptés par les conseils généraux, après concertation avec les préfets.

– La création, la transformation ou l'extension des établissements et services sociaux et médico-sociaux sont soumises à l'autorisation de l'autorité compétente.

Afin d'assurer la continuité de la prise en charge des usagers, les financeurs des prestations doivent conclure une convention annuelle définissant les objectifs à atteindre et les procédures de concertation ; des réseaux sociaux et médico-sociaux sont constitués et la coopération entre établissement encouragée.

VOIR ÉGALEMENT

Action sociale et médico-sociale, décentralisation, déconcentration, droits des usagers des établissements sociaux et médico-sociaux, politique d'action sociale.

Euthanasie

Fait de provoquer volontairement la mort d'un malade en en faisant la demande, dans le but de l'empêcher de souffrir, et/ou d'éviter sa déchéance.

L'euthanasie active (ou suicide assisté)

Elle suppose l'administration délibérée par un tiers, à un malade en en faisant la demande, d'un produit (chlorure de potassium, curare) destiné à provoquer la mort.

L'euthanasie passive (ou orthothanasie)

Elle consiste en l'arrêt des processus de réanimation ou du traitement maintenant en vie le malade (assistance respiratoire, dialyse...) ou en l'administration à un malade en fin de vie de traitements visant à soulager sa douleur mais ayant pour effet secondaire d'abréger sa vie.

Législation

Le Code de déontologie

Il est contradictoire puisqu'il affirme que le médecin ***n'a pas le droit de provoquer délibérément la mort*** de son patient mais aussi qu'il doit respecter sa dignité et sa volonté, lui doit assistance et doit éviter toute obstination déraisonnable dans les investigations ou la thérapeutique (« acharnement thérapeutique »).

Le Code pénal

Pour la loi :

– ***l'euthanasie active*** est assimilée à un meurtre ou à un empoisonnement ;

– ***l'incitation au suicide*** suivie d'un suicide* ou d'une tentative de suicide est passible de 3 ans d'emprisonnement, de même que la propagande pour un produit de nature à entraîner la mort.

La loi relative aux droits des malades et à la fin de vie du 22 avril 2005

– ***Elle renforce les droits des malades :***
  - en imposant au médecin de s'abstenir de tout acharnement thérapeutique et en lui permettant de renoncer à entreprendre ou poursuivre un traitement qui n'aurait pour objet que le maintien artificiel en vie du patient ;
  - en permettant au patient, totalement informé des conséquences de sa décision, de refuser un traitement, même si ce choix met sa vie en danger ;
  - en autorisant toute personne majeure à rédiger un « testament de vie », placé dans son dossier médical*, indiquant ses souhaits en ce qui concerne sa fin de vie.

– ***Elle admet le « laisser mourir » (euthanasie passive) :***
  - en autorisant le médecin, après information et accord du patient en fin de vie et de sa famille, à lui appliquer un traitement visant à soulager ses souffrances mais susceptible d'abréger sa vie ;
  - en lui permettant de limiter ou d'arrêter un traitement au risque de mettre en danger la vie du malade, avec l'accord de ce dernier. Le médecin est alors tenu de lui dispenser des soins palliatifs (voir page 226).

– ***Elle interdit l'euthanasie active,*** c'est-à-dire le « faire mourir », par injection d'un produit létal.

Certains auraient voulu que soit introduite dans la loi une *« exception d'euthanasie »*, qui aurait permis au médecin de ne pas être poursuivi s'il prouvait que des conditions exceptionnelles l'avaient amené à pratiquer un tel geste (mort inéluctable, souffrances extrêmes, demande libre et répétée du malade, consensus famille/patient/médecin).

VOIR ÉGALEMENT

| Déontologie médicale.

Exclusion

Rejet, mise à l'écart, marginalisation.

Classification

Il existe différentes formes d'exclusion, qui peuvent être concomitantes :
– exclusion économique, avec mise à l'écart de la consommation. Elle s'accompagne souvent d'une exclusion bancaire (pas de chéquier, pas de carte de retrait ni de crédit) ;
– exclusion professionnelle, c'est-à-dire absence d'emploi ;
– exclusion scolaire ou culturelle ;
– exclusion du logement ou mal-logement* ;
– exclusion de la communauté, avec perte de tout rôle social voire de tout lien social (pauvreté*, vieillissement*, incarcération, alcoolisme*) ;
– exclusion de la protection sociale* (personnes ayant des revenus juste au-dessus du seuil de la CMU-C*, sans papiers) et donc de l'accès aux soins ;
– exclusion affective ou solitude des familles monoparentales ou des célibataires.

Causes

En général plusieurs facteurs se cumulent pour aboutir à une situation d'exclusion (spirale de l'exclusion) :

– des facteurs socio-économiques : perte de l'emploi et/ou chômage* de longue durée cause de pauvreté*, précarité (absence de sécurité financière), surendettement* ;
– l'échec scolaire*, qui peut conduire à l'absence de diplôme ou de qualification voire à l'illettrisme du fait d'une déscolarisation précoce ;
– une carence éducative (voir socialisation*), pouvant être source de troubles psychiques, toxicomanie*, ou délinquance ;
– la maladie (maladie mentale*, obésité*, cancer*, sida*, alcoolisme*...) ou le handicap* ;
– le fait d'être d'origine étrangère, à l'origine de discriminations* (emploi, logement) et de difficultés d'accès aux soins pour les sans-papiers ;
– le divorce*, source de monoparentalité (pauvreté*, précarité, isolement social, difficultés éducatives) et de solitude.

Statistiques

– Plus de 2 millions de chômeurs, dont plus de 50 % non indemnisés.
– 3,7 millions de pauvres, 500 000 ménages surendettés.
– 86 500 sans-abri et 3 à 4 millions de personnes mal logées.
– 150 000 enfants quittant chaque année le système scolaire sans diplôme ni qualification.

VOIR ÉGALEMENT
| Politique de lutte contre l'exclusion.

F

Famille

La famille restreinte correspond à un groupe de gens vivant dans un même foyer, généralement les parents et les enfants.

Classification

La famille a changé sous l'effet de la contestation des jeunes, de la dynamique de l'égalité des sexes, de la mobilité géographique mais aussi de l'investissement croissant dans l'enfant. Elle est aujourd'hui ***multiforme***.

Les familles traditionnelles

Elles restent le modèle dominant. Les deux parents se sont mariés, 9 fois sur 10 après une période d'union libre ou de Pacs*, et ont 1 ou 2 enfants qu'ils ont eus tardivement, 60 % des aînés étant nés avant le mariage*.Tous les deux travaillent et partagent plus ou moins les tâches quotidiennes.

Les familles monoparentales

Elles sont 2 fois plus nombreuses qu'il y a 30 ans puisque plus de 2 millions d'enfants vivent avec un seul parent (leur mère dans 85 % des cas). Beaucoup ont une situation financière difficile (chômage*, emploi précaire, petit salaire, pension alimentaire faible et irrégulièrement versée).

Les familles recomposées

Elles se multiplient (8 % des familles) du fait du remariage fréquent des personnes divorcées : 800 000 enfants y partagent le quotidien avec un beau-parent et parfois des demi-frères ou demi-sœurs.

Les familles homoparentales

Ce sont des familles composées de 2 personnes du même sexe qui ont un ou des enfants, la plupart issus d'une union hétérosexuelle antérieure, les autres adoptés ou

nés grâce à une insémination, une fécondation *in vitro* avec donneur, ou plus rarement une mère porteuse.
De 24 000 à 40 000 enfants seraient actuellement élevés ainsi. Ces familles, n'existant pas au nom de la loi, revendiquent pour le père ou la mère non biologique le droit d'exister en tant que parent de l'enfant pour protéger ce dernier en cas de décès du parent biologique. Actuellement le parent « social » dispose seulement de la possibilité d'obtenir par jugement une adoption* (mais pour cela il doit obtenir un agrément) ou une délégation de l'autorité parentale*. L'AMP* et l'adoption* leur sont interdites.

Rôles

Une fonction de reproduction

La famille garantit la survie de la société en transmettant la vie.

Une fonction de protection

Les parents sont responsables de ***la garde*** et de ***l'entretien*** des enfants, c'est-à-dire qu'ils doivent subvenir à leurs besoins essentiels.
Ils doivent leur assurer ***un équilibre psychologique*** grâce à la qualité des relations avec eux et entre le couple.
L'entraide générationnelle reste vivace, s'exerçant des parents aux plus jeunes (aides financières, hébergement, garde des petits enfants) mais aussi des enfants aux plus âgés devenus dépendants (soins, aide domestique, hébergement).

Une fonction de socialisation*

C'est la famille qui socialise l'enfant, c'est-à-dire permet ***sa bonne intégration*** dans la société en lui faisant acquérir ***les normes*** propres à notre culture, et en lui transmettant un ***capital culturel*** au travers d'habitudes, de discussions et d'activités communes.

Une fonction économique

La famille, du fait de la hausse du travail féminin, est de moins en moins productrice de biens alors que ***l'on y consomme*** de plus en plus grâce aux revenus du couple.
La transmission du patrimoine et de biens se réalise davantage sous forme de ***donations*** car l'héritage perd de son importance du fait de l'allongement de l'espérance de vie*.

VOIR ÉGALEMENT

Autorité parentale, divorce, mariage, pacte civil de solidarité, politique familiale, prestations familiales, socialisation.

Filiation

Lien juridique qui rattache l'enfant mineur ou majeur à ses parents et à sa famille*, à l'origine de droits et d'obligations réciproques.

Législation

La loi du 3 janvier 1972, qui constitue la base du droit de la filiation, a été plusieurs fois retouchée de façon à assurer l'égalité entre tous les enfants quel que soit le statut matrimonial de leurs parents. C'est ainsi que, depuis le 1er juillet 2006, conformément à l'ordonnance du 4 juillet 2005, il n'y a plus de distinction entre filiation légitime et filiation naturelle.

Classification

– ***La filiation biologique*** repose sur les liens du sang ou provient d'un don de gamètes (grossesse* maintenue). Dans ce dernier cas, l'enfant n'a aucun lien juridique avec le donneur et aucune contestation n'est recevable (voir page 26).

– ***La filiation adoptive***, totalement artificielle, résulte d'un lien purement juridique (voir page 33).

Modes d'établissement de la filiation biologique

– ***Par l'effet de la loi*** **:** la filiation maternelle est déduite de la désignation de la mère par l'acte de naissance de l'enfant. La filiation paternelle d'un enfant né dans le mariage* est établie du fait de la présomption de paternité.

– ***Par reconnaissance volontaire*** (avant ou après la naissance) : de la mère, si elle le désire, ou du père, nécessaire en cas de naissance hors mariage*.

– ***Par la possession d'état d'enfant,*** si une série de faits permet d'établir un lien de parenté entre l'enfant et une personne ou deux parents (il est traité comme son (leur) enfant, est reconnu comme tel par la société et la parenté…).

– ***Par jugement par un TGI***, faisant suite à :

• ***une action en recherche*** de maternité (impossible en cas d'accouchement sous X) ou plus souvent de paternité, qui peut être intentée par l'enfant (ou son représentant légal pour lui). Cette dernière n'est possible que s'il existe des indices sérieux rendant cette paternité possible et repose sur une expertise génétique (voir page 309) ;

• ***une action en contestation de filiation,*** impossible en cas de naissance par don de gamètes ou de possession d'état de 5 ans, elle doit être faite dans un délai de 10 ans à compter du jour où la personne commence à jouir de l'état qui lui est contesté. Il s'agit d'apporter la preuve que la mère n'a pas accouché de l'enfant ou que le mari ou l'auteur de la reconnaissance n'est pas le père.

Les conséquences de la filiation

– L'autorité parentale*, ayant pour finalité l'intérêt de l'enfant, est exercée par les deux parents conjointement ou par un seul parent.

– En cas de décès de ses parents, l'enfant fait partie des héritiers du premier ordre et du premier degré.

– L'enfant à des devoirs vis-à-vis de ses parents :

• il leur doit honneur, respect et obéissance et doit, en cas de divorce*, vivre avec le parent auquel la justice l'a confié mais aussi entretenir des relations avec l'autre ;

• il est tenu à une obligation alimentaire à leur égard en cas de graves difficultés financières (prise en charge de leur hébergement en maison de retraite) et doit supporter leurs frais d'obsèques en fonction de ses revenus.

VOIR ÉGALEMENT

Adoption, assistance médicale à la procréation, autorité parentale, divorce, droits de l'enfant, famille, juridictions civiles, mariage.

G

Greffe (ou transplantation)

Opération qui consiste à transférer chez un individu un tissu ou un organe prélevé chez un donneur ou chez lui-même.

Classification

(Voir tableau page suivante.)

Statistiques (2005)

- 4 238 transplantations réalisées.
- 7 513 personnes en attente d'une greffe (2 500 en danger de mort).
- 186 personnes décédées faute de greffon.

Législation

Loi Caillavet du 22 décembre 1976

Elle affirme le principe du ***consentement présumé*** du don d'organe prévoyant que le prélèvement ne peut être effectué que si la personne décédée n'a pas fait connaître, de son vivant, son refus d'un tel prélèvement.
Depuis 1998, chaque Français, âgé de 13 ans au moins, peut de son vivant se faire inscrire sur le ***registre national automatisé du refus de don d'organes*** **post mortem**. Si le nom du défunt n'y figure pas, l'équipe médicale continue quand même, comme par le passé, à respecter la décision de la famille mais les médecins estiment que cette disposition réduit la fréquence des oppositions.
Existe aussi un ***fichier des volontaires de don de moelle osseuse.***

Types	Exemples	Problèmes posés
Allogreffes (les plus fréquentes)	Transplantation d'un organe ou d'un tissu prélevé : – ***chez un donneur décédé*** (en état de mort cérébrale) histocompatible apparenté (parent, enfant, frère ou sœur, conjoint ou concubin depuis au moins 2 ans, grand-parent, cousin germain). Ex. : greffes rénales, cardiaques, de cornée, de poumons, de foie, cœur-poumons, pancréas, partie de visage… – ***chez un donneur vivant.*** Ex. : greffe de moelle osseuse, de rein, de lobe de foie ou de poumon	– Risque de rejet du greffon (traitement médical à vie) – ***Manque de greffons*** d'où des décès et des attentes parfois très longues Les causes : une demande croissante, moins d'accidents de la route, un faible recours aux donneurs vivants (5 % des greffes rénales), ***l'opposition de 30,6 % des familles**** à un prélèvement sur un proche (accompagnement insuffisant lors du décès, méconnaissance de la position du défunt, crainte que la vie soit abrégée, que le corps soit mutilé ou qu'un prélèvement non autorisé soit effectué) et peu de prélèvements sur des donneurs âgés (23 %)
Autogreffes (plus rares)	Transplantation d'un greffon prélevé ***chez le sujet lui-même***. Ex. : greffe de moelle osseuse, de peau, d'une main, de doigts…	Utilisations limitées
À l'étude – Xénogreffes	Transplantation chez l'homme d'un tissu ou d'un organe prélevé ***chez un animal*** (babouins, porc…)	Rejet rapide du greffon (on pense surmonter cet obstacle par l'utilisation d'animaux transgéniques) et risque de transmission d'un virus ou d'un prion
– Banques de cellules ou d'organes (thérapie cellulaire)	Elles pourraient être obtenues à partir de cellules souches embryonnaires, adultes ou prélevées dans le sang du cordon ombilical (voir page 47)	

Les lois de bioéthique de 1994 et 2004

– ***Gratuité et anonymat des dons.*** Le receveur ne peut connaître l'identité du donneur ni le donneur l'identité du receveur.

– ***Sécurité sanitaire*** contrôlée par l'Afssps : le greffon fait l'objet d'un dépistage systématique des maladies transmissibles (sida*, hépatite*) et certains dons à risque sont refusés.

– ***Conditions de prélèvement*** *post-mortem* : constat de la mort du donneur par des médecins neutres, recueil de la volonté du ***défunt***, absence de rémunération particulière, restauration complète du corps.
– ***Conditions de prélèvement sur une personne vivante*** : le donneur doit faire partie de la famille ou du « cadre familial élargi », les dons par un mineur sont interdits (sauf don de moelle osseuse), le donneur doit être informé des risques qu'il encourt et consentir au don par écrit devant un TGI.
– ***L'Agence de biomédecine***, sous l'autorité de l'État, est chargée depuis 2005 de promouvoir les dons, répartir les greffons en fonction d'une liste d'attente nationale et évaluer l'activité de greffe.

VOIR ÉGALEMENT
| Bioéthique, déontologie médicale, organisme génétiquement modifié.

Grossesse

État de la femme entre la fécondation et l'accouchement.

La surveillance médicale de la grossesse

Dans le cadre de la PMI*, afin de prévenir le handicap* et la prématurité*, la future mère bénéficie au cours de sa grossesse de ***7 examens prénatals gratuits***. Le premier doit avoir lieu avant la fin du 3e mois de grossesse, les six autres à raison d'un par mois.
Cette surveillance doit se faire dans une ***maternité adaptée au type de grossesse :*** de type 1 en l'absence de risques particuliers, de type 2 ou de type 3 pour les grossesses à risque (voir page 198).

La surveillance clinique

De la mère	Du fœtus
– Affirmation du diagnostic de grossesse – Recherche d'antécédents afin de dépister un risque particulier et de mettre en place des moyens de prévention et de surveillance adaptés – Surveillance de la tension artérielle, du poids, de l'état du col utérin – Recherche de symptômes anormaux (douleurs, hémorragies, vomissements, contractions utérines) – Conseils hygiéno-diététiques à la future mère : prise de médicaments, surmenage à éviter…	– Mesure de la hauteur utérine permettant de suivre la croissance du fœtus, et de dépister une anomalie de volume du liquide amniotique – Auscultation des bruits du cœur (vitalité du fœtus) – Appréciation de la présentation du fœtus en fin de grossesse

La surveillance biologique

– ***Au cours du 1er trimestre***, certains examens biologiques sont obligatoires :
- groupage sanguin et Rhésus, recherche des agglutinines irrégulières en cas de Rhésus négatif de la femme ;
- sérologies de la toxoplasmose, de la rubéole, de la syphilis ;
- recherche d'une glycosurie et d'une albuminurie.

Un dépistage du sida* et de l'hépatite* C pourra être ***conseillé***.

– La recherche d'une glycosurie, d'une protéinurie et d'une anémie (NFS) sera systématique ***lors de tous les examens*** prénatals, alors que la sérologie de la toxoplasmose ne sera répétée qu'en cas d'absence d'immunité, et la recherche d'agglutinines irrégulières qu'en cas de Rhésus négatif.

– Au cours du 6e mois, le dépistage de l'hépatite* B est obligatoire.

La surveillance échographique

L'échographie pelvienne permet, sans aucun risque pour l'enfant (utilisation d'ultrasons), d'avoir des renseignements sur le nombre des ***embryons***, la vitalité et la morphologie de l'embryon, le risque de ***trisomie 21*** (ou mongolisme), et de prévoir éventuellement un accouchement par césarienne.

En cas de déroulement normal de la grossesse, on ne prescrit que 3 échographies : à la 13e semaine, 20e semaine et 32e semaine d'aménorrhée, plus en cas d'anomalie.

Le diagnostic prénatal (DPN)

Il permet de détecter si l'enfant à naître présente une maladie héréditaire* grave (ex. myopathie), une anomalie chromosomique (ex. : trisomie 21) ou une grave malformation (ex. : anomalie de fermeture du tube neural).

Il ne peut être réalisé que chez une femme ***présentant un risque particulier*** (âge avancé, antécédent personnel ou familial, signes d'appel échographiques, diagnostic du sexe pour une maladie liée au sexe), et après information du couple sur les risques de ce dépistage (fausse couche) et les conséquences de sa positivité (IMG envisagée).

Il consiste essentiellement en 2 types d'examen :

– le dosage des marqueurs sériques maternels de la trisomie 21 réalisé entre la 15ᵉ et la 18ᵉ semaine de grossesse ;

– la réalisation ***d'une amniocentèse*** (prélèvement de liquide amniotique) permettant ***l'étude du caryotype*** (formule chromosomique) du fœtus.

La protection de la femme enceinte

– Elle est assurée, dans le cadre de la protection sociale*, par l'Assurance maternité*, l'Assurance maladie* (grossesse pathologique, infertilité), et le versement de la PAJE destinée à permettre l'accueil du bébé (voir page 245).

– Le Code du travail interdit le refus d'embauche et le licenciement pour cause de grossesse.

– L'Ase* accueille dans des centres maternels les femmes enceintes en détresse.

– L'information tente de sensibiliser les couples aux risques des grossesses tardives :
- pour la mère : infertilité, grossesse et accouchement plus difficiles, risque de grossesse multiple en cas d'AMP* ;
- pour l'enfant : prématurité*, plus grande fréquence de la trisomie 21.

Statistiques (2006)

– ***Des naissances plus nombreuses*** (800 000 en 2006), alors que le nombre des femmes en âge de procréer diminue.

– ***Un taux de fécondité qui progresse*** (proche de 2), plaçant la France en tête des pays européens avec l'Irlande.

– ***Des maternités de plus en plus tardives*** (contraception* permettant de programmer l'enfant, allongement de la scolarité féminine, investissement professionnel des femmes, recompositions familiales) :
- âge moyen de la première maternité : 29,6 ans (26,8 en 1980) ;
- 17,4 % des enfants naissent d'une mère âgée de 35 ans ou plus (8 % en 1980).

VOIR ÉGALEMENT

Aide sociale à l'enfance, assurance maladie, assurance maternité, handicap, maladie héréditaire, mortalité infantile, prématurité, protection maternelle et infantile.

H

Handicap

Toute limitation d'activité ou restriction de participation à la vie en société subie dans son environnement par une personne en raison d'une altération substantielle, durable ou définitive, d'une ou plusieurs fonctions physiques, sensorielles, mentales, cognitives ou psychiques, d'un polyhandicap ou d'un trouble de santé* invalidant (loi du 11 février 2005).

Caractéristiques

Le handicap s'évalue à travers ses différentes composantes

– ***La déficience*** qui correspond à l'atteinte plus ou moins importante d'une ou de plusieurs fonctions de l'organisme.
– ***L'incapacité*** ou inaptitude à faire une activité : parler, marcher, lever un bras.
– ***Le désavantage*** c'est-à-dire le retentissement culturel, économique et social de la déficience ou de l'incapacité, qui interdit l'accomplissement d'un rôle normal, compte tenu de l'âge, du sexe et de facteurs socioculturels.

La situation de handicap

On préfère aujourd'hui parler de personne en situation de handicap plutôt que de personne handicapée. Dans cette nouvelle optique, c'est surtout à la société d'adapter l'environnement matériel et social au handicapé plutôt qu'à la personne handicapée de se « réadapter ».

Classification

On distingue :
– les handicaps physiques : moteurs, sensoriels, liés à la maladie* ou à l'âge ;
– les handicaps mentaux : maladies mentales*, arriérations ;
– les multihandicaps avec cumul de plusieurs handicaps.

Statistiques

En France, 3,5 millions de personnes souffrent d'un handicap et le nombre des handicaps lourds augmente avec le vieillissement de la population et l'augmentation de l'espérance de vie des handicapés et des malades du sida*.

Causes

Causes des handicaps

Handicaps congénitaux (acquis à la naissance)	
– Maladie héréditaire*	– Anomalie chromosomique (trisomie 21) – Maladie génétique (myopathie)
– Problème lors de la grossesse*	– ***Prématurité****– Malformation(s) due(s) à la prise d'un médicament tératogène en début de grossesse, secondaire à la survenue d'une maladie (toxoplasmose, rubéole) ou à la prise d'un toxique (alcool, drogue) – Maladie infectieuse* transmise à l'enfant par sa mère (sida*, listériose, hépatite* B...)
– Problème à l'accouchement	– Souffrance cérébrale par anoxie néonatale (manque d'oxygénation)
Handicaps acquis	– Accident de la circulation*, de la vie courante*, du travail*– Maladie invalidante : mentale* (souvent d'origine socio-économique), cardio-vasculaire* (infarctus, accident vasculaire cérébral), infectieuse* (encéphalite), neurologique (sclérose en plaques) ou rhumatismale (polyarthrite)...

Conséquences

Le handicapé a encore trop souvent une image négative

Il est perçu comme ***une personne différente des autres***, dépourvue de quelque chose d'essentiel (intelligence, usage de ses jambes...), avec laquelle il est difficile de communiquer, qui sera assistée toute sa vie, voire inutile.

Pour toutes ces raisons, les valides ont encore parfois des ***comportements de fuite*** ou d'évitement par peur de celui qui est différent, de ce qui pourrait arriver, ou crainte de mal faire (que dire, que faire, comment communiquer ?).
Certains font preuve de pitié, d'autres d'une sollicitude excessive, en devançant par exemple une demande d'aide.
Il existe encore ***des réactions d'intolérance*** voire, plus rarement, de rejet ou de ***curiosité malsaine***.

Les difficultés d'intégration

Notre société, si elle donne ***plus de chances d'insertion*** aux handicapés grâce à l'évolution des mentalités, aux lois et aux apports de la technologie (prothèses, fauteuils électriques, télétravail par informatique, procédé Antiope), crée de ***nouveaux handicaps***, en particulier en ce qui concerne l'emploi : esthétiques (photo), psychologiques (tests), intellectuels (diplômes), voire graphologiques.
Le handicap reste ainsi ***une cause majeure d'exclusion****(scolarisation, emploi, insertion dans la cité).

La prévention du handicap

– ***La prévention des handicaps congénitaux*** repose sur :
- le dispositif de la protection maternelle et infantile* ;
- la prévention de l'anoxie lors de l'accouchement (emploi systématique du monitorage, intervention d'un obstétricien et d'un pédiatre et recours à une césarienne en cas d'accouchement difficile) ;
- les mesures mises en place en 1998 pour améliorer la sécurité à la naissance (voir page 198).

– ***La prévention du handicap acquis*** se fait grâce à l'éducation pour la santé*, aux vaccins, aux examens de la médecine préventive (PMI*, promotion de la santé en faveur des élèves*, médecin du travail*) et à la législation.

VOIR ÉGALEMENT

Emploi des handicapés, hébergement de l'adulte handicapé, politique de la vieillesse, politique du handicap, scolarisation des enfants handicapés.

Hébergement de l'adulte handicapé

Structures et aides financières permettant le respect du droit de tout adulte handicapé au maintien à domicile ou à l'hébergement en structure spécialisée.

Le maintien à domicile

Les handicapés doivent pouvoir, s'ils le désirent et si leur handicap le permet, vivre chez eux.

– ***Des services d'auxiliaires de vie sociale***, créés et gérés par un CCAS ou une mutuelle, permettent à une famille ayant un enfant handicapé ou à un adulte handicapé de recevoir l'aide d'une personne qualifiée dans ses activités quotidiennes (voir page 253).

– ***L'accueil familial***, peu développé, peut se faire dans une famille d'accueil agréée par le conseil général, le handicapé étant exonéré des cotisations patronales en tant qu'employeur, avec possibilité de prise en charge des frais d'hébergement par l'aide sociale*.

L'hébergement en institutions spécialisées

Il est destiné aux adultes n'ayant pas une autonomie suffisante pour vivre en milieu ordinaire. Les frais d'hébergement peuvent être pris en charge par l'Aide sociale*.

Etablissements pour personnes handicapées

Maisons d'accueil spécialisée (Mas)	Adultes lourdement handicapés ne pouvant pas effectuer les actes de la vie quotidienne et nécessitant une surveillance médicale et des soins constants Forfait journalier pris en charge par l'Assurance maladie*
Foyers d'accueil médicalisés	Personnes handicapées inaptes à toute activité professionnelle et ayant besoin de l'assistance d'une tierce personne pour la plupart des actes essentiels, d'une surveillance médicale et de soins constants
Foyers d'hébergement	Hébergement de nuit de handicapés exerçant une activité professionnelle en milieu protégé
Foyers de vie (ou occupationnels)	Handicapés ne pouvant pas ou plus travailler mais ayant une certaine autonomie

Les aides financières

– ***L'Aide sociale**** peut contribuer au financement des frais d'hébergement.
– ***La prestation de compensation à domicile*** peut financer les aides nécessaires au maintien à domicile (voir page 240).

VOIR ÉGALEMENT

Aide sociale, emploi des handicapés, établissements sociaux et médico-sociaux, handicap, politique du handicap, professions sociales.

Hépatite virale

Affection inflammatoire du foie due à un virus infectant les cellules hépatiques.

Classification

Les différents types d'hépatites virales

Types	Fréquence	Transmission	Prévention
Hépatite A	10 000 à 30 000 cas/an Maladie parfois responsable de petites épidémies en France (crèches, écoles, casernes) et très répandue dans de nombreux pays en développement	Ingestion d'aliments ou d'eau contaminée par les selles d'un malade	• **Hygiène** des mains, des eaux et des aliments • Vaccination des personnels à risque (crèches, restauration collective, militaires) et des voyageurs
Hépatite B	500 nouveaux cas/an 300 000 porteurs chroniques 1 000 à 1 500 décès/an	• **Rapports sexuels non protégés** • Voie sanguine : **toxicomanie IV** ou nasale, acte médical invasif avant 1997, hémodialyse, piqûre lors d'un soin à un malade, tatouage, *piercing* • Voie fœto-maternelle	• **Vaccination** • Préservatif • Traitement de substitution pour les toxicomanes • Dépistage des personnes à risque, lors des dons de sang et obligatoire au 6e mois de grossesse*

Les différents types d'hépatites virales

Types	Fréquence	Transmission	Prévention
Hépatite C	4 000 à 5 000 nouveaux cas/an 500 000 à 600 000 porteurs chroniques 3 000 à 3 500 décès/an	• **Voie sanguine : toxicomanie IV** ou nasale, transfusion avant 1992, acte médical invasif avant 1997, tatoüage, *piercing* • Voie fœto-maternelle • Voie sexuelle rarement	• Traitement de substitution pour les toxicomanes • **Dépistage des personnes à risque** et lors des dons de sang
Hépatite D	**Rare**, elle touche les personnes déjà infectées par le VHB	Identique à l'hépatite B	Vaccination contre l'hépatite B
Hépatite E	Ne s'observe que dans certains pays en développement	Identique à l'hépatite A	Hygiène

Caractéristiques

L'infection aiguë se manifeste parfois par ***une fatigue intense***, avec fièvre, perte de l'appétit et apparition d'un ictère, mais ***dans la majeure partie des cas elle passe totalement inaperçue.***

Si l'hépatite virale A guérit toujours sans laisser de séquelles, 10 % des hépatites B et 70 % des hépatites C ***passent à la chronicité,*** avec le risque d'évoluer vers ***une cirrhose ou un cancer*** * ***du foie.***

De plus, l'infection par le virus du sida* aggrave le pronostic des hépatites virales B et C, or 7 % des porteurs du VIH sont infectés par le virus de l'hépatite B et 24 % par le virus de l'hépatite C.

Dispositif de lutte

Outre les moyens de prévention* cités dans le tableau ci-dessus, la lutte contre cette maladie repose avant tout sur la sensibilisation de la population et des médecins à l'intérêt de la ***vaccination contre l'hépatite B*** et du ***dépistage du VHB et du VHC*** chez les personnes à risque, de façon à les faire profiter d'un traitement antiviral précoce qui stabilisera la maladie dans la moitié des cas s'il s'agit d'une hépatite B, et la guérira dans la même proportion s'il s'agit d'une hépatite C.

VOIR ÉGALEMENT

| Don du sang, toxicomanie (dispositif de lutte), sida.

Hôpital

Établissement public de santé, à but non lucratif, accueillant les malades, les blessés et les femmes enceintes ne pouvant être soignés en ambulatoire.

Classification

Les différents hôpitaux

Les hôpitaux locaux	Peu nombreux, ils n'assurent que des soins de 1er niveau (médecine de courte durée, soins de moyen et long séjour) et recourent aux services des médecins de ville
Les centres hospitaliers (CH)	Les plus nombreux, ils sont situés dans des villes de moyenne importance et assurent les soins les plus courants
Les centres hospitaliers régionaux (CHR)	À vocation régionale, ils proposent la plupart des spécialités médicales et chirurgicales (obstétrique, néonatalogie, réanimation néonatale obligatoirement)
Les centres hospitalo-universitaires (CHU)	CHR ayant passé une convention avec une faculté de médecine et de pharmacie, et assurant soins de haute technicité, enseignement et recherche

Missions

L'hôpital est investi d'une ***mission de service public hospitalier (SPH)*** :
– c'est avant tout ***une structure de soins*** : il doit accueillir de jour comme de nuit et sans discrimination* tous les malades, blessés et femmes enceintes, leur assurant ***diagnostic*** et ***soins*** adaptés (de courte durée, de suite et de réadaptation, de longue durée, aide médicale urgente) ;
– il a également une mission d'***enseignement*** (en particulier les CHU), de ***recherche*** (équipes hospitalo-universitaires, laboratoires), de ***prévention* et d'éducation pour la santé**** (y siègent l'INPES, un centre d'IVG, un CDAG), et de ***lutte contre l'exclusion****.

Fonctionnement

Statut et gestion

– C'est un ***établissement public***, à caractère administratif, doté de l'autonomie administrative et financière. N'ayant ***pas un but commercial***, il se spécialise de plus en plus dans les activités peu lucratives : médecine, cancérologie, psychiatrie. Le plus souvent ***communal***, il est placé sous la tutelle de l'État par l'intermédiaire de la Ddass et de l'Agence régionale de l'hospitalisation (ARH).

– Il est géré par ***un directeur*** (propose le budget, ordonne les dépenses) et un ***conseil d'administration*** (vote le budget, le projet d'établissement et les programmes d'investissement), assistés d'***organes consultatifs*** : commission médicale d'établissement (CME), commission des soins infirmiers, des services médicotechniques et de rééducation (CSIMTR) et comité technique d'établissement (CTE), principalement.

– ***Une réforme de la gouvernance*** des hôpitaux vise à rendre leur organisation plus efficiente :

- mise en place d'un conseil exécutif associant à parité des administratifs et des médecins ;
- réduction du nombre des instances ;
- découpage en pôles d'activités.

Planification sanitaire*

– La création et l'extension des hôpitaux se font après accord de l'ARH dans le cadre de la planification sanitaire* en fonction :

- ***du projet d'établissement*** qui fixe pour 5 ans les objectifs généraux de l'hôpital (domaine médical, soins infirmiers, plans de formation...) et les moyens nécessaires ;
- ***du projet médical*** qui définit pour la même durée les objectifs médicaux compatibles avec ceux du Sros ;
- ***du contrat pluriannuel d'objectifs et de moyens (CPOM),*** signé avec l'ARH.

– L'hôpital est soumis à une ***obligation régulière d'évaluation*** de la qualité de l'accueil et du séjour des patients, et de la qualité et la sécurité des soins (voir page 109).

Personnel hospitalier

Il relève du statut de la fonction publique hospitalière.

Le personnel hospitalier

Le personnel médical	Médecins* hospitaliers, pharmaciens, sages-femmes
Le personnel soignant et secondaire des services de soins	Surveillants chefs, surveillants, infirmiers, aides-soignants et agents des services hospitaliers
Le personnel de rééducation	Masseurs-kinésithérapeutes, ergothérapeutes, orthophonistes, psychomotriciens, pédicures, diététiciens
Le personnel médico-technique	Techniciens de laboratoire, préparateurs en pharmacie, manipulateurs en radiologie
Le personnel technique	Ingénieurs, ouvriers, ambulanciers…

Structure interne

– ***L'hôpital est organisé en services,*** dirigés par des médecins chefs de service responsables de la prise en charge médicale des malades, regroupés, depuis 2007, en ***pôles d'activité.*** Chaque pôle est dirigé par un médecin chef de pôle, assisté d'un cadre paramédical et d'un administratif, qui signe un contrat d'objectifs et de moyens avec la direction et la CME définissant notamment la part des éventuels excédents de recettes qui restera au pôle et celle qui sera affectée aux pôles déficitaires. Un conseil de pôle permet aux élus des personnels de s'exprimer sur le projet et le fonctionnement du pôle.
– ***Des consultations externes*** sont ouvertes aux patients non hospitalisés (ouverture de l'hôpital sur l'extérieur et hospitalisations évitées ou raccourcies).

Prise en charge des frais d'hospitalisation

(Voir page 109.)

Financement

(Voir page 108 et entrée « Tarification à l'activité ».)

VOIR ÉGALEMENT

Alternatives à l'hospitalisation complète, dépenses de santé, dossier médical, établissements de santé, dépenses de santé (maîtrise médicalisée des), maladie iatrogène, planification sanitaire, professions médicales, professions paramédicales.

Hospitalisation sous contrainte

Procédure permettant d'hospitaliser une personne atteinte de troubles mentaux, sans son consentement.

Historique

L'internement des malades mentaux a été instauré par la loi du 30 juin 1838 sur les aliénés mentaux, aménagée depuis par les lois de 1990 et 2002 sur les droits des malades.

Les patients concernés, excepté le droit de quitter l'établissement à tout moment, disposent des mêmes droits que tout malade hospitalisé (voir page 109).

Classification

L'hospitalisation sur demande d'un tiers (HDT)

La plus fréquente (87 % des hospitalisations sous contrainte), elle peut être demandée par un tiers (famille, ami, voisin) pour une personne nécessitant ***des soins immédiats et une surveillance médicale constante*** et incapable d'y consentir du fait de son état mental (ex. personne suicidaire).

Elle nécessite une lettre manuscrite du demandeur et deux certificats médicaux, un seul émanant d'un médecin de l'établissement dans lequel la personne sera internée. Le malade quittera l'hôpital uniquement sur avis médical.

L'hospitalisation d'office (HO)

Beaucoup plus rare, elle concerne les personnes nécessitant des soins constants en raison de leurs troubles mentaux et compromettant ***de manière grave*** l'ordre public ou portant atteinte à la sûreté des personnes.

Elle doit être décidée par ***le préfet*** ou le maire en cas de péril imminent et nécessite un certificat médical. Elle ne pourra être levée que par un arrêté préfectoral.

Fonctionnement

Afin d'éviter tout internement abusif :
– la nécessité du maintien d'un internement doit être régulièrement attestée par un certificat médical mensuel signé par un médecin hospitalier et envoyé au préfet et à la commission départementale des internements psychiatriques ;
– le procureur de la République et le Préfet doivent visiter régulièrement les établissements accueillant des malades mentaux internés, afin de procéder à toute vérification utile ;
– HDT et HO peuvent être levées par un TGI après requête de la personne placée.

Statistiques

Les hospitalisations sous contrainte sont rares puisqu'elles ne concernent que 13 % des malades mentaux hospitalisés, les autres étant entrés à l'hôpital* de leur propre chef, sur les conseils de leur médecin et libres d'en sortir quand ils le désirent.
Elles sont toutefois de plus en plus fréquentes (72 000/an) pour plusieurs raisons : recours plus courant aux procédures d'urgence les facilitant, société plus difficile à vivre et moins tolérante, davantage de jeunes consommateurs de cannabis ou d'alcool présentant des troubles schizophréniques, manque de prévention* et de repérage des troubles mentaux.

VOIR ÉGALEMENT
| Hôpital, majeur protégé, maladie mentale, sectorisation psychiatrique.

I

Immigration

Elle correspond à l'arrivée en France d'immigrés, c'est-à-dire de personnes nées étrangères à l'étranger.

Classifications

Différents types d'immigration

– ***L'immigration à caractère permanent*** correspond aux personnes ayant reçu un premier titre de séjour d'une durée de plus de 1 an (qu'elles soient arrivées de l'extérieur ou aient été régularisées).
– ***L'immigration temporaire*** comptabilise les personnes ayant reçu un premier titre de séjour d'une durée comprise entre 3 mois et 1 an (étudiants, demandeurs d'asile, détenteurs d'une autorisation provisoire de travail).
– ***L'immigration saisonnière*** correspond aux personnes titulaires d'un contrat de travail de moins de 6 mois.

Différents types d'immigrés

Il convient de distinguer :
– ***les étrangers***, personnes installées en France mais n'ayant pas la nationalité française*, et ***les immigrés ayant obtenu la nationalité française**** par acquisition ou naturalisation ;
– ***les immigrés en situation régulière*** ayant un titre de séjour (carte de séjour temporaire ou carte de résident) et les ***immigrés en situation irrégulière***, désignés aussi sous les termes de « clandestins » ou « sans-papiers ». Ces derniers ont pu rentrer légalement en France, comme demandeurs d'asile ou avec un visa de tourisme ou encore à l'occasion d'une procédure de regroupement familial ;
– ***les demandeurs d'asile***, étrangers arrivés régulièrement ou non en France par crainte de persécutions de la part des autorités de leur pays ou d'un tiers (du fait de leur race, leur religion, leur appartenance à un groupe social ou leurs opinions politiques), et demandant la protection de l'État (statut de réfugié).

Statistiques (2005)

– 4 millions d'immigrés (50,3 % de femmes) résident en France, dont 1,8 million originaires de l'Afrique, 1,5 de l'UE et 800 000 d'Asie ; 41 % d'entre eux sont devenus français.

– 155 000 immigrés ont obtenu la nationalité française*.

– 26 300 demandes d'asile ont été déposées, et 13 700 demandeurs d'asile ont obtenu le statut de réfugié.

– 135 000 étrangers ont été admis au séjour, soit un solde migratoire faible de 1,7 ‰, un des plus faibles des pays industrialisés.

Caractéristiques

L'immigration légale

Même si elle est bien moins forte que dans les années 1950-1974 et moins importante que dans d'autres pays européens (Allemagne, Italie, Espagne), elle se poursuit mais à un rythme plus lent depuis 2003. Les immigrés viennent majoritairement du Maghreb (Algérie, Maroc) mais aussi de plus en plus d'Asie et d'Afrique noire.

– ***L'immigration pour motif familial*** est la plus fréquente (73 % des entrées).

– ***L'immigration accordée au titre du droit d'asile*** ne représente que 10 % des primo-arrivants et de nombreux demandeurs d'asile sont bloqués en ***zone d'attente*** ou, ne touchant que l'ATA, grossissent le nombre des sans-abri.

– ***L'immigration de travail*** ne constitue que 6 % des entrées.

L'immigration clandestine

– On estime entre 200 000 et 400 000 le nombre de sans-papiers, travaillant dans la clandestinité (confection, restauration…), souvent non déclarés et sous-payés. Certains sont en France depuis de nombreuses années, ont des enfants nés en France et/ou scolarisés et vivent dans la peur d'être placés en ***centre de rétention*** puis expulsés.

– 22 000 d'entre eux ont été régularisés en 2006 pour « liens personnels et familiaux » avec la France, dans un souci du respect du droit à la vie familiale et sous l'influence de l'opinion publique.

– 15 000 on fait l'objet d'une reconduite à la frontière.

La population immigrée

Constituée aujourd'hui d'autant de femmes que d'hommes, elle représente une part croissante de la population (8 % contre 5,6 % en 2000), et sa concentration dans les grandes villes des régions Île-de-France, Rhône-Alpes et Provence-Alpes-Côte-

d'Azur y provoque parfois des réactions de ***xénophobie*** (peur de l'étranger) et de ***racisme*** (idéologie prônant l'existence d'une hiérarchie des races).
Même si l'assimilation des immigrés semble en bonne voie (mariages mixtes, faible pratique religieuse, participation au vote des jeunes Français d'origine étrangère, demandes croissantes de naturalisation), on déplore des discriminations* à leur encontre et des ***difficultés d'intégration*** dans de nombreux domaines :
– scolarisation (échec scolaire* plus fréquent) ;
– emploi : chômage* 2 fois plus élevé, sur-représentation parmi les ouvriers et dans certains secteurs (automobile, bâtiment, emplois aux particuliers) ;
– logement (cités HLM, logements insalubres où les enfants sont exposés au saturnisme*, foyers) ;
– santé* (moins bon accès à la prévention* et aux soins, fréquence 2 fois plus élevée du sida* et de la tuberculose*).
Les immigrés sont nombreux dans la population délinquante et carcérale. Leur niveau de vie est inférieur de 20 % à celui des Français d'origine.

Conséquences

Les apports de l'immigration

– Les migrants assurent des services que rechignent à assumer les habitants (ramasser les ordures, nettoyer les villes, construire les routes…).
– Une immigration « choisie » peut être une réponse à la pénurie de main-d'œuvre dans certains secteurs (technologie de l'information et de la communication, BTP, hôtellerie-restauration…).
– Les immigrés consomment, renforcent la production nationale et rapportent plus en impôts qu'ils ne coûtent en aides et prestations sociales.
– Ils ralentissent le vieillissement de la population et participent à la croissance démographique.
– Ils nous enrichissent de leurs cultures, leurs coutumes, leurs connaissances et leur présence incite à la tolérance et à la solidarité.

Les risques de l'immigration

On accuse de plus en plus souvent les immigrés du chômage*, de la délinquance*, de ne pas vouloir s'intégrer, et l'intolérance à l'Islam progresse en raison du contexte international.
Aussi tout le monde s'accorde pour dire que l'immigration ne doit pas dépasser les capacités d'accueil et d'intégration de la France, ni ses besoins économiques, sinon elle risque de menacer la cohésion sociale et de faire progresser la xénophobie.

VOIR ÉGALEMENT
Discrimination, nationalité française, politique de l'immigration, saturnisme.

Indemnisation du chômage

Dispositif mis en place pour assurer une garantie de revenu aux travailleurs ayant perdu leur emploi.

Caractéristiques

L'indemnisation du chômage relève de 2 régimes mis en œuvre par des organismes administrés paritairement par les représentants des organisations syndicales des salariés et des employeurs :
– ***l'Unedic*** (Union nationale interprofessionnelle pour l'emploi dans l'industrie et le commerce), qui gère l'ensemble et fixe le taux des cotisations ;
– ***les Assedic*** (associations pour l'emploi dans l'industrie et le commerce), qui collectent les cotisations, instruisent les dossiers, versent les prestations et assurent la liaison avec les structures chargées de la formation et de l'emploi.

Le régime de l'assurance chômage

Financement

Il est assuré par les seules entreprises par l'intermédiaire de cotisations sur les salaires versés par les salariés et les employeurs.

Bénéficiaires

Le travailleur privé d'emploi doit :
– ***avoir perdu involontairement son emploi*** du fait d'un licenciement, de l'arrivée à terme d'un CDD ou d'une démission pour motif légitime ;
– justifier d'une durée minimale d'affiliation de 6 mois ;
– être apte à l'emploi, inscrit à l'ANPE, et à la recherche effective et permanente d'un emploi ;
– être âgé de moins de 60 ans (65 ans en cas de durée insuffisante de cotisation à l'assurance vieillesse*).

Prestations

– ***L'allocation d'aide au retour à l'emploi (ARE)*** est perçue par les chômeurs inscrits à compter du 1er juillet 2001 et ayant signé un ***plan d'aide au retour à***

l'emploi (PARE), leur rappelant leurs obligations (chercher un emploi, se présenter aux convocations…) et l'engagement de l'Assedic à les aider à retrouver un emploi grâce à un ***projet personnalisé d'accès à l'emploi.***

Elle est versée pendant une durée variable en fonction de la durée d'affiliation et de l'âge du demandeur, à ***un taux fixe*** qui dépend du salaire journalier de référence (SJR) du bénéficiaire. Son montant ne peut être inférieur à 25,51 euros/jour (18,28 euros si le bénéficiaire suit une formation), ni supérieur à 75 % du SJR. Le chômeur peut être exclu du bénéfice de cette allocation, ou celle-ci suspendue, s'il ne remplit pas les engagements du PARE.

Des aides au reclassement peuvent être attribuées en plus : aide à la mobilité géographique, aide à la formation, aide à l'employeur qui embauche un chômeur rencontrant des difficultés particulières d'insertion.

– ***L'allocation unique dégressive (AUD)*** est versée, pendant la même durée que l'ARE, aux chômeurs inscrits avant juillet 2001 et n'ayant pas opté pour le PARE, d'abord à taux plein puis ***à un taux dégressif*** tous les 6 mois (au minimum 18,28 euros/jour, 26,01 euros pour les plus de 52 ans). Peut s'y rajouter une indemnité de transport ou d'hébergement.

Régime de solidarité

Financement

Par l'impôt et une contribution de 1 % sur les traitements des fonctionnaires.

Bénéficiaires

Les chômeurs ne pouvant pas ou plus bénéficier de l'assurance chômage.

Prestations

– ***L'allocation de solidarité spécifique (ASS)*** est versée, pendant 2 ans au plus, aux chômeurs ayant épuisé leurs droits à l'assurance chômage, sous conditions d'âge, d'aptitude physique, de recherche d'emploi et de ressources. C'est une allocation différentielle d'un montant de 14,51 euros/jour, taux majoré pour certains chômeurs âgés : 20,83 euros/jour.

– ***L'allocation temporaire d'attente (ATA),*** allocation différentielle de 10,22 euros/jour (taux plein), bénéficie, sous conditions de ressources, aux détenus libérés, demandeurs d'asile en attente de reconnaissance de leur statut, bénéficiaires de la protection temporaire ou subsidiaire.

– ***L'allocation équivalent retraite (AER)*** se substitue au RMI* ou à l'ASS majorée, quand leur titulaire est âgé de moins de 60 ans et a cotisé au moins 40 ans à l'assurance vieillesse*.

C'est une allocation différentielle, dont le montant à taux plein s'élève à 31,32 euros/jour (minimum garanti : 953 euros/mois).

Statistiques

Fin mai 2007, 1 706 100 chômeurs étaient indemnisés par l'assurance chômage et 440 500 au titre de la solidarité.

VOIR ÉGALEMENT

| Chômage, médiation, politique de l'emploi.

Indicateurs démographiques

Instruments de mesure et d'observation permettant d'avoir une image réelle et objective de la population et de son dynamisme démographique.

Le taux de natalité

C'est le nombre annuel de naissances vivantes pour 1 000 habitants.

Le taux de fécondité générale

Il correspond au nombre moyen d'enfants par femme, c'est-à-dire au rapport du nombre de naissances annuelles à la population moyenne des femmes fécondes (15 à 49 ans) dans la même période.

Le taux de mortalité

C'est le nombre de décès annuels pour 1 000 habitants.

L'accroissement naturel

C'est la différence entre le nombre des naissances et le nombre des décès enregistrés sur une même période (1 an).
Il peut être exprimé pour 1 000 habitants (taux d'accroissement naturel).

Le solde migratoire

Il mesure la différence, au cours d'une période, entre le nombre de personnes venues résider dans un pays (immigration) et le nombre de celles allant résider à l'étranger (émigration).

VOIR ÉGALEMENT

| Démographie française, démographie mondiale, immigration.

Indicateurs de santé

Instruments statistiques permettant de mesurer objectivement l'état de santé* d'une population sur le plan quantitatif et éventuellement qualitatif.

L'espérance de vie (ou longévité)

Elle correspond à la durée moyenne de vie (en années) à un âge déterminé (ex. espérance de vie à la naissance, espérance de vie à 35 ans…).
On peut également mesurer l'espérance de vie sans incapacité.

Les indicateurs de mortalité

– ***Mortalité générale :*** nombre de décès annuels.
– ***Taux brut de mortalité :*** nombre de décès annuels/1 000 habitants.
– ***Taux spécifique de mortalité :*** nombre de décès annuels d'un groupe spécifique/1 000 habitants. Ex. : taux spécifique de mortalité par âge (décès des personnes d'une tranche d'âge donnée), par sexe, par CSP, par maladie (pour 100 000 habitants).
– ***Mortalité proportionnelle :*** part de la mortalité imputable à un type de maladie (ex. les cancers sont responsables de 28 % des décès).
– ***Mortalité infantile :*** nombre d'enfants morts avant l'âge d'1 an/1 000 naissances vivantes.
– ***Mortalité néonatale :*** nombre d'enfants morts avant d'avoir atteint leur 28e jour de vie (taux rapporté à 1 000 naissances vivantes).

– ***Mortalité périnatale :*** nombre d'enfants décédés entre le 180ᵉ jour de leur conception et le 7ᵉ jour après leur naissance (taux rapporté à 1 000 naissances, vivants et mort-nés).

– ***Mortalité maternelle :*** nombre de femmes décédées durant la grossesse*, ou l'accouchement ou dans les 6 semaines suivant un accouchement ou un avortement spontané ou provoqué.

Les indicateurs de morbidité

La morbidité générale est le nombre de personnes touchées par la maladie pendant une année donnée.

On peut mesurer la morbidité liée à une pathologie par :

– ***l'incidence*** = nombre de nouveaux cas dans l'année ;

– ***la prévalence*** = nombre de personnes atteintes par cette maladie dans une année.

Inégalités entre les hommes et les femmes

Différences existant entre les hommes et les femmes dans de nombreux domaines.

Caractéristiques

Des inégalités sur le plan de la santé*

L'espérance de vie* des femmes est supérieure à celle des hommes (voir page 105), ce qui est un constat positif, mais cette longévité les expose à certains risques : dépendance, pauvreté* (leurs pensions de retraite sont inférieures de 44 % à celles des hommes et elles sont nombreuses à vivre avec l'ASPA – voir page 36), solitude.

Des inégalités professionnelles

– ***Le taux de chômage* des femmes est plus élevé que celui des hommes*** (11,2 % contre 8,8 %), du fait de la mauvaise orientation scolaire des filles, de leur manque encore trop fréquent de diplôme ou de qualification, des freins à l'embauche que représentent les mentalités sexistes et les maternités, et de leur vulnérabilité au licenciement (emploi fréquent en CDD ou temps partiel).

– ***Les professions féminines correspondent souvent à des emplois d'exécution*** (elles représentent 76,6 % des employés et seulement 36 % des cadres et professions intellectuelles supérieures) et plus on monte dans l'échelle sociale, plus les femmes sont rares.
– ***Les femmes continuent de choisir des professions « traditionnellement féminines »*** moins bien payées (professions intermédiaires de la santé et du secteur social, services directs aux particuliers, professeurs des écoles).
– ***L'écart de salaire entre hommes et femmes*** est encore de 25 % pour plusieurs raisons :

• les femmes sont majoritaires dans les emplois peu qualifiés et peu reconnus socialement, ou à temps partiel donc moins bien payés ;
• l'âge joue en leur défaveur (interruption de carrière pour maternité, moindre mobilité et moindre disponibilité pour suivre une formation après le premier enfant) ;
• les femmes sont victimes de discriminations* puisqu'une fois neutralisés les effets d'âge, de formation, de métier et d'évolution de carrière, il reste un écart « résiduel » de rémunération de 6 %, qu'aucune raison objective ne permet d'expliquer.

Des inégalités dans la vie civile

– Beaucoup de femmes ont du mal à concilier vie familiale et vie professionnelle. Ce sont elles qui assument la garde des jeunes enfants et l'essentiel des tâches ménagères et de soins aux enfants et aux parents âgés.
– Elles sont souvent victimes de violences (voir page 185).

Des inégalités dans la vie politique

– En politique, les femmes se présentent encore souvent comme « épouse de » ou « fille de », mettant tous leurs efforts à assurer la réussite de leur époux ou père.
– Elles ne représentent que 16,9 % des sénateurs, 18,5 % des députés et 10,7 % des maires, et une seule femme est président de région.

Dispositif de lutte

Législation

– ***Constitutions*** de 1947 et 1958 ayant posé le principe de l'égalité des hommes et des femmes.
– ***Lois sur l'égalité professionnelle*** : loi de 1972 établissant le principe de l'égalité de rémunération, loi de 1975 sanctionnant les discriminations* fondées sur le sexe ou la situation familiale en matière d'embauche et de licenciement, loi Roudy (1983) introduisant l'obligation pour l'entreprise de produire un rapport annuel sur la situation comparative entre les hommes et les femmes, loi sur l'égalité salariale

hommes-femmes du 23 mars 2006, donnant 5 ans aux entreprises pour supprimer, via la négociation paritaire, les écarts de rémunération entre les sexes.
– ***Loi sur la parité en politique*** du 6 juin 2000 ayant inscrit dans la Constitution le principe de l'égal accès des hommes et des femmes aux mandats électifs et fonctions électives. Dans les élections régies par des scrutins de liste, les listes doivent comporter autant de femmes que d'hommes et les partis politiques sont tenus de contribuer à la mise en œuvre de la parité sous peine de sanctions financières.
– ***Loi sur la sécurité intérieure*** du 18 mars 2003 ayant alourdi les peines encourues par les proxénètes et sanctionnant désormais le racolage actif comme le racolage passif (passible de 2 mois de prison). Les clients de mineures ou de personnes vulnérables (malades, infirmes) risquent jusqu'à 3 ans de prison.
– ***Loi du 5 avril 2006*** renforçant la prévention et la répression des violences conjugales*.

Mesures

– Actions de sensibilisation dans les établissements scolaires pour encourager les filles à faire des études et à choisir des filières porteuses d'emploi, et travail sur l'image de la femme, la dignité des personnes et le respect de l'autre.
– Actions visant à impliquer davantage les hommes dans l'exercice des responsabilités familiales (congé de paternité ou parental d'éducation) et efforts pour développer les modes de garde des jeunes enfants*.
– Lutte contre les violences conjugales*.
– Lutte contre les discriminations* quelle que soit leur origine.

VOIR ÉGALEMENT
| Discrimination, modes de garde des jeunes enfants, violences conjugales.

Infection sexuellement transmissible (IST)

Maladie infectieuse★, et donc contagieuse, transmise lors des rapports sexuels (en dehors du sida★).

Classification

IST d'origine bactérienne

– ***Les chlamydioses***, souvent inapparentes, sont responsables d'inflammation de l'urètre chez l'homme, mais surtout d'inflammations chroniques du col de l'utérus chez la femme, pouvant favoriser la survenue d'un ***cancer★ du col*** et de salpingites ou de grossesses extra-utérines, parfois à l'origine de ***stérilité***.

– ***Les gonococcies*** se traduisent par une vulvovaginite ou un écoulement purulent au niveau de la verge et sont de plus en plus résistantes aux antibiotiques.

– ***La syphilis*** cause des ulcérations génitales, anales ou buccales.

IST d'origine virale

– ***L'hépatite★ B*** guérit le plus souvent mais risque d'évoluer vers la chronicité pouvant être à l'origine d'une cirrhose ou d'un cancer★ du foie.

– ***L'herpès génital***, favorisé par les rapports oro-génitaux, est très contagieux et augmente le risque de contracter le sida★.

– ***Les Papillomavirus*** peuvent provoquer la formation de petites tumeurs au niveau du col de l'uterus, susceptibles de se cancériser en l'absence de traitement.

IST d'origine parasitaire ou mycosique

On peut citer les infections à ***Trichomonas*** (pertes blanches chez la femme, urétrite chez l'homme) ou les ***candidoses*** génitales (vulvo-vaginites).

Statistiques

On note une ***nette recrudescence des IST***, notamment de la syphilis et des gonococcies, depuis 1998 (plus grande liberté sexuelle, non utilisation systématique du préservatif du fait de la banalisation de l'épidémie de sida★, absence d'information) et donc du nombre des cancers★, des stérilités ou des insuffisances hépatiques qui leur sont imputables.

Les personnes à risques sont avant tout les homosexuels, mais aussi les adolescents, les adultes jeunes et les immigrés.

Dispositif de lutte

– ***Il est ancien et inadapté.*** Les dispensaires antivénériens gratuits et anonymes sont rarement utilisés et de moins en moins nombreux, et le dépistage obligatoire ne concerne que certaines IST :

- dépistage de la syphilis lors de l'examen prénuptial, du premier examen prénatal et dans les dons de sang ;
- dépistage de l'hépatite* B dans les dons de sang.

– ***Le programme national 2005-2008 de lutte contre le sida* et les IST*** prévoit de le renforcer :

- spots télévisés destinés aux jeunes, aux homosexuels et aux personnes originaires d'Afrique subsaharienne, mettant l'accent sur les risques de transmission du VHB et du VIH et les moyens de prévention* (éviter le multipartenariat, utiliser systématiquement un préservatif, se faire vacciner contre l'hépatite B) ;
- affichettes contre les pratiques à risque dans les lieux gays ;
- sensibilisation des médecins au dépistage de ces maladies et dépistage systématique de la chlamydiose chez les femmes à risques d'ici 2008.

– ***Le nouveau vaccin contre les papillomavirus***, à effectuer avant les premiers rapports sexuels, devrait permettre de prévenir 70 % des cancers du col de l'utérus.

VOIR ÉGALEMENT

| Cancer, hépatite virale, sida.

Inspection du travail

Fonctionnaires chargés de veiller à l'application de la législation concernant le travail et l'emploi dans les entreprises privées et les établissements publics à caractère industriel et commercial.

Moyens

Inspecteurs du travail

- **Médecins inspecteurs**
- **Contrôleurs du travail**

- Droit de visiter librement les entreprises
- Droit d'interroger le personnel
- Droit de se faire communiquer divers documents (registre du personnel, livre de paie…)
- Droit de constater les infractions à la législation et de mettre en demeure l'employeur d'y remédier ou de dresser un procès-verbal transmis au ministère public
- Droit d'intervenir en cas de danger grave immédiat

Missions

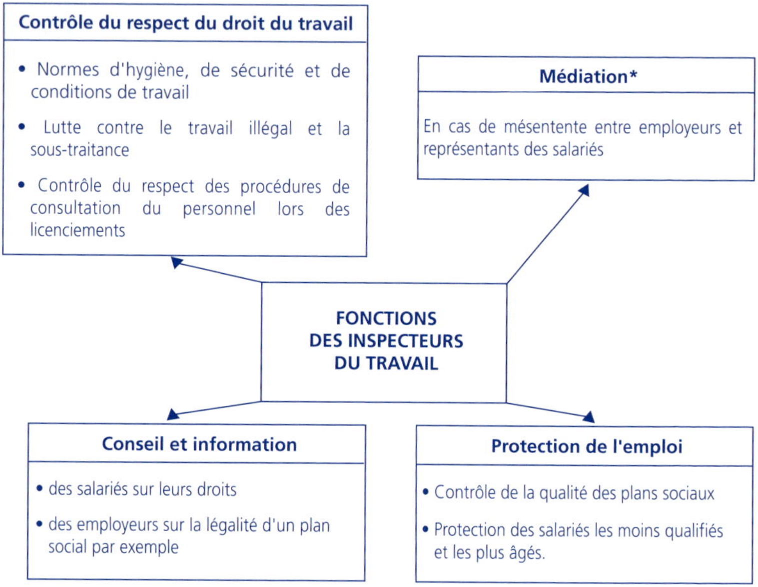

Historique

Depuis la suppression en 1986 de l'autorisation administrative de licenciement, les inspecteurs du travail consacrent moins de temps à leur fonction de contrôle. De même, la diminution des conflits collectifs du travail et du taux de syndicalisation restreint leur rôle de médiateur, mais accroît leur rôle de conseiller auprès des salariés.

VOIR ÉGALEMENT

| Risques professionnels (prévention des).

Interruption de grossesse

Expulsion provoquée du fœtus avant qu'il ne soit viable, pratiquée légalement et sous certaines conditions.

Classification

Selon le motif

– ***L'interruption médicale de grossesse (IMG)*** est autorisée si la grossesse* « met en ***péril grave*** la santé de la femme ou s'il existe une forte probabilité que l'enfant à naître soit atteint d'une affection d'une particulière gravité, reconnue comme ***incurable*** au moment du diagnostic ». Elle repose sur l'accord de deux médecins, d'une assistance sociale et d'un psychologue, et peut intervenir ***à tout moment*** de la grossesse* à condition que l'enfant ne soit pas viable.

– ***L'interruption volontaire de grossesse (IVG)***, motivée par la ***détresse de la mère***, ne peut être pratiquée qu'avant la fin de la 12e semaine de grossesse*. Elle doit être précédée d'un ***entretien*** social (sauf pour une majeure proche du délai légal) dans un centre de planification et d'éducation familiale au cours duquel la patiente reçoit une information sur les moyens de nature à résoudre ses difficultés « en vue de garder son enfant ». Après un ***délai de réflexion*** de 8 jours (2 en cas d'urgence), la femme devra renouveler sa demande d'IVG par écrit.

Selon la méthode employée

– ***L'IVG par aspiration*** du contenu de l'utérus (méthode Karman) est la plus anciennement utilisée.

– ***L'IVG médicamenteux*** est autorisée depuis 1989 et peut être pratiquée sans hospitalisation jusqu'à 7 semaines d'aménorrhée.

Législation

– ***La loi Veil du 17 janvier 1975*** a autorisé temporairement l'interruption de grossesse, tolérée en tant « qu'ultime recours pour des situations sans issue » et à condition d'être réalisée avant la fin de la ***10e semaine*** de grossesse pour une IVG. Elle fut reconduite, à titre définitif, le 31 décembre 1979.

Les mineures célibataires ne pouvaient interrompre leur grossesse* qu'avec le consentement de l'une des personnes exerçant l'autorité parentale*.
– ***La loi du 31 décembre 1982***, afin de garantir l'égalité des femmes, a instauré le remboursement à 80 % de l'IVG par la Sécurité sociale*.
– ***La loi du 27 janvier 1993 (loi Neiertz)*** a créé le délit « d'entrave à l'IVG ».
– ***La loi du 4 juillet 2001*** a porté le délai autorisé pour pratiquer une IVG à ***12 semaines***. Le médecin peut pratiquer une IVG chez une mineure ***sans autorisation parentale*** quand le dialogue s'avère impossible. L'adolescente doit être accompagnée d'un adulte de son choix.
L'entretien préalable n'est plus obligatoire pour les majeures en cas d'urgence.
L'IVG médicamenteuse (autorisée dès 1989) peut désormais être pratiquée à domicile.
Tous les services hospitaliers de gynécologie-obstétrique doivent pratiquer des IVG.

Statistiques

– ***Le recours à l'IVG reste plus élevé que dans certains pays européens***, même s'il régresse, et la fréquence du recours à l'IVG en cas de grossesse* imprévue augmente (6 cas sur 10). On dénombre chaque année :

- 210 000 IVG dont 13 000 chez des mineures ;
- 6 000 IMG (43,5 % pour malformation et 33,8 % pour anomalie chromosomique).

– ***4 000 femmes sont encore obligées de partir avorter à l'étranger***, en raison des délais d'attente (structures d'accueil insuffisantes, refus de certains médecins de pratiquer des IVG tardives) et du non-respect de la procédure d'urgence.
– ***Le recours à l'IVG sans autorisation parentale*** peine à s'appliquer (craintes des médecins quant à leur responsabilité, difficultés pour obtenir une prise en charge à 100 % de manière anonyme).

Dispositif de lutte

– Campagnes d'information sur la contraception* dans les médias, notamment sur la pilule du lendemain.
– Information des jeunes : guide de poche de la contraception* distribué en 3e et au lycée, cours d'éducation à la sexualité.
– Moyens supplémentaires donnés aux services de gynécologie-obstétrique.

VOIR ÉGALEMENT
| Contraception, grossesse.

J

Juridictions administratives

Organismes juridictionnels jugeant les litiges entre particuliers et pouvoirs publics (administrations de l'État, collectivités locales, entreprises publiques).

Les tribunaux administratifs

– Ils jugent en première instance tous les litiges entre particuliers et administration (préjudice de carrière pour un fonctionnaire, infection nosocomiale contractée dans un hôpital*, expropriation, contestation de la validité d'un arrêté municipal…) sauf ceux relevant d'une juridiction spéciale ou de la compétence directe du Conseil d'État.

– Chaque tribunal est placé sous l'autorité d'un président et divisé en chambres, composées de deux conseillers et d'un président.

Le président est cependant compétent comme juge unique pour certains litiges (redevance audiovisuelle, pensions, refus de l'État d'accorder le concours de la force publique dans l'exécution d'une décision de justice…).

Les cours administratives d'appel

– Au nombre de sept, elles sont compétentes pour juger en appel les affaires soumises aux tribunaux administratifs, qu'il s'agisse de recherche de responsabilité de l'administration ou d'annulation d'actes illégaux, mais les recours pour excès de pouvoir contre les décrets ou contre les arrêtés ministériels sont de la compétence du Conseil d'État.

– Elles sont formées de fonctionnaires issus de l'ENA.

Le Conseil d'État

Compétences

Situé à Paris, c'est la plus haute juridiction en matière administrative.

– ***Il juge en premier ressort*** les recours pour excès de pouvoir contre les décrets ou arrêtés ministériels, les recours dirigés contre les élections aux conseils régionaux et au Parlement européen, les décisions des organismes collégiaux à compétence nationale (ex. : Cnil), les litiges relatifs à la situation des fonctionnaires, agents civils et militaires de l'État nommés par décret du président de la République.
– ***Il est compétent en appel*** contre les jugements des tribunaux administratifs : recours en appréciation de légalité, litiges relatifs aux élections cantonales et municipales, recours pour excès de pouvoir contre les actes réglementaires.
– ***Il est juge de cassation*** (vérifie l'application correcte de la loi) des décisions rendues par les cours d'appel administratives et toute autre juridiction statuant en dernier ressort (Cour des comptes, Conseil supérieur de l'éducation nationale, chambre disciplinaire d'un ordre professionnel).
– Il examine les projets de textes (lois, ordonnances, décrets) pour lesquels sa consultation est obligatoire, émet des avis et réalise des études à la demande du gouvernement, et publie un rapport annuel d'activité.

Constitution

Formé de conseillers d'État, de maîtres de requête et d'auditeurs issus de l'ENA et présidé par le ministre de la Justice, il comprend 5 sections administratives ayant pour missions de rendre les avis qui lui ont été demandés et d'assurer sa mission consultative, et une section juridictionnelle.

VOIR ÉGALEMENT

| Juridictions civiles, juridictions pénales.

Juridictions civiles

Organismes juridictionnels jugeant les litiges entre particuliers.

Les juridictions de premier degré

Juridictions	Compétences
Juridictions de droit commun	
– Juge de proximité (non professionnel)	– Litiges de la vie quotidienne d'un montant ≤ 4 000 euros (réalisation de travaux, livraison d'une chose, injonction de payer ou de faire, dommages et intérêts en réparation d'un préjudice) – Homologation d'un accord de conciliation
– Tribunal d'instance (TI) (magistrats professionnels)	– Conflits entre particuliers d'un montant > 4 000 euros et ≤ 10 000 euros – Tout litige entre particuliers portant sur les baux d'habitation, crédits à la consommation, problèmes d'expulsion d'occupant
– Tribunal de grande instance (TGI) (magistrats professionnels)	– Conflits entre particuliers portant sur des sommes > 10 000 euros – Tout conflit concernant la famille*, les saisies immobilières, brevets d'invention, marques, dissolutions d'une association*
Juridictions spécialisées	
– Conseil de prud'hommes (juges élus représentant à part égale salariés et employeurs)	– Conflits entre employeur et salarié à l'occasion d'un contrat de travail ou d'apprentissage
– Tribunal des affaires de la Sécurité sociale* (président du TGI, assesseurs présentés par les syndicats)	– Conflits entre les caisses de Sécurité sociale* et les usagers (affiliation, calcul et recouvrement des cotisations et des prestations)
– Tribunal de commerce (un président et des juges élus par les représentants des commerçants et des industriels)	– Conflits entre commerçants à l'occasion de l'exercice de leur profession, entre associés d'une société commerciale, nés de la vente d'un commerce, du fait d'un acte de commerce entre commerçant et particulier, liés à une liquidation judiciaire
– Tribunal des baux ruraux (président du TI et 4 assesseurs)	– Conflit à l'occasion d'un bail rural entre un propriétaire et son fermier ou son métayer
– Tribunal maritime commercial (un président et 4 assesseurs)	– Infraction maritime commise par une personne engagée sur un bateau, un plaisancier ou un marin.
– Tribunal du contentieux de l'incapacité	– Litige entre une personne handicapée et la CDAPH (taux d'invalidité, établissement désigné)

Les voies de recours

– Les décisions des juges de proximité se rendent en dernier ressort.
– Les décisions des tribunaux du premier degré peuvent faire l'objet d'un appel devant une ***cour d'appel*** (juridiction de second degré), dirigée par un premier président et composée de plusieurs chambres (civile, sociale, correctionnelle, de mise en accusation) dirigées par un président. Le ministère public est représenté par le procureur général, les avocats généraux et les substituts généraux. Celle-ci peut confirmer ou infirmer la première décision.
– Les arrêts de la cour d'appel sont susceptibles d'un pourvoi devant la ***Cour de cassation***, qui ne rejugera pas l'affaire mais jugera si la loi a été correctement appliquée par le tribunal et la cour d'appel. L'arrêt rendu pourra confirmer la décision, casser l'arrêt ou le jugement rendu en premier ressort et renvoyer l'affaire devant une juridiction de même nature pour être rejugée.

VOIR ÉGALEMENT
Juridictions administratives, juridictions pénales, protection judiciaire de la jeunesse.

Juridictions pénales

Organismes juridictionnels chargés de poursuivre les auteurs d'une infraction afin de leur appliquer une sanction.

Les juridictions de premier degré

Juridictions	Compétences
Juge de proximité (non professionnel)	– Certaines contraventions de la première à la cinquième classe commises par des majeurs : menaces réitérées de violence, violence ayant entraîné une incapacité de travail ou une incapacité ≤ 8 jours, intrusion dans un établissement scolaire (amende voire peine privative ou restrictive de droits) – Certaines contraventions des 4 premières classes commises par un mineur : menaces réitérées de dégradation, divagation d'un animal dangereux, tapage (admonestation ou amende)

Juridictions	Compétences
Tribunal de police (juge d'instance en présence d'un commissaire de police ou du procureur de la République)	– Autres contraventions commises par un majeur (amende ou TIG)
Tribunal correctionnel (fait partie du TGI, voir page 157)	– Délit concernant des atteintes aux personnes, aux biens (amende, TIG, peine de prison pouvant aller jusqu'à 10 ans)
Cour d'assise (3 magistrats de la cour d'appel et du ministère public constituent la cour, le jugement est rendu par un jury composé de 9 membres tirés au sort parmi les citoyens)	– Crime (peine de prison allant de 10 ans à la perpétuité assortie parfois d'une peine de sûreté)

Les voies de recours

– Les décisions des juges de proximité à l'égard d'un majeur sont susceptibles dans certains cas d'un recours devant une cour d'appel (voir page 158), celles concernant un mineur peuvent être portées en appel devant la chambre spéciale des mineurs de la cour d'appel.
– Les décisions des tribunaux du premier degré peuvent faire l'objet d'un appel devant une ***cour d'appel***, dont les arrêts sont susceptibles d'un pourvoi devant la ***Cour de cassation*** (voir page 158).

VOIR ÉGALEMENT

Juridictions administratives, juridictions civiles, protection judiciaire de la jeunesse.

M

Majeur protégé (incapable majeur)

Personne majeure, souffrant d'une altération de ses facultés mentales ou corporelles, du fait d'un accident, d'une maladie* ou du grand âge, la mettant en difficulté pour s'occuper seule de ses intérêts au plan financier ou patrimonial et bénéficiant à ce titre d'une protection juridique.

Législation

Le dispositif de protection des majeurs repose sur :
– la loi du 18 octobre 1966, instituant la tutelle aux prestations sociales (TPSA) pour les adultes ;
– la loi du 3 janvier 1968, organisant 3 régimes de protection, dont le niveau est déterminé par le juge des tutelles selon le degré d'incapacité de la personne ;
– la réforme du 5 mars 2007, qui étend la protection à la personne elle-même, et pas seulement à son patrimoine, et recentre les mesures de protection, toujours restrictives de droits, sur les personnes réellement atteintes d'une altération de leurs facultés mentales, et laisse au département l'accompagnement social des personnes en difficultés sociales (SDF, chômeurs victimes de surendettement*, jeunes en mal d'insertion).

Le dispositif

Les mesures de protection

Le juge des tutelles, saisi par le majeur lui-même, un membre de sa famille* ou un proche, ou le procureur de la République doit s'assurer de la nécessité d'une protection juridique puis vérifier régulièrement que celle-ci est bien adaptée et ne prive pas inutilement la personne de sa liberté d'agir. Il a le choix entre 4 mesures de protection prises pour une durée maximale de 5 ans :
– ***l'assistance judiciaire*** (qui remplacera l'actuelle TPSA) est destinée aux personnes en grande difficulté sociale. Elle ne doit intervenir qu'en cas d'échec d'une

mesure administrative d'accompagnement social et de gestion budgétaire mise en place par le département en accord avec l'intéressé ;
– ***la sauvegarde de justice*** est une mesure ***temporaire*** destinée aux personnes présentant une atteinte provisoire et légère de leurs capacités mentales qui s'obtient rapidement par déclaration d'un médecin au procureur de la République ou peut être prononcée par le juge. Le majeur ***conserve l'exercice de ses droits civils*** mais les actes qui pourront lui être préjudiciables peuvent être annulés ou réduits par le juge ;
– ***la curatelle*** est un ***régime d'incapacité partielle*** qui s'adresse aux majeurs qui, sans être dans l'incapacité d'agir seuls, ont besoin d'être conseillés dans les actes de la vie civile. L'accord du curateur désigné par le juge est nécessaire pour certains actes, comme la vente d'un bien ou la souscription d'un emprunt ;
– ***la tutelle*** est un ***régime d'incapacité complète*** concernant les majeurs dont les facultés mentales sont gravement et durablement altérées et qui ont besoin d'être représentés de manière continue dans les actes de la vie civile. Le tuteur gère les revenus et le patrimoine du majeur qui ne dispose que de sommes minimes et ne peut ni voter, ni faire un testament, ni acheter un bien immobilier.

Les droits des personnes protégées

Le majeur protégé doit obligatoirement être entendu par le juge avant que celui-ci ne statue, et ce dernier doit s'efforcer de recueillir son consentement et tenir compte de ses souhaits lors du choix d'un curateur ou d'un tuteur.
Il devra avoir à sa disposition, aussi longtemps que possible, son logement et ses meubles et a droit au maintien de ses comptes bancaires.

Statistiques

– 700 000 majeurs sont placés sous un régime de protection juridique, soit une progression de leur nombre de 80 % en 5 ans. En cause, le vieillissement de la population et l'allongement de l'espérance de vie* (augmentation des cas de maladie d'Alzheimer*) mais aussi la progression de l'exclusion*.
– 80 juges des tutelles seulement (mauvais suivi des dossiers, protection parfois illusoire).

VOIR ÉGALEMENT

Hospitalisation sous contrainte, maladie mentale, sectorisation psychiatrique.

Maladie

Altération de la santé* physique ou mentale.

Caractéristiques

Chaque maladie est caractérisée par :
– ***des signes cliniques*** observés directement par le médecin au chevet de son patient ;
– ***des signes paracliniques***, correspondant aux résultats des examens complémentaires (biologiques, radiologiques, échographiques…) ;
– ***une étiologie***, c'est-à-dire une cause ;
– ***un pronostic*** (évolution probable de la maladie) :
- favorable : guérison,
- ou défavorable : maladie chronique (de longue durée), persistance d'un handicap*, décès.

Classifications

(Voir figure page suivante.)

VOIR ÉGALEMENT

Cancer, diabète pancréatique, hépatite virale, maladie cardio-vasculaire, maladie d'Alzheimer, maladie iatrogène, maladie infectieuse, maladie mentale, paludisme, tuberculose.

CLASSIFICATIONS

MÉDICALES

Selon l'organe atteint

Ex. : cardiologie, neurologie, pneumologie…

Selon l'âge du patient

⇒ **Pédiatrie :** partie de la médecine consacrée aux maladies de l'enfance

⇒ **Gériatrie :** partie de la médecine consacrée aux maladies de la personne âgée

Selon l'étiologie

Ex. : maladies infectieuses*, mentales*, tumorales, génétiques, toxiques…

Selon la forme

⇒ **Maladies organiques :** avec atteinte d'un ou de plusieurs organes. (Ex. : arthrose)

⇒ **Maladies mentales***

⇒ **Maladies psychosomatiques :** maladies organiques ayant une origine psychique plus ou moins consciente. Ex. ulcère gastrique, eczéma, asthme…

SOCIOLOGIQUES

Maladies sans retentissement social

Peu fréquentes, elles ont des conséquences limitées pour la société

Maladies sociales

Maladies liées à notre mode de vie responsables d'une mortalité et d'une morbidité importantes et ayant donc un coût humain et économique élevé pour la collectivité.

Ex. : principales causes de décès en France :
- maladies cardio-vasculaires*
- cancers*
- maladies mentales*
- alcoolisme*
- maladies respiratoires
- maladies digestives

Maladie cardio-vasculaire (MCV)

Maladie atteignant le cœur et/ou les vaisseaux.

Classification

Les MCV ischémiques

Elles sont provoquées par ***l'athérosclérose***, maladie dégénérative entraînant le durcissement de la paroi et l'obstruction par des plaques de cholestérol de certaines artères :
– artères cérébrales, à l'origine d'un accident vasculaire cérébral (AVC) entraînant parfois une hémiplégie ;
– artères coronaires, responsable d'angine de poitrine ou d'infarctus du myocarde ;
– artères des membres inférieurs, correspondant à l'artérite ;
Ces maladies sont favorisées par certains ***facteurs de risque***.

Facteurs de risque des MCV

Âge	– Élevé (supérieur à 45 ans)
Sexe	– Masculin
Hérédité	– Familles prédisposées à l'hypercholestérolémie, à l'hypertension artérielle ou au diabète*
Tension artérielle	– Élevée
Mode de vie	– Tabagisme* (surtout association pilule + tabac) – Sédentarité – Stress
Alimentation favorisant l'obésité* et le diabète* de type 2	– Trop abondante, avec consommation d'alcool – Trop riche en acides gras saturés (viande, charcuterie, produits lactés) et cholestérol (œufs, beurre, chocolat) – Trop pauvre en acides gras insaturés (huile d'olive ou de colza, poissons gras)

L'hypertension artérielle (HTA)

Elle peut entraîner une insuffisance cardiaque ou une hémorragie cérébrale.
Elle est favorisée par une alimentation ***trop salée***.

Plus rarement

– Malformations cardiaques congénitales (maladie bleue).
– Atteinte des valvules cardiaques par un germe infectieux (rhumatisme articulaire aigu).

Statistiques

Les MCV restent la ***première cause de mortalité*** en France, où elles causent chaque année 180 000 décès, dont 47 000 par infarctus du myocarde et 30 000 par AVC, surtout parmi les hommes.
On note toutefois une ***diminution de la mortalité cardio-vasculaire*** : baisse du tabagisme*, amélioration de l'alimentation, nouveaux médicaments anticholestérols et antihypertenseurs, meilleure prise en charge des infarctus.

Dispositif de lutte

– Lutte contre le tabagisme* (voir page 305).
– Lutte contre l'obésité* (voir page 205) et le diabète* (voir page 79).
– Amélioration de la prévention* grâce à la diffusion à tous les médecins de recommandations dans le but d'améliorer le repérage des patients à risque important d'athérosclérose (obésité*, HTA, excès de lipides dans le sang) et leur prise en charge.
– Meilleure prise en charge des malades :
  - l'intervention de plus en plus rapide du Samu, et traitement des malades dans des services de soins intensifs puis de cardiologie suivi de leur séjour dans des structures spécialisées de convalescence et de rééducation ou d'orientation professionnelle, diminuant mortalité et fréquence des séquelles ;
  - la formation du grand public aux gestes de premier secours et des médecins à l'utilisation de défibrillateurs semi-automatiques encore à améliorer.

VOIR ÉGALEMENT

| Diabète pancréatique, maladie, obésité, tabagisme, vieillissement.

Maladie d'Alzheimer

Maladie neurodégénérative caractérisée par l'apparition de « plaques séniles » au niveau du cerveau, entraînant la dégénérescence d'une partie des neurones.

Statistiques

En France, cette maladie touche 865 000 personnes et on dénombre 225 000 nouveaux cas annuels.

Après 75 ans, 13,2 % des hommes et 20,5 % des femmes sont concernés et, après 85 ans, le nombre de cas augmente de façon exponentielle.

Caractéristiques

Manifestations cliniques

Cette maladie* se traduit, le plus souvent chez une personne de plus de 65 ans, par l'apparition et l'aggravation progressive de ***troubles de la mémoire*** (difficultés pour s'orienter dans un espace familier, oubli d'événements récents), de difficultés pour identifier les objets ou les personnes ou pour trouver le mot exact, et de troubles affectifs (anxiété, perte de la conscience de soi).

La perte d'autonomie est progressive et inéluctable mais peut être retardée par la prise précoce d'un traitement médical adapté et surtout grâce à des efforts pour soutenir et stimuler l'activité de la personne.

Facteurs protecteurs

Un niveau culturel élevé, la pratique d'activités cognitives, les interactions sociales, l'activité physique, une alimentation de type « crétois » riche en poisson et avec consommation modérée de vin rouge, retardent l'apparition de la maladie.

Dispositif de lutte

En raison du vieillissement de la population, cette pathologie touche un nombre croissant de personnes et coûte de plus en plus cher à l'Assurance maladie*, ce qui en fait un défi majeur pour la politique de santé publique*.

Les solutions à développer sont prévues dans un « plan national sur le cerveau et les maladies du système nerveux » :
– création de centres locaux d'information (centres de ressources) et de réseaux gérontologiques de soins afin de mieux informer familles et médecins ;
– développement des consultations mémoire permettant de faire plus rapidement le diagnostic et donc de traiter plus vite la maladie ;
– mise en place de structures d'accueil temporaire pour donner aux familles quelques jours de répit par semaine ;
– multiplication des ***unités de soins Alzheimer*** mieux adaptées que l'hôpital : activités stimulant les capacités cognitives du malade, respect de la dignité du patient, traitement des troubles du comportement ;
– augmentation des crédits de recherche consacrés aux neurosciences.

VOIR ÉGALEMENT
| Assurance maladie, politique de la vieillesse, vieillissement.

Maladie héréditaire

Affection transmise à l'enfant par un de ses parents ou par ses deux parents.

Classification

Les anomalies chromosomiques

Elles correspondent à une anomalie du ***nombre*** ou de la ***structure*** des chromosomes, c'est-à-dire à une anomalie, au niveau de la formule chromosomique (caryotype) de l'individu, que l'on peut connaître à partir d'une de ses cellules (prélèvement de sang, de salive, de liquide amniotique…).
Ex. : ***la trisomie 21*** (ou mongolisme) correspond à l'existence d'un chromosome surnuméraire sur la 21e paire de chromosomes somatiques.

Les maladies génétiques

Elles sont dues à la transmission d'un gène anormal par un des parents ou les deux. On peut citer pour exemples : la mucoviscidose, l'hémophilie, la myopathie de Duchenne et la phénylcétonurie.

– ***La mucoviscidose*** se traduit par un mucus trop épais d'où des complications digestives mais surtout pulmonaires ; c'est la plus fréquente des maladies génétiques. La transplantation pulmonaire est le seul espoir de survie des malades.

– ***L'hémophilie*** est une maladie héréditaire transmise par les femmes mais ne se manifestant que chez les hommes. Elle est caractérisée par des troubles de la coagulation sanguine traités par transfusions de produits sanguins chauffés.

– ***La myopathie de Duchenne*** est caractérisée par une atteinte musculaire progressive, incurable aujourd'hui.

– ***La phénylcétonurie*** se traduit, en l'absence de traitement, par une débilité profonde accompagnée de troubles neurologiques et du comportement et d'un retard de croissance.

Dispositif de lutte

La recherche

Elle est massivement financée par ***l'État*** mais aussi par des ***associations**** comme l'Association française de lutte contre la mucoviscidose ou l'Association française contre la myopathie qui, grâce aux dons recueillis lors des Téléthons, a permis la création du plus grand laboratoire de génétique (le Généthon).

Le décryptage du génome humain, à présent terminé, va permettre d'identifier les gènes déficients responsables des maladies héréditaires et à la ***thérapie génique*** de guérir de nombreuses maladies génétiques grâce au remplacement du gène anormal par un gène sain introduit dans les cellules à l'aide d'un vecteur.

La prévention*

– ***L'examen prénuptial***, complété éventuellement par un ***conseil génétique***, peut permettre à un couple d'évaluer et de prévenir les risques d'avoir un enfant handicapé.

– ***Le diagnostic préimplantatoire*** (DPI), effectué lors d'une fécondation *in vitro* réalisée pour les couples risquant de transmettre une grave maladie à leur enfant, permet de ne réimplanter que les embryons indemnes de la maladie redoutée.

– ***Un diagnostic prénatal*** (DPN) peut être pratiqué en début de grossesse*.

– ***Le dépistage systématique*** chez tous les nouveau-nés :

- ***de la phénylcétonurie*** permet, grâce à l'instauration d'un régime alimentaire précoce, d'en réduire considérablement les manifestations ;

• ***de la mucoviscidose*** (depuis 2001) permet d'améliorer l'espérance et la qualité de vie des malades grâce à un traitement hâtif (kinésithérapie respiratoire, régime à haute énergie avec adjonction d'enzymes pancréatiques).

La prise en charge des malades

Les malades, en tant que handicapés, bénéficient de la ***gratuité des soins***. Des mesures sont prises pour favoriser leur intégration.

VOIR ÉGALEMENT

Assistance médicale à la procréation, association, grossesse, handicap, maladie, tests génétiques.

Maladie iatrogène

Maladie* ou accident d'origine médicale.

Causes

Un traitement ou un examen médical

– Si la responsabilité d'aucun professionnel n'est engagée, on parle ***d'aléa thérapeutique*** (ex. choc allergique lors d'une anesthésie ou de la prise d'un médicament).
– Parfois la maladie est due à une ***faute médicale*** :

• erreur ou négligence du médecin lors de la prescription d'un médicament (surdosage, incompatibilité) ;

• responsabilité d'une personne ou d'un établissement dans la fabrication, la collecte ou la distribution de produits contaminés (ex. : transmission de la MCJ à des enfants traités par l'hormone de croissance).

– Parfois c'est le ***malade*** qui est en cause.

Les personnes âgées sont davantage exposées aux accidents médicamenteux : prise de plusieurs médicaments, automédication fréquente, mauvaise observance, fragilité médicale.

Une transfusion ou l'injection de produits sanguins

Même si cela se produit très rarement depuis que les dons de sang* sont testés, certains malades ont été contaminés par les virus du sida* ou de l'hépatite*C lors d'une transfusion sanguine et on craint que la MCJ soit ainsi transmissible.

Une hospitalisation

– On désigne par ***infections nosocomiales*** les infections attrapées par un malade lors d'une hospitalisation. Ces infections sont fréquentes pour plusieurs raisons :

- concentration de malades dans des hôpitaux de grande taille, et de malades qui changent souvent, d'où possibilité de contaminations entre services, malades et visiteurs ;
- manquement trop fréquent aux règles d'hygiène (lavage des mains entre chaque malade, désinfection poussée du matériel et des surfaces environnantes) par un personnel surchargé et mal informé ;
- fréquence des actes invasifs facilitant l'introduction de germes (sondes urinaires, intubations, interventions chirurgicales, examens endoscopiques) en particulier dans certains services (chirurgie cardiaque, réanimation, greffes*) ;
- recours trop systématique aux antibiotiques.

– Leurs conséquences sont redoutables :

- humaines : elles causent chaque année 4 000 décès de malades fragilisés par une maladie*, âgés, ou ayant contracté une infection due à une ***bactérie résistante à tous les antibiotiques*** ;
- économiques : allongement des durées d'hospitalisation.

Statistiques

La iatrogénie serait à l'origine de 5 à 12 % des journées d'hospitalisation aiguë.

Dispositif de lutte

– Meilleure sensibilisation des médecins et des patients (tout geste médical comporte un risque).

– Lutte contre les infections nosocomiales :

- mise en place d'un comité de lutte contre les infections nosocomiales (Clin) dans chaque établissement de santé* avec déclaration obligatoire de celles-ci ;
- diffusion de recommandations de bonnes pratiques (lavage des mains, stérilisation du matériel, moindre utilisation des antibiotiques) ;
- classement annuel des établissements de A à E en fonction d'un score (Icalin) mesurant la qualité de la prévention* de ces infections, ce classement étant accessible à tous par Internet ou un numéro Vert.

– Indemnisation des victimes par l'***Office national d'indemnisation des accidents médicaux et des infections nosocomiales***, financé par l'Assurance maladie*.

VOIR ÉGALEMENT

Don du sang, établissements de santé, hépatite virale, maladie infectieuse, santé publique (crises de), sida.

Maladie infectieuse

Atteinte de l'organisme par un agent pathogène vivant.

Classification

Selon l'agent infectieux

– ***Maladies bactériennes*** (ex. : tuberculose*, tétanos, coqueluche, choléra…) généralement accessibles aux antibiotiques.
– ***Maladies virales*** (ou viroses) comme l'hépatite*, la rougeole, la rubéole, le sida*, la grippe…, au traitement souvent difficile.
– ***Maladies parasitaires***, comme le paludisme*, l'amibiase, la toxoplasmose, dues à un germe effectuant une partie de son cycle chez l'animal.
– ***Mycoses***, causées par un champignon inférieur : candidose, muguet…
– ***Maladies causées par un prion***, protéine infectieuse appelée aussi « virus lent » du fait de sa longue incubation (20 à 30 ans). Ex. : MCJ.

Selon les circonstances d'apparition

– On parle d'***endémie*** pour une maladie infectieuse existant de façon quasi permanente dans un pays ou une région (ex. : tuberculose* en France).
– On parle d'***épidémie*** pour la survenue brutale d'un nombre exceptionnellement élevé ou inattendu de cas dans un laps de temps court : il peut s'agir de bouffées épidémiques d'une maladie existant à l'état d'endémie (voir tableau page suivante).
– Une ***pandémie*** se dit d'une maladie infectieuse répandue dans le monde entier (ex. sida*).

Principales maladies survenant sous forme d'épidémie

En France	Grippe, méningite, rubéole, coqueluche, toxi-infections alimentaires (Salmonellose), hépatite* A...
Dans les pays en développement	Choléra, fièvre jaune, fièvres hémorragiques (dingue, Ébola...), méningite, diphtérie, peste...

Statistiques

Dans le monde, les maladies infectieuses tuent chaque année 15 millions de personnes, notamment des enfants. Les plus meurtrières sont les infections respiratoires aiguës, le sida*, les maladies diarrhéiques, la tuberculose* et le paludisme*.

Plus de 90 % surviennent dans les pays en développement.

On s'inquiète de l'apparition de ***nouveaux agents infectieux*** parfois redoutables (virus Ebola, du Sras, de la grippe aviaire, prions...) et on craint l'extension, du fait du ***réchauffement climatique***, des maladies transmises par des moustiques ou des tiques (dengue, paludisme*, Chikungunya, fièvre de la vallée du Rift, maladie due au virus West Nile...).

Caractéristiques

Modes de transmission

– Directe à partir d'un malade ou d'un porteur sain (ex. méningite, grippe).
– Par un vecteur inerte (terre, sang, sperme, salive, selles, aliments, eau, mains...).
– Par un vecteur vivant (moustique, chien...).

Facteurs favorisants

– socioculturels : liberté sexuelle, toxicomanie IV, climatisation, voyages internationaux, conservation des aliments par le froid, alcoolisme*... ;
– économiques : pauvreté* (manque d'hygiène, promiscuité), élevage intensif... ;
– médicaux : acte invasif, transfusion, immunodéficience, utilisation intensive des médicaments, capacité à muter de certains agents infectieux... ;
– climatiques : influence des saisons, du climat, du réchauffement climatique.

Dispositif de lutte

– ***Hygiène publique :*** salubrité de l'habitat, traitement des eaux et des ordures ménagères, contrôle des aliments, déclaration obligatoire à la Ddass de certaines maladies avec isolement des malades et traitement préventif des personnes exposées.

– ***Information*** sensibilisant les gens à l'hygiène et les renseignant sur les modes de contamination et de prévention*.

– ***Lutte contre les infections nosocomiales*** (voir page 171).

– ***Mesures individuelles*** :

• hygiène (lavage des mains, désinfection des plaies, précautions lors du transport et de la conservation des aliments) ;

• mode de vie satisfaisant : alimentation équilibrée, faible consommation d'alcool, activité physique ;

• vaccination le plus souvent : BCG, Tétracoq, ROR... ;

• chimioprophylaxie grâce à un médicament qui détruira l'agent infectieux dès sa pénétration dans l'organisme (ex. : paludisme*) ;

• séroprophylaxie par l'injection de gammaglobulines spécifiques à une personne susceptible d'avoir contracté la maladie et non immunisée (ex. : tétanos).

VOIR ÉGALEMENT

Hépatite virale, infection sexuellement transmissible, maladie iatrogène, paludisme, santé publique, santé publique (crises de), sida, tuberculose.

Maladie mentale (ou psychique)

Maladie caractérisée par des troubles de l'affectivité et/ou du comportement social.

Classification

Névroses (ou troubles névrotiques)

Elles correspondent à des troubles du comportement, dont le patient est la plupart du temps ***conscient***, et qui s'expliquent par l'existence d'un conflit intérieur.

Exemples : état dépressif persistant, angoisse profonde, sensation de mal-être, comportements obsessionnels, phobies (craintes déraisonnables à l'égard de situations, d'objets, de personnes ou d'animaux).

Psychoses

Ce sont des troubles plus ou moins graves caractérisés par une perte de contact avec la réalité, ou délire, le patient n'étant ***pas conscient*** de son état.

Exemples :
– ***autisme :*** trouble précoce et global du développement apparaissant avant l'âge de 3 ans et caractérisé par l'apparition de graves troubles de la communication verbale et non verbale et du comportement ;
– ***anorexie mentale :*** trouble de la conduite alimentaire caractérisé par un refus plus ou moins systématisé de manger entraînant une maigreur importante et s'expliquant par un conflit psychique intérieur ;
– ***schizophrénie :*** affection de l'adulte jeune, caractérisée par une cassure entre une vie intellectuelle souvent brillante et une désorganisation de la vie affective avec idées délirantes ;
– ***paranoïa :*** délire de persécution.

Tentatives de suicide* et suicides

(Voir page 300.)

Troubles nerveux d'origine organique

Ils sont dûs à une atteinte du fonctionnement du cerveau secondaire à un traumatisme, une maladie infectieuse (méningite, MCJ) ou dégénérative (maladie d'Alzheimer*).
On rapproche des troubles mentaux, ***les maladies psychosomatiques*** (voir Maladie*).

Causes

Facteurs favorisant la survenue de troubles mentaux

Chez l'enfant ou l'adolescent	Chez l'adulte
– Dissociation familiale avec absence du père et mère fragilisée – Carence éducative avec manque de points de repère, d'interdits (voir Socialisation*) – Carence affective, en particulier, dialogue parents-enfant insuffisant, ou maltraitance* – L'adolescence, en tant qu'âge charnière – Pression scolaire et/ou échec scolaire*	– Difficultés financières graves (chômage*, surendettement*) – Solitude (divorce*, départ des enfants) – Mauvaises conditions de travail (harcèlement moral, responsabilités, ennui…) – Rythme de vie accéléré et manque de temps de repos, de loisirs, de vie personnelle – Vieillissement* mal supporté – Maladie grave (sida*, cancer*)

Statistiques

– De plus en plus de personnes souffrent de troubles mentaux : angoisse, dépression (3 millions de personnes), troubles du comportement alimentaire, surtout.

– Chaque année, 150 000 personnes font une tentative de suicide* et 10 000 se suicident.

– On assiste à une médicalisation croissante de la souffrance psychique (réponse rapide, manque de moyens) : 12 % des adultes consomment régulièrement un médicament psychotrope (anxiolytique, antidépresseur, somnifère).

Dispositif de lutte

Des professionnels exerçant en libéral

– Psychologues et psychiatres soignant par psychothérapie (entretiens) individuelle, familiale ou de groupe.

– Psychanalystes pratiquant une thérapie reposant sur l'interprétation des mots.

– Mais aussi orthophonistes, psychomotriciennes ou ergothérapeutes (voir page 250).

Une réorganisation des soins psychiatriques

– ***La sectorisation psychiatrique**** a abouti à une réorganisation des établissements au sein de secteurs géographiques prédéterminés (voir page 286), mais aujourd'hui, devant des demandes de prise en charge de plus en plus nombreuses, la psychiatrie souffre de la baisse du nombre des lits, incomplètement compensée par l'ambulatoire, du manque de psychiatres et d'infirmiers et d'une disparité dans l'offre de soins d'un département à l'autre.

Les conséquences en sont lourdes : utilisation massive des psychotropes, hospitalisations d'urgence impossibles (d'où un recours plus fréquent aux hospitalisations sous contrainte*), hospitalisations trop courtes, malades mentaux se retrouvant SDF ou en prison, comportements violents dans les établissements.

– ***Le plan santé mentale*** 2005-2008 a programmé une augmentation des moyens en lits et en personnels.

– ***La réforme de la psychiatrie pénitentiaire*** a abouti à la mise en place d'unités hospitalières spécialement aménagées, s'ajoutant aux unités pour malades difficiles, pour accueillir les détenus atteints de troubles mentaux nécessitant des soins immédiats et/ou dangereux pour eux-mêmes ou autrui.

– ***Le plan autisme 2005-2006*** a prévu la création d'un centre de ressources sur l'autisme par département (aide à un diagnostic précoce) et davantage de centres d'accueil thérapeutique à temps partiel (prise en charge pédagogique et psychothérapique, activités culturelles) pour soulager les familles.

VOIR ÉGALEMENT

Hospitalisation sous contrainte, majeur protégé, sectorisation psychiatrique, suicide.

Maladie professionnelle

Affection de la santé* résultant de l'exposition habituelle à un agent nocif sur le lieu de travail, ou des conditions dans lesquelles le travailleur exerce couramment son activité professionnelle.

Statistiques

En 2004, 43 713 maladies professionnelles ont été reconnues, soit ***une hausse*** de 7 % en un an, et 339 décès comptabilisés.

Caractéristiques

Classification

– Intoxications aiguës ou chroniques résultant de l'action de certains produits (ex. : le saturnisme*...).
– Infections microbiennes (ex. : le tétanos).
– Affections résultant d'une ambiance ou d'attitudes particulières nécessitées par l'exécution de travaux.

Les facteurs de risques

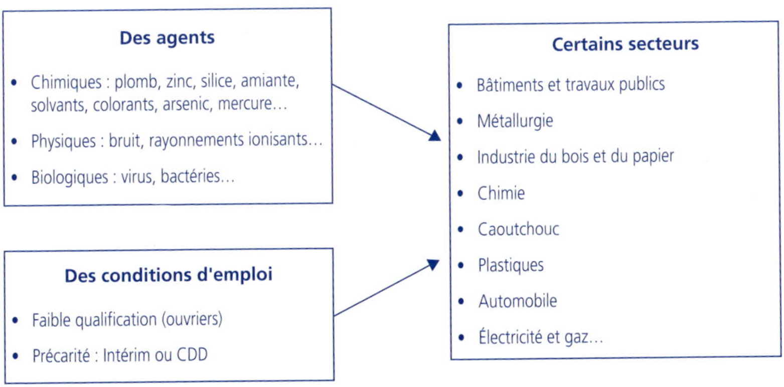

Les plus fréquentes

– ***Troubles musculo-squelettiques*** représentant 3/4 des pathologies (lombalgies, tendinites), et ne concernant pas uniquement les métiers ayant des contraintes physiques mais aussi ceux du commerce, les services aux personnes et les emplois de bureau.
– ***Cancers**** : 500 000 travailleurs seraient exposés à un produit cancérigène (amiante, benzène, éthers de glycol, rayonnements ionisants...).
– ***Maladies mentales**** dues à l'intensification du travail et au sentiment d'insécurité de l'emploi (ex. : dépressions, maladies psychosomatiques, digestives ou cardio-vasculaires).
– ***Autres pathologies*** : surdités causées par le bruit, allergies...

Dispositif de lutte

Législation

La loi tend à ***faciliter leur reconnaissance.***
– Elle donne 2 ans à la victime pour engager une procédure de reconnaissance devant un ***comité régional de reconnaissance des maladies professionnelles***, à partir de la date où elle a été informée par son médecin du lien possible entre sa maladie* et son activité professionnelle, et permet d'entamer une procédure complémentaire de reconnaissance dès que le taux d'invalidité atteint 25 %.
– Elle permet de qualifier de professionnelle une maladie* si elle figure sur un des ***58 tableaux*** annexés au Code de la Sécurité sociale*, précisant pour chacune d'elles les délais de prise en charge et les tâches que la victime doit avoir habituellement exercées. Si la victime répond aux conditions prévues, elle n'a pas à faire la preuve d'un lien de causalité entre la maladie et le travail exercé.
– Elle rend également possible cette reconnaissance, grâce à une procédure complémentaire, quand il s'agit d'une maladie* figurant dans un tableau sans que toutes les conditions soient remplies ou d'une maladie grave (responsable du décès de la victime ou d'une invalidité d'au moins 25 %). Dans ces cas, une ***expertise médicale*** doit établir que la maladie est essentiellement et directement causée par le travail habituel de la victime.
– Désormais, l'employeur est tenu à une obligation de sécurité et plus seulement de moyens et si sa ***faute inexcusable*** est reconnue, la victime aura droit à une réparation intégrale, et pas seulement forfaitaire, du préjudice subi.

Prévention*

Voir Risques professionnels (prévention des).

VOIR ÉGALEMENT

Assurance accidents du travail et maladies professionnelles, cancer, maladie mentale, risques professionnels (prévention des), santé publique (crises de), saturnisme.

Mal-logement

Fait de ne pas disposer de logement ou d'être logé dans des conditions non satisfaisantes.

Classification

Ses différentes formes

– Absence de logement : abri de fortune, squat, occupation illégale d'un terrain privé, bidonville.
– Hébergement temporaire par une association*, une ville, le Samu social dans un hôtel ou un appartement meublé, un centre d'hébergement…
– Immeuble impropre à l'habitation (insalubrité, vétusté, suroccupation).
– Logement social suroccupé situé dans un grand ensemble HLM situé à distance des villes-centres : promiscuité, logements de mauvaise qualité, parties communes dégradées, ascenseurs inutilisables.

Les personnes concernées

– SDF (demandeurs d'asile, chômeurs ou travailleurs précaires, malades psychiatriques).
– Ménages d'immigrés en situation régulière ou irrégulière.
– Familles de salariés aux revenus trop modestes pour accéder à la propriété ou au locatif privé.
– Jeunes adultes obligés de rester chez leurs parents.

Statistiques

– Plus de 3 millions de mal-logés, selon la Fondation Abbé Pierre.
– 86 500 SDF, dont 30 % ont un emploi.

Causes

– ***L'augmentation du chômage**** et de la pauvreté*.
– ***La crise du logement*** (flambée des loyers, faible actualisation des aides au logement, manque de logements sociaux, offre locative à bon marché très réduite) qui fait que le loyer représente une part de plus en plus importante du budget des ménages et que le fait de travailler n'assure pas l'accès au logement.

– ***De nombreux immigrés***, parfois en situation irrégulière et qui accèdent plus difficilement aux logements sociaux.

Conséquences

– Des problèmes sanitaires : saturnisme*, maladies pulmonaires (tuberculose*) et ORL (humidité, absence de chauffage, manque d'hygiène), parasitoses, troubles psychiques (stress lié à la promiscuité, à la peur de l'incendie ou que l'immeuble s'écroule, d'être agressé, agressivité ou repli du fait de la stigmatisation…).
– Davantage de difficultés scolaires pour les enfants.

La politique du logement

Lois instituant le droit au logement

– La loi du 31 mai 1990 proclame le droit au logement et, afin d'aider toute personne ou famille* éprouvant des difficultés financières à accéder à un logement décent et indépendant ou à s'y maintenir, des plans départementaux d'action pour le logement des personnes défavorisées (PDALPD) sont élaborés pour 3 ans par l'État et les départements.
– La loi du 5 mars 2007 instituant le ***droit opposable au logement*** permettra, à compter du 1er décembre 2008, aux sans-abri et aux mal-logés de se tourner vers le préfet afin qu'il leur trouve une habitation décente. Début 2012, cette possibilité sera étendue aux ménages dont la demande de HLM n'aura toujours pas été satisfaite, passé un délai « anormalement long ».

Dispositions diverses

– Aides versées par le ***fonds de solidarité pour le logement*** (FSL) géré par le département (prêts, prise en charge des dettes au titre des impayés de loyer, de factures d'énergie, d'eau et de téléphone, mesures d'accompagnement social…).
– Éradication de l'habitat insalubre, restructuration en profondeur des ZUS, relance de la construction de logements sociaux, meilleure répartition (loi SRU – voir page 228) et meilleures règles d'attribution.
– Taxe sur les logements vacants et incitation à la location à des personnes à revenus modestes (garantie contre les impayés de loyer).
– Prêts à taux zéro pour faciliter l'accession à la propriété.
– Renforcement de l'accueil et de l'hébergement d'urgence (voir page 317).
– Lutte contre les discriminations*.

VOIR ÉGALEMENT
| Exclusion, pauvreté, saturnisme, urgence sociale (dispositif).

Malnutrition

État de nutrition insatisfaisant résultant d'une sous-alimentation, d'une suralimentation, d'une alimentation mal équilibrée ou d'une assimilation imparfaite.

Classification

La malnutrition protéino-calorique

Elle correspond à une ***sous-nutrition*** (apport énergétique total fourni par l'alimentation inférieur aux besoins de l'organisme fixés en moyenne à 2 400 calories par jour) associée à une ***carence protéique***.

Chez le nourrisson ou le très jeune enfant africain, nourri exclusivement de bouillie de céréales après sevrage, elle est à l'origine du ***Kwashiorkor*** qui associe un amaigrissement important souvent masqué par des œdèmes, un arrêt ou retard de la croissance staturo-pondérale avec une apathie profonde, un retard intellectuel et psychomoteur et une grande sensibilité aux infections.

Les carences en micronutriments

– ***Dans les pays en développement*** des millions de personnes souffrent de :

• ***Béribéri***, notamment en Extrême-Orient, du fait d'une carence en vitamine B_1 associant troubles neurologiques, confusion mentale, insuffisance cardiaque et œdèmes généralisés ;

• de ***goitre et d'arriération mentale*** dûs à un manque d'apport en iode ;

• de graves ***troubles oculaires*** par manque de vitamine A ;

• de ***scorbut*** du fait d'une carence en vitamine C (absence de légumes verts, de fruits) avec fatigue, hémorragies multiples, infections à répétition et trouble de l'ossification chez l'enfant,

• d'***anémie*** liée à une carence en fer et en vitamines B_{12} (femmes et jeunes enfants surtout).

– ***Dans les pays riches*** on observe de légères carences chez ***les plus démunis*** :

• en fer (anémie) chez les femmes enceintes et les personnes âgées (manque de viande) ou en vitamine C (scorbut) chez les plus âgés (manque de légumes et de fruits) ;

- en calcium et/ou vitamine D par insuffisance en apports laitiers et faible exposition solaire, entraînant une déminéralisation du squelette avec douleurs et déformations osseuses correspondant au ***rachitisme*** chez le nourrisson et à ***l'ostéomalacie*** chez l'adulte.

À noter que certaines carences peuvent être liées à une ***malabsorption*** des nutriments au niveau de l'intestin (maladie hépatique ou pancréatique, ablation du grêle, diarrhée durable).

La suralimentation

Elle se voit essentiellement dans les pays riches, où l'on mange trop (plus de 3 500 calories/jour), et surtout trop de glucides et de lipides.
Obésité*, ***maladies cardio-vasculaires****, ***diabète****, ***cancer**** en sont les conséquences.

Statistiques

Dans les pays pauvres

Plus de 850 millions de personnes souffrent de la faim, surtout en Afrique subsaharienne, car en Asie la part des personnes concernées a diminué du fait de l'intensification de l'agriculture. Près de 7 millions d'enfants meurent chaque année des conséquences d'une malnutrition, et quand elle ne tue pas, celle-ci laisse des séquelles durables (handicap* physique ou mental, système immunitaire affaibli).

Dans les pays industrialisés

– ***Aux États-Unis***, 15 % de la population vit sous le seuil de la pauvreté* et 13 millions d'enfants n'ont pas la nourriture adaptée à leurs besoins (obésité* très fréquente).
– ***En France***, les plus pauvres, en particulier les personnes âgées, ont souvent une alimentation carencée, alors que de plus en plus d'enfants souffrent d'obésité* et que les MCV* restent la principale cause de mortalité.

Causes

Dans les pays en développement

Pénuries et carences alimentaires s'expliquent avant tout par la pauvreté* et le sous-développement rural associés à une croissance démographique toujours forte.
À ces facteurs, il convient d'ajouter : les conflits armés qui détruisent les récoltes et déplacent les populations, la mondialisation de l'économie qui accule les exploitants agricoles à la faillite et les poussent vers les villes, les aléas climatiques (inondations, sécheresse…) de plus en plus nombreux.

En France

Stress, rythme accéléré de vie (*fast-food*), déstructuration des repas, influence néfaste de la publicité télévisée font que les Français (en particulier les adolescents) mangent souvent trop et mal (voir page 205).
La montée du chômage* a fait apparaître de nouveaux pauvres qui restreignent leurs achats de légumes, fruits et viande.

L'aide alimentaire

L'aide alimentaire internationale

(Voir Aide sanitaire internationale*, page 14.)

L'aide alimentaire en France

Après avoir disparu pendant les Trente Glorieuses, l'aide alimentaire directe est réapparue en France au milieu des années quatre-vingt avec le développement de la pauvreté.
– ***Les banques alimentaires*** collectent les produits issus des surplus européens, des dons de particuliers, de l'industrie agroalimentaire et de la grande distribution.
– ***Des associations* humanitaires***, financées par des dons mais aussi par l'État car reconnues d'utilité publique (Restos du Cœur, Armée du Salut…), servent, avec l'aide de bénévoles, près de 50 millions de ***repas*** chaque année.
– Les CCAS distribuent, dans le cadre de ***l'aide sociale**** facultative, colis et bons d'alimentation.
– Le Secours catholique a créé des ***épiceries sociales*** permettant aux plus pauvres d'acheter à moitié prix ce qu'ils veulent avec des bons d'achats.
– L'État finance ***un fonds social pour les cantines*** qui paye directement aux établissements scolaires les repas des enfants des familles les plus défavorisées.

VOIR ÉGALEMENT

Aide sanitaire internationale, association, cancer, diabète, exclusion, maladie cardio-vasculaire, obésité, pauvreté.

Maltraitance

Mauvais traitements subis par une personne vulnérable.

La maltraitance des enfants

Caractéristiques

– En 2006, l'Odas a dénombré 19 000 enfants maltraités (voir page 103), ce qui correspond à ***une augmentation*** de 13,5 % en 5 ans. Les violences sexuelles et surtout les violences physiques sont les plus fréquentes, reflets de la progression de la violence dans les relations sociales.

– Les enfants peuvent être victimes de violences dans ***leur famille**** ou, beaucoup plus rarement, au sein d'***institutions*** (écoles, établissements pour handicapés, colonies de vacances).

Les différents types de mauvais traitements

Violences physiques	• **Brutalités** (énervement, mauvais contrôle de soi) : – ecchymoses, hématomes multiples (tronc, visage, membres) – hémorragie cérébrale, surtout chez le nourrisson « secoué » – fractures du crâne, des côtes, des membres **Le syndrome de Silverman**, très évocateur, est constitué par la présence sur une radiographie du squelette de fractures multiples, d'âges différents, souvent passées inaperçues • **Sévices avec volonté de faire mal :** brûlures (cigarettes), coups de martinet, morsures, lésions des organes génitaux externes…
Négligences lourdes	**Privation de nourriture et de soins élémentaires d'hygiène** à l'origine d'une dénutrition avec : • atteinte de l'état général : anémie, rachitisme • trouble de la croissance : nanisme • troubles du comportement : apathie, tristesse ou agressivité
Cruauté mentale (violences psychologiques)	• Attitudes répétées de dévalorisation, humiliations, conflits entre les parents dont l'enfant est témoin, enfant livré à lui-même d'où perte de confiance en soi, angoisse, dépression • Exigences scolaires excessives
Abus sexuels	Attouchements, attentat à la pudeur, viol, inceste, utilisation de l'enfant à des fins pornographiques ou de prostitution **À noter :** deux agresseurs sur quatre appartiennent à la famille* ou aux proches

Dispositif de lutte

(Voir page 257.)

La maltraitance des femmes

Caractéristiques

– ***À l'école***, les garçons ont parfois des attitudes agressives ou sexistes vis-à-vis des filles.
– ***Dans certaines cités,*** les adolescentes sont surveillées en permanence. Elles doivent contrôler leur façon de s'habiller et de parler et respecter les règles de la cité au risque de subir des violences. De très jeunes filles sont victimes de viols collectifs.
– ***Au sein de la famille*** * **:** une femme sur dix est l'objet de violences conjugales*.
– ***Sur leur lieu de travail,*** les femmes sont parfois l'objet de pressions psychologiques, d'injures, ou de harcèlement sexuel.
– ***Dans la rue,*** les transports en commun, les agressions verbales et les atteintes sexuelles sont fréquentes.
– ***Il y aurait 15 000 à 18 000 prostituées*** et les réseaux de prostitution se multiplient, confirmant que la femme reste un objet de trafic.
– ***Dans la publicité,*** les femmes sont toujours utilisées pour promouvoir certains produits.

Dispositif de lutte

– ***Dans les établissements scolaires :*** travail sur l'image de la femme, l'égalité hommes-femmes, la dignité des personnes, le droit de dire non et de dénoncer son agresseur.
– ***Des associations**** comme « ni putes ni soumises » qui militent pour la mixité, la laïcité et contre toutes les formes d'intégrisme.
– ***La pénalisation de la prostitution*** qui a permis de casser des réseaux et a fait régresser le nombre de prostituées, même si certaines associations en dénoncent les effets pervers.
– ***Un renforcement de la prévention* et la répression des violences au sein du couple*** (voir page 324).

La maltraitance des personnes âgées

Caractéristiques

– On dénombre 7 000 à 8 000 cas de maltraitance de personnes âgées chaque année.
– Les auteurs sont le plus souvent ***des proches***, rarement le personnel d'une maison de retraite ou d'un hôpital*.
– Ce sont des ***violences psychologiques*** surtout (humiliations, dévalorisations, menaces, mise à l'écart), financières parfois (utilisation de chéquier, donation « forcée »), physiques plus rarement.

Dispositif de lutte

– Modification du regard sur la vieillesse et sensibilisation des personnes âgées pour leur apprendre à ne pas accepter cette violence.
– Meilleur contrôle des établissements et formation du personnel au respect des plus âgés.
– Mise en place d'un centre téléphonique d'accueil et de centres d'hébergement d'urgence.

VOIR ÉGALEMENT
| Enfant en danger, protection de l'enfance en danger, violences conjugales.

Mariage

Acte juridique consacrant l'union d'un homme et d'une femme désirant fonder une famille★ légitime.

Statistiques

– ***Le nombre de mariages est en baisse*** (276 303 en 2005, contre 416 000 en 1972). L'engagement mutuel n'est plus réductible à cette institution (il repose davantage sur l'enfant) et le Pacs★ s'est peu à peu imposé comme une forme de conjugalité à part entière.
– ***On se marie de plus en plus tard*** (âge moyen du mariage : 29,1 ans pour les femmes, 31,1 ans pour les hommes).

Législation

Le mariage ne peut être dissout que par une procédure de divorce★. Ses conditions et ses effets sont régis par le ***Code civil***.

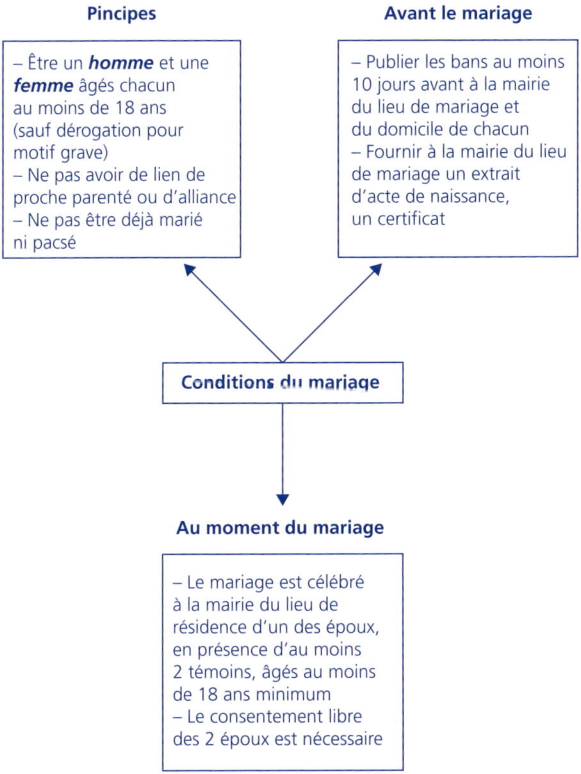

Conséquences

Pour les époux

– Ils s'engagent à une communauté de vie et se doivent fidélité, secours et assistance.
– Ils doivent assurer ensemble la direction morale et matérielle de la famille et participer tous deux à l'entretien et l'éducation des enfants.
– Chacun est tenu d'apporter assistance morale et matérielle à celui qui serait dans le besoin en raison de son âge, de sa santé*, ou du fait de difficultés financières.
– La femme utilise habituellement le nom de son mari auquel elle peut adjoindre son nom patronymique.

– Le couple a accès à l'adoption* et à l'AMP*.

– Le conjoint à charge peut bénéficier, en tant qu'ayant droit, de l'assurance maladie* et de l'assurance maternité* de l'assuré social, et en cas de décès de l'un, celui qui survit peut percevoir une pension de réversion (voir page 36).

– Lors de l'attribution des congés, l'entreprise doit tenir compte des possibilités du conjoint et accorder des jours de congé en cas d'événement grave touchant celui-ci. Les vœux de mutation des fonctionnaires mariés sont traités en priorité.

– L'étranger marié à un Français devra présenter un visa de long séjour pour obtenir une carte de séjour temporaire « vie privée, vie familiale », attendre 3 ans et justifier de son intégration (maîtrise de la langue française, respect des valeurs de la République), pour demander une carte de résident. Il ne pourra demander la nationalité française* qu'après 4 ans de communauté de vie.

Pour les enfants

– Les parents exercent conjointement ***l'autorité parentale****, faite de droits et de devoirs.

– Conformément à la loi relative à la famille* du 4 mars 2002, les enfants peuvent depuis janvier 2005 porter soit le nom du père, soit celui de la mère, soit leurs deux noms accolés (en cas de désaccord, l'enfant prend le nom du père), le nom choisi pour le premier enfant valant pour les autres enfants communs.

Pour les biens

– En l'absence de contrat de mariage, les époux sont mariés sous le ***régime de la communauté réduite aux acquêts*** c'est-à-dire que seuls les biens acquis après le mariage sont mis en commun, chacun pouvant disposer librement de ses biens personnels ou acquis par héritage.

– Environ 20 % des couples choisissent de se marier ***sous contrat***, soit sous le régime de ***séparation de biens*** (aucun bien ne tombe dans la communauté), soit sous le ***régime de la communauté*** réduite aux acquêts avec aménagements, soit de la communauté universelle, soit de participation aux acquêts.

– Les époux font une déclaration d'impôt commune.

– Depuis la loi du 3 décembre 2001, en cas de décès, en présence d'enfants communs et sauf disposition particulière, le conjoint survivant a le choix entre 1/4 des biens en pleine propriété ou la totalité en usufruit. En l'absence d'enfant, de père et de mère, il recueille toute la succession.

VOIR ÉGALEMENT

Autorité parentale, divorce, famille, filiation, juridictions civiles, violences conjugales.

Médecine du travail

Médecine exclusivement préventive s'exerçant au sein d'un service de santé au travail dans le cadre de l'entreprise.

Moyens

Humains

– ***Des médecins du travail,*** spécialistes (4 ans de spécialité) à temps partiel ou à temps plein, ***salariés*** de l'entreprise ou d'un service interentreprises de médecine du travail selon l'importance de l'établissement. Le temps minimal que ceux-ci doivent consacrer à leurs missions est fixé à 1 heure par mois pour 20 employés, ou 15 ouvriers, ou 10 salariés soumis à une surveillance médicale renforcée (SMR). Ils sont soumis au ***secret médical*** absolu vis-à-vis du chef d'entreprise, et sont totalement indépendants de ce dernier et de la Sécurité sociale* dont ils peuvent rejeter une décision.

– ***Des équipes qui les secondent :*** infirmier(e)s, secrétaires médicales, mais aussi intervenants divers (toxicologues, ergonomes, hygiénistes industriels, psychosociologues).

Matériels

– ***Des locaux mis à la disposition*** du service médical dans les grandes entreprises.

– ***Des centres d'examens*** dans lesquels se rendent les salariés ou des ***unités mobiles*** se déplaçant dans les entreprises, s'il s'agit d'un service interentreprises de médecine du travail.

Statistiques

7 000 médecins du travail sont chargés de suivre plus de 14 millions de salariés soit ***une pénurie*** de plus de 600 temps pleins.

Ils sont employés dans 930 services médicaux d'entreprise et dans 400 services interentreprises veillant à la santé de 91 % des salariés.

Financement

C'est une médecine entièrement à la charge des ***employeurs*** (principe de responsabilité).

Missions

La médecine du travail a pour objectif d'éviter toute altération de la santé* physique ou mentale des salariés du fait de leur travail.

Rôle exclusivement préventif

- Contrôle de l'aptitude des salariés à un emploi entraînant parfois un changement de poste de travail
- Dépistage des maladies (troubles physiques, psychiques ou biologiques) afin qu'un traitement précoce soit instauré par un médecin de ville
- Vaccinations
- Éducation pour la santé*

→ **Examens médicaux systématiques**
(2/3 de l'activité du médecin)

- d'embauche (certificat d'aptitude)
- 12 mois après (maintien ou non de l'aptitude)
- tous les 24 mois (12 mois en cas de SMR)
- examen à la reprise du travail (après un accident du travail* ou une maladie professionnelle* avec arrêt de 8 jours ou plus, après un arrêt de 3 semaines ou plus, après un congé de maternité)

- Surveillance de l'hygiène de l'établissement et de la restauration
- Amélioration des conditions de travail (adaptation des techniques, des postes de travail, de l'organisation et du rythme de travail)
- Information des salariés sur les risques d'accidents du travail* et de maladies professionnelles*

→ **Activités de tiers-temps**

- Visite des ateliers
- Travail de statistiques sur les risques professionels
- Participation à des réunions avec l'employeur, ou dans le cadre du CHSCT
- Relations éventuelles avec l'inspection du travail* que le médecin peut faire intervenir s'il n'arrive pas à convaincre l'employeur

VOIR ÉGALEMENT

Accident du travail, maladie professionnelle, risques professionnels (prévention des).

Médiation

Mode de prévention* ou de résolution pacifique d'un conflit grâce à l'intervention d'un tiers neutre et pacifique permettant aux parties, si elles sont d'accord, de confronter leurs points de vue et de trouver une solution.

La médiation en droit public

Depuis 1973 existe un médiateur de la République, nommé par décret pour 6 ans, qui reçoit les réclamations émises par des personnes physiques ou morales concernant leurs relations avec une administration, par l'intermédiaire d'un délégué départemental préalablement saisi par un parlementaire. Lorsqu'une réclamation lui paraît justifiée, il peut préconiser à l'organisme mis en cause toute solution permettant de régler la situation de l'auteur de la réclamation. Il dispose d'un pouvoir d'autosaisine s'il estime qu'un organisme a manqué à sa mission de service public pour lui proposer, en dehors de toute réclamation, des mesures pour remédier à un dysfonctionnement.

Les délégués départementaux apportent information et assistance aux personnes désireuses de présenter une réclamation dans les préfectures, maisons de justice, centres sociaux, maisons de quartier…

Les réclamations relatives au secteur social sont les plus fréquentes, notamment celles concernant des litiges avec les Caf, caisses de Sécurité sociale* et Assedic.

La médiation judiciaire

– ***La médiation civile*** permet de résoudre à l'amiable des litiges entre voisins, propriétaire et locataire, consommateur et commerçant, employeur et salarié ou membres d'un couple. C'est le juge qui, après accord des parties, peut ordonner une médiation et la confier à une personne physique ou une association*.

– ***La médiation familiale***, en cas de conflit lors d'un divorce* ou concernant l'autorité parentale* est la plus fréquente. Elle a été facilitée par la création, en 2001, d'un Conseil national consultatif de la médiation familiale auprès du ministère de la Justice et du ministre chargé de la Famille, par la loi sur l'autorité parentale de 2002 qui permet au JAF d'obliger les parents à rencontrer un médiateur, et par la création d'un diplôme de médiateur familial en 2003.

– ***La médiation pénale*** nécessite 3 conditions : dépôt d'une plainte, infraction pénale caractérisée, parties identifiées. Elle peut être ordonnée par le procureur de la République, comme alternative au procès ou au classement pour trouver une solution et définir les modalités d'une réparation.

La médiation sociale

Les agents de médiation sociale sont chargés de faciliter et d'améliorer les relations du public avec les institutions, de faciliter l'accès aux droits et d'aider à la résolution des petits conflits de la vie quotidienne.
Ils sont recrutés dans le cadre des contrats locaux de sécurité comme adultes-relais*, auprès des transporteurs, bailleurs sociaux, collectivités locales.

VOIR ÉGALEMENT

Adulte-relais, autorité parentale, divorce, juridictions administratives, juridictions civiles, juridictions pénales, politique de la ville.

Minima sociaux

Prestations sociales non contributives attribuées aux personnes les plus démunies, de façon à leur garantir un revenu minimum leur permettant de faire face à leurs besoins élémentaires.

Classification

Les différents minima sociaux

Prestations	**Nombre d'allocataires au 31 décembre 2005**	**Montant en euros pour une personne seule au 1er janvier 2007**
Revenu minimum d'insertion* (RMI)	1 289 500	440,86/mois
Allocation aux adultes handicapés (AAH)	801 000	621,27/mois
Minimum vieillesse et ASPA	610 000	621,27/mois
Allocation de solidarité spécifique (ASS)	400 400	14,51/jour (taux majoré : 20,83/jour)
Allocation de parent isolé (API)	206 100	561,18/mois
Allocation supplémentaire d'invalidité	112 600	365,97/mois
Allocation équivalent retraite (AER)	42 600	953/mois au minimum
Allocation temporaire d'attente	35 400	10,22/jour
Revenu de solidarité en outre-mer	10 000	341,26/mois
Allocation veuvage	7 000	549,07/mois
Total	**3 514 600**	

Historique

Le niveau relatif des minima sociaux a fortement baissé depuis 1983 pour se situer en dessous du seuil de pauvreté* (788 euros/personne/mois).
Pourtant ceux-ci sont parfois accusés d'être des « trappes à inactivité », et des dispositifs visant à faire qu'il soit plus intéressant financièrement de travailler que de vivre d'un revenu d'assistance ont été mis en place pour les allocataires du RMI*, de l'ASS, de l'API ou de l'AAH : CI-RMA, contrat d'avenir (voir page 54).
La loi du 23 mars 2006 a donné la possibilité de cumuler pendant 3 mois le RMI*, l'ASS ou l'API avec un salaire, de bénéficier ensuite d'une prime mensuelle pendant 9 mois, d'une prime au retour à l'emploi au 4e mois et d'une garantie d'accès aux établissements d'accueil des enfants de moins de 6 ans.

VOIR ÉGALEMENT

Assurance vieillesse, contrat d'aide à l'emploi, indemnisation du chômage, politique de lutte contre l'exclusion, politique du handicap, prestations familiales, protection sociale, revenu minimum d'insertion.

Modes de garde des jeunes enfants

Personnes ou établissements assurant la garde des enfants d'âge préscolaire, le plus souvent dans la journée, et ayant également une fonction socialisante et éducative.

Classification

Les modes de garde collectifs

– ***Les crèches collectives*** accueillent, durant le travail de leurs parents, des enfants de 2 mois à 3 ans, le plus souvent de 7 à 19 heures du lundi au vendredi. Les enfants (40 en moyenne) sont répartis en groupes de niveau et encadrés par une équipe (directrice, auxiliaires de puériculture, plus rarement éducateurs de jeunes enfants et psychologues) leur assurant éveil et socialisation*. Un médecin pédiatre est attaché à la crèche (contrôle de l'hygiène générale, examen de l'enfant avant son admission).

Les établissements sont financés par les communes et les Caf, le reste étant à la charge des familles* qui paient en fonction de leurs revenus. L'enfant malade n'est pas accueilli et l'accès des enfants handicapés à ces structures reste rare.

– ***Quelques crèches d'entreprises***, fonctionnant selon le même principe et appliquant les mêmes tarifs, ont été ouvertes. Financées à 75 % par la collectivité (aides des Caf et réductions d'impôts), elles offrent aux parents des horaires d'ouverture adaptés à leur rythme de travail mais leur coût reste élevé.

– ***Les crèches parentales***, peu nombreuses, accueillent au maximum 20 enfants. Elles sont gérées par les parents qui participent bénévolement à la garde des enfants, avec la collaboration obligatoire et permanente d'un professionnel, et ont à leur charge l'entretien des locaux et le paiement du personnel. L'agrément est donné par la Ddass en fonction de critères stricts concernant l'encadrement et les locaux.

– ***Les haltes-garderies*** admettent occasionnellement ou à temps partiel, en moyenne 20 enfants de moins de 6 ans. Elles sont municipales ou gérées par une association*. Les parents paient à l'heure.

– ***Les maisons de la petite enfance*** regroupent plusieurs structures de garde et services (ludothèque, PMI*, école maternelle).

– ***Les classes ou lieux de passerelles*** reçoivent des enfants de 2 à 3 ans, non admis à l'école maternelle, facilitant ainsi la transition entre famille et école.

– ***Les centres de loisirs sans hébergement*** reçoivent des enfants de moins de 6 ans en dehors du temps scolaire, assurant garde, socialisation* et accès aux loisirs.

– En milieu rural, où crèches et halte-garderies sont rares, on favorise l'émergence de « ***microcrèches*** », pouvant accueillir 3 à 9 enfants sous la garde de professionnels.

Les modes de garde individuels

Des prestations familiales* (complément de libre choix de mode de garde, Aged, Afeama) aident les familles à assumer leur coût.

– ***Les assistantes maternelles*** indépendantes agréées par les services de PMI* bénéficient d'un véritable statut professionnel et sont soumises à une obligation de formation professionnelle. Elles peuvent garder plus de 3 enfants à temps partiel, en négociant horaires et conditions de garde directement avec les parents qui les rémunèrent en tant qu'employeurs. C'est le mode de garde le plus répandu, surtout utilisé par les classes moyennes.

– ***Les crèches familiales*** regroupent, sous la responsabilité d'une directrice, des assistantes maternelles agréées gardant un à trois enfants à leurs domiciles. L'enfant y bénéficie d'un accueil individualisé mais aussi d'un suivi éducatif et médical. Chaque mois les parents versent à la directrice leur participation variable en fonction de leurs revenus.

– ***La garde d'enfant à domicile*** est assurée par une employée de maison rémunérée par les parents. C'est une solution coûteuse mais qui présente des avantages : respect des rythmes de l'enfant, adaptation aux horaires des parents, réalisation de tâches ménagères.

Statistiques

Modes de garde des enfants de moins de 3 ans

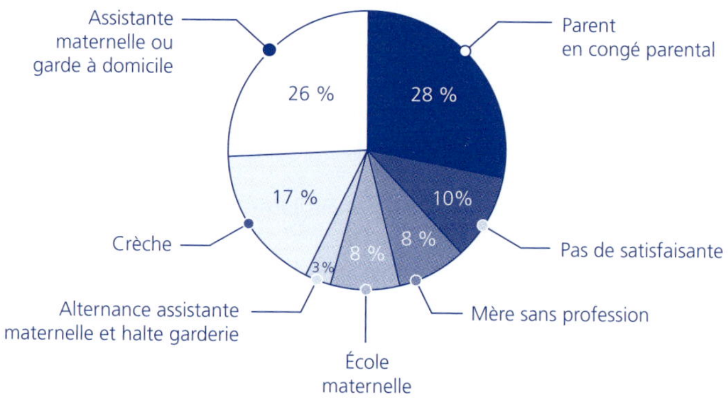

La garde des enfants avant leur entrée en maternelle reste en France un véritable casse-tête en raison du manque de places en crèches, notamment en zone rurale, ce qui oblige beaucoup de mères à opter pour un congé parental, incitées en cela par certaines prestations familiales* (APE, compléments de libre choix d'activité).
Dans le cadre de la politique familiale*, des mesures sont prises afin de permettre de concilier vie familiale et vie professionnelle.

VOIR ÉGALEMENT

| Prestations familiales, politique familiale, socialisation.

Mortalité infantile

Indicateur de santé★ correspondant au nombre de décès annuels d'enfants de moins de un an (le taux de mortalité infantile est rapporté à 1 000 naissances vivantes).

Mortalité infantile en France

Une mortalité infantile très faible et qui régresse

La mortalité infantile a été divisée par 10 en cinquante ans et ***ne cesse de diminuer*** en raison de l'élévation du niveau de vie (alimentation, hygiène), du développement de la ***protection maternelle et infantile***★, de la création de ***services spécialisés*** dans l'accueil et la réanimation des prématurés et des progrès dans le traitement des maladies de l'enfant.

Avec un taux de ***4,1 pour 1 000***, la France se situe juste après le Japon et les pays de l'Europe du Nord, mais la ***mortalité périnatale*** (6,4 pour 1 000) reste élevée, et on craint l'aggravation de cette situation avec l'augmentation du nombre des grands prématurés.

Évolution de la mortalité infantile

Années	Taux de mortalité infantile
1950	51,9 ‰
1970	18,2 ‰
1990	7,3 ‰
2006	4,1 ‰

Source : Insee.

Ses causes les plus fréquentes

Ce sont ***la prématurité***★ avant tout, mais aussi l'***anoxie néonatale*** (insuffisance d'oxygénation du cerveau lors de l'accouchement), les malformations graves (en particulier cardio-vasculaires), et la mort subite du nourrisson.

Mortalité infantile dans les pays en développement

Une mortalité infantile qui reste très élevée

Dans les pays du Sud, elle est en moyenne de ***60 pour 1 000***, souvent supérieure à 100 ‰ (Afghanistan 165 ‰, Niger 156 ‰).
La pauvreté* (malnutrition*, manque d'eau potable, de vaccins et de médicaments essentiels), le faible niveau d'instruction des femmes et l'insuffisance de planification des naissances expliquent en majeure partie cette situation.

Ses causes principales

Les enfants y meurent surtout ***d'infections respiratoires et de diarrhées aiguës***, de rougeole et de paludisme* sur un fond de malnutrition* protéino-calorique et de carences en micronutriments.

Dispositif de lutte

Dans les pays développés

– La lutte contre la mortalité infantile repose essentiellement sur le dispositif de ***protection maternelle et infantile****.
– Des mesures pour améliorer encore ***la sécurité à la naissance*** ont été engagées à partir de 1998 :

- ***fermeture des maternités*** pratiquant moins de 300 accouchements par an ;
- ***classement des maternités en 3 niveaux*** : maternités de niveau 1 pour les nouveau-nés sans risques particuliers ; de niveau 2 comportant un service de néonatalogie capable d'assurer la surveillance médicale constante des nouveau-nés à risques ; de niveau 3 comportant un service de néonatalogie et un service de réanimation néonatale pour les nouveau-nés ayant des risques vitaux ;
- transformation de la 1re séance de préparation psychologique à l'accouchement en ***un entretien individualisé*** sur le déroulement de la grossesse*, de l'accouchement et de la période postnatale et permettant le dépistage des femmes à risque psychologique ou social ;
- instauration d'un forfait de suivi à domicile après une sortie précoce de la maternité ;
- ***plan périnatalité*** 2004-2008 qui, outre des mesures de lutte contre la prématurité* (voir page 243), prévoit la construction de ***maisons périnatales*** accueillant la mère et l'enfant au lendemain de l'accouchement pour désengorger les maternités et assurer un meilleur suivi du *post-partum*.

– Le nombre des ***morts subites du nourrisson*** a diminué de façon spectaculaire grâce à l'information sur les dangers du tabagisme* et aux conseils donnés aux parents : coucher le bébé sur le dos, proscrire couettes et oreillers, ne pas trop chauffer sa chambre et éviter d'y fumer.

Dans les pays pauvres

L'action des gouvernements est appuyée par l'aide sanitaire internationale* et l'aide au développement.

VOIR ÉGALEMENT

Aide sanitaire internationale, indicateurs de santé, malnutrition, paludisme, prématurité, protection maternelle et infantile.

N

Nationalité française

Appartenance juridique et politique d'une personne à la population constitutive de l'État français.

Législation

Les dispositions relatives à la nationalité française figurent dans le Code civil.
Le droit de la nationalité a fait l'objet de nombreuses réformes, les plus récentes étant contenues dans les lois sur l'immigration* du 26 novembre 2003 et du 24 juillet 2006.

L'attribution de la nationalité française

Par filiation* (droit du sang)

Est français à la naissance l'enfant dont l'un des parents au moins est français (*idem* en cas d'adoption* plénière), à condition que la filiation de l'enfant ait été établie avant ses 18 ans.

Par naissance en France (droit du sol)

Est français l'enfant né en France quand l'un de ses parents y est lui-même né, ou né en France avant le 1er janvier 1994 d'un parent né dans les anciennes colonies ou les anciens territoires français d'outre-mer, ou né en France à compter du 1er janvier 1963 d'un parent né en Algérie avant l'indépendance.

L'acquisition de la nationalité française

En raison de la naissance et de la résidence en France

Tout enfant né en France de parents étrangers acquiert automatiquement la nationalité française à 18 ans s'il réside alors en France et y a résidé de manière habituelle pendant au moins 5 ans depuis l'âge de 11 ans (il peut la décliner entre 17 ans et demi et 19 ans).

Cette nationalité peut être réclamée par déclaration des parents pour leur enfant à partir de 13 ans et de l'enfant lui-même entre 16 et 18 ans.

En raison du mariage* avec un(e) Français(e)

L'étranger qui se marie avec un conjoint français ne peut demander par déclaration à devenir français qu'après 4 ans de vie commune ininterrompue depuis le mariage* et si le mariage célébré à l'étranger a été inscrit sur les registres de l'état civil.

Le gouvernement peut s'opposer à cette acquisition pendant 2 ans pour indignité ou défaut d'assimilation autre que linguistique (polygamie, violences sur un mineur de moins de 15 ans ayant provoqué une infirmité permanente ou une mutilation).

En raison d'une adoption* simple ou d'un recueil en France

L'enfant ayant fait l'objet d'une adoption simple* ou recueilli et élevé par un Français depuis au moins 5 ans ou confié à l'Ase* peut réclamer cette nationalité jusqu'à 18 ans, s'il réside en France à ce moment.

Par naturalisation

La nationalité française peut être accordée par décret à un étranger qui la demande à condition qu'il réside en France au moment de cette demande, justifie d'une résidence habituelle en France d'au moins 5 ans à cette date (sauf dérogations), d'une bonne conduite et assimilation à la société française.

La perte de la nationalité française

Par déclaration

Un enfant né à l'étranger d'un seul parent français ou né en France d'un seul parent né en France, ou un(e) Français(e) ayant un conjoint étranger peut répudier la nationalité française sous certaines conditions.

Un individu ayant acquis volontairement une nationalité étrangère ou qui possède une double nationalité peut demander à perdre la nationalité française.

Par décision du gouvernement français

Peut être déchu de la nationalité française un étranger ayant commis certaines infractions contraires aux intérêts de la France (acte terroriste, par exemple).

Peut perdre cette nationalité le Français qui se comporte comme le national d'un pays étranger ou occupe un emploi dans une armée ou un service public étranger.

La réintégration de la nationalité française

Elle est possible pour les personnes ayant perdu la nationalité française par mariage*, acquisition d'une nationalité étrangère par déclaration, à condition d'avoir gardé des liens avec la France.

Les effets de l'acquisition de la nationalité française

Les personnes ayant acquis cette nationalité sont invitées dans les 6 mois à une cérémonie d'accueil dans la citoyenneté française.
Elles jouissent de tous les droits et sont tenues à toutes les obligations attachées à la qualité de Français et peuvent demander la francisation de leur nom et/ou prénom.

Statistiques

En 2005, 155 000 personnes ont obtenu la nationalité française, dont 102 000 par naturalisation, 21 500 par mariage*, 3 000 de plein droit et 27 000 par déclaration à minorité.

VOIR ÉGALEMENT
| Immigration, politique de l'immigration.

O

Obésité

Poids dépassant de 20 % le poids théorique idéal, calculé par la formule BMI = poids (kg)/ taille^2 (m), soit 21 pour une femme et 23 pour un homme.

Statistiques

L'obésité touche 12,4 % des Français (16 % des enfants) et sa prévalence augmente. Les personnes de milieux défavorisés et les habitants des grandes villes sont les plus touchés.

Causes

– ***Mauvaises habitudes alimentaires :*** déstructuration des repas (grignotage, pas de collation matinale), alimentation trop abondante, riche en graisses (viande, charcuterie, plats cuisinés) et en sucre (produits chocolatés, boissons sucrées, confiseries) et pauvre en légumes verts et en fruits, mal-être (solitude, chômage*, stress) à l'origine de comportements boulimiques.
– ***Manque d'activité physique :*** la voiture, la télévision, l'ordinateur, peu de terrains de sport.
– ***Publicités sur les aliments*** ciblant les enfants et concernant surtout des produits sucrés.
– Laits premier âge trop riches en protéines.
– Prédispositions génétiques au surpoids, pour certains.

Conséquences

Chez l'enfant ou l'adolescent

– Une prédisposition à l'obésité à l'âge adulte.
– Des troubles respiratoires, de la statique, de la croissance (avance staturale).

– Des problèmes psychologiques fréquents (repli sur soi, autodépréciation), du fait des moqueries ou du rejet des autres, pouvant entraîner des difficultés scolaires.

Chez l'adulte

– Une plus grande morbidité et mortalité : maladies cardio-vasculaires* (infarctus, hypertension artérielle), diabète*, arthrose, complications plus fréquentes lors d'une anesthésie ou d'un accouchement...
– Des difficultés psychologiques (perte de l'estime de soi, repli sur soi, dépression) provoquées par les rires et humiliations subies dans une société qui vante la minceur.
– Des discriminations* à l'embauche, lors de la souscription d'un emprunt ou d'une assurance (surprimes) ou lors d'un voyage en avion (2 places à payer).

Dispositif de lutte

L'éducation pour la santé*

– ***Programme national nutrition santé (PNNS)*** 2001-2005 et 2006-2010, associant :

- campagnes médiatiques pour nous inciter à manger au moins 5 fruits ou légumes frais/jour et à faire 30 mn/jour de marche rapide ;
- guides alimentaires à destination des parents afin de les informer et de les responsabiliser ;
- éducation dans les écoles (surtout des ZEP) : introduction de la nutrition dans les programmes, mallette pédagogique pour les collèges, menus équilibrés dans les cantines, développement du sport.

– ***Loi de santé publique**** d'août 2004 :

- interdisant les distributeurs de boissons et produits alimentaires dans les établissements scolaires ainsi que la collation matinale en maternelle ;
- obligeant les annonceurs à accompagner les publicités à la télévision ou à la radio pour les boissons sucrées ou les produits manufacturés par un message sanitaire ou à verser une taxe à l'INPES.

Le dépistage précoce de l'obésité chez l'enfant

Sensibilisation des médecins au suivi régulier de la courbe de poids permettant le dépistage et donc le traitement précoce d'une obésité.

La prise en charge des personnes obèses

Les personnes souffrant d'un excès de poids peuvent s'adresser à un médecin nutritionniste qui mettra en place avec elles un programme amaigrissant visant un ***objectif pondéral raisonnable***.

Le traitement associe : diététique, activité physique, mais surtout ***suivi psychologique*** (maintien de la motivation, arrêt de la consommation d'alcool, résolution de problèmes de personnalité…).

VOIR ÉGALEMENT

| Diabète, maladie cardio-vasculaire, malnutrition.

Organisation mondiale de la santé (OMS)

Agence spécialisée des Nations unies pour la santé*, créée en 1946.

Objectif principal

En 1977, l'OMS s'est fixé comme objectif d'amener tous les peuples à un niveau de santé* leur permettant de mener une vie socialement et économiquement productive (« la santé* pour tous en l'an 2000 »), c'est-à-dire de ***réduire les inégalités*** en matière d'exposition aux risques, d'accès à la prévention* et aux soins.

Missions

La stratégie de la santé* pour tous repose sur :
– la mise en place de ***soins de santé primaires***, c'est-à-dire de soins essentiels fondés sur des méthodes efficaces, socialement acceptables, accessibles à tous et à un coût que le pays puisse assumer ;
– le développement de la prévention* : planification familiale, éducation pour la santé*, vaccination, accès à l'eau potable et à l'assainissement, réduction des risques liés à l'environnement ;
– l'amélioration du traitement des maladies : médicaments essentiels, formation de personnels, infrastructures sanitaires, accès aux soins des plus défavorisés.

Priorités actuelles

– Lutte contre le paludisme*, le sida*, la tuberculose*, et sécurité sanitaire mondiale.

– Santé maternelle.
– Surveillance de l'environnement, sécurité des produits alimentaires…

Actions principales

– Établissement de normes internationales : règlement sanitaire international, nomenclature des médicaments, classification des maladies* et des handicaps*, normes alimentaires…
– Surveillance épidémiologique mondiale et définition d'actions prioritaires en direction des pays les plus touchés par une maladie* ou une situation d'urgence.
– Financement de programmes de recherche.
– Diffusion de l'information et de recommandations.
– Mise en place de programmes de santé, renforcement des systèmes de santé, assistance technique, formation…
– Développement de la coopération entre pays et coordination de l'aide sanitaire internationale*.

Organisation

L'OMS est dirigée par un directeur général.
(Voir figure page suivante.)

Bilan des actions de l'OMS

– Un bilan globalement positif :
 • progression de l'espérance de vie* et diminution de la mortalité infantile* dans de nombreux pays en développement ;
 • éradication totale de la variole, presque totale du tétanos néonatal, de la poliomyélite et de l'onchocercose ;
 • action encourageante en matière de tuberculose* mais à réactiver du fait de la pandémie de sida*.
– ***De moins bons résultats*** en matière de paludisme* et de sida* (action supplantée par le programme Onusida).
– ***Une action limitée*** par l'impossibilité d'agir dans un pays sans son autorisation et des ressources insuffisantes en regard des besoins.

Organisation de l'OMS

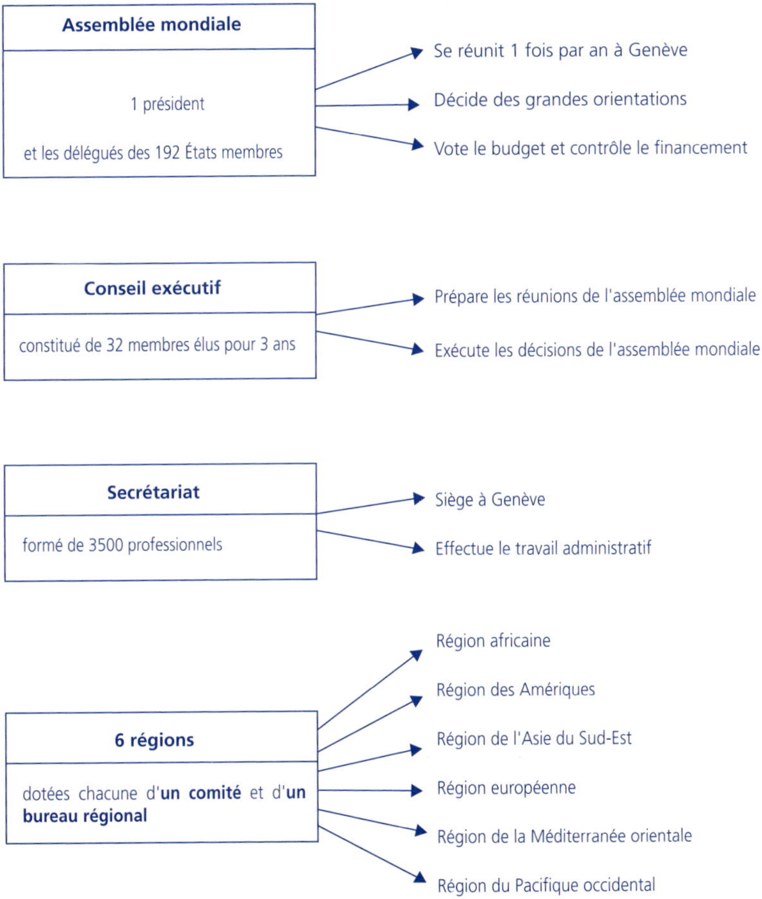

VOIR ÉGALEMENT

Aide sanitaire internationale, espérance de vie, malnutrition, mortalité infantile.

Organisme génétiquement modifié (OGM)

Organisme chez qui un gène provenant d'un autre organisme a été introduit artificiellement afin de lui donner une fonction particulière.

Classification

Classification des OGM

Des plantes transgéniques

– ***Capables de produire une molécule ayant des propriétés pharmaceutiques***
• Pommes de terre produisant un vaccin contre l'hépatite* B
• Tabac contenant de la lipase (traitement de la mucoviscidose)
– ***Possédant des qualités sur le plan agronomique et environnemental***
• Plantes ayant un rendement plus élevé ou résistant à la sécheresse
• Soja, colza, betterave résistant à un herbicide
• Maïs résistant à un insecte (la pyrale)
• Tomate à mûrissement retardé
– ***Possédant des qualités sur le plan nutritionnel***
• Colza donnant une huile enrichie en acides gras insaturés
• Riz et soja hypoallergéniques
• Riz enrichi en protéines ou en vitamine A

Des micro-organismes transgéniques

– Bactéries produisant de l'insuline, de l'hormone de croissance ou de l'interféron
– Levure synthétisant des hormones stéroïdiennes

Des animaux transgéniques

– Souris utilisées pour étudier des maladies humaines ayant une composante héréditaire*
– Brebis ou vaches dont le lait contient un produit utile à la coagulation (traitement de l'hémophilie)
– Porcs ayant des organes immunologiquement compatibles avec l'espèce humaine et donc utilisables pour des greffes*

Avantages et inconvénients

Avantages

- Sur le plan médical (médicaments synthétiques, vaccins)
- Sur le plan nutritionnel :
  - Prévention* (MCV) et lutte contre certaines maladies (mucoviscidose, cancer*)
  - Lutte contre la malnutrition*
- Sur le plan économique :
  - Moins de pertes lors de la commercialisation
  - Diminution des coûts à la production (rendement meilleur, moindre utilisation de pesticides)
- Sur le plan environnemental :
  - Diminution de la pollution de l'eau par les pesticides

Inconvénients

- Risques sanitaires :
  - Aliments toxiques pour l'homme : allergies, cancers*, transfert aux bactéries intestinales d'un caractère de résistance à un antibiotique
- Risques écologiques :
  - Apparition de plantes (mauvaises herbes) résistantes à un herbicide
  - Apparition d'insectes résistants à un insecticide
  - Dissémination des OGM par les graines et le pollen
- Risques économiques :
  - Disparition de l'agriculture biologique
  - Développement de l'agriculture industrielle (disparition des petits agriculteurs et de la qualité gustative et environnementale des produits)
- Risques de bioterrorisme :
  - Agents de la peste, du charbon, de la variole rendus plus dangereux

Législation

– 1986 : premiers essais de culture en plein champ autorisés.
– 1996 : autorisation d'importer du maïs et du soja transgéniques pour le bétail.
– 1998 : autorisation de la culture d'une variété de maïs transgénique.
– 1999 : moratoire européen pour la commercialisation d'autres OGM.
– 2001 : directive européenne imposant la déclaration obligatoire des cultures OGM (non transposée par la France).

– 2004 : levée du moratoire et règlement européen obligeant un étiquetage de l'alimentation humaine ou animale si la quantité d'OGM dépasse 0,9 %.
– 2006 : projet de loi prévoyant l'application du principe de précaution (voir page 275), l'évaluation des risques et le suivi des cultures OGM, une réglementation sur la coexistence des cultures, et l'information des consommateurs.

Statistiques

– En France : 5 000 hectares de maïs OGM seulement, mais la majorité du bétail mange des OGM importés.
– Dans le monde : la culture OGM (soja, maïs, coton, colza) reste marginale (102 millions d'hectares sur 1,5 milliard) mais devrait progresser avec l'adoption du riz transgénique pour l'alimentation humaine et le développement des biocarburants.

VOIR ÉGALEMENT

| Santé publique (crises de).

Organismes privés de protection sociale complémentaire

Organismes privés jouant un rôle croissant en matière de protection complémentaire face aux risques sociaux.

Classification

Les organismes de retraite complémentaire

Ces organismes privés ***à but non lucratif***, affiliés à une des 2 associations (Agirc ou Arcoo) assurent un ***complément de retraite*** aux salariés bénéficiant de l'assurance vieillesse* du régime général qui sont ***obligatoirement*** affiliés.
Les caisses sont administrées par un conseil d'administration formé paritairement par les représentants des salariés et des employeurs et sont financées par les ***cotisations salariales et patronales*** selon le principe de la répartition.

Au moment de sa retraite, le salarié percevra une retraite complémentaire dont le montant dépendra du nombre de ***points*** acquis et de la valeur du point en vigueur au moment du versement de la pension.

Les mutuelles

Ces groupements privés ***à but non lucratif*** fonctionnent selon le principe de la ***solidarité*** (les excédents sont réinvestis dans des actions sociales ou de prévention*).

Les sociétaires y adhèrent ***librement*** moyennant le paiement de ***cotisations***.

On distingue les mutuelles territoriales, d'entreprises, interentreprises ou professionnelles.

Elles sont régies par le Code de la mutualité, l'État en assurant le contrôle juridique et financier par l'intermédiaire du Conseil supérieur de la mutualité.

Les mutuelles sont gérées par les adhérents cotisants se réunissant en assemblée générale. Cette dernière fixe les cotisations en fonction du ***coût réel*** des prestations et élit un conseil d'administration chargé de mettre en œuvre celles-ci. Un président élu et un bureau gèrent les affaires courantes.

Elles offrent à leurs adhérents :

– ***une couverture sociale complémentaire :*** assurance maladie complémentaire (prise en charge du ticket modérateur* et du forfait hospitalier*, meilleure couverture des frais d'optique ou d'appareillage, indemnités journalières complémentaires), assurance complémentaire décès ou invalidité, assurance-vie assurant un complément de ***retraite par capitalisation*** ;

– ***des services :*** cliniques*, centres d'optique ou dentaires, maisons de retraite, centres de vacances.

Elles participent au financement de la CMU*.

Les assurances privées

Ce sont des établissements privés ***à but lucratif***, c'est-à-dire demandant à leurs clients une ***prime*** calculée en fonction du risque couru et du dédommagement souhaité (bénéfices répartis entre les actionnaires).

Ils peuvent refuser d'assurer un risque s'ils l'estiment trop important.

Les institutions de prévoyance

Il s'agit d'organismes de droit privé ***à but non lucratif***, constitués sur la base d'une convention, d'un accord d'entreprise, de branche ou au sein d'une entreprise.

Ils sont gérés par un conseil d'administration formés de représentants des salariés et des employeurs et sont financés par des ***cotisations salariales et patronales***.

Ils assurent aux salariés ayant ***volontairement cotisé*** un complément de retraite ou des prestations complémentaires en cas d'invalidité ou de chômage*.

Le développement de la prévoyance individuelle

Il s'explique par l'augmentation de la participation des Français à leurs dépenses de soins, la faiblesse de beaucoup de retraites (allongement de la durée de cotisations) et les craintes pesant sur l'avenir de l'Assurance vieillesse*.

Cela n'est pas sans inconvénients : baisse de la consommation (pour épargner), déresponsabilisation des usagers bénéficiant d'une complémentaire santé par rapport à leurs dépenses de soins, accentuation des inégalités d'accès aux soins (les tarifs des organismes de prévoyance davantage sollicités deviennent inabordables à un plus grand nombre de personnes) et des niveaux de retraite (capitalisation réservée aux plus aisés).

VOIR ÉGALEMENT

| Assurance maladie, assurance vieillesse, protection sociale.

P

Pacte civil de solidarité (Pacs)

Contrat privé établi entre 2 personnes majeures de même sexe ou de sexe différent, auprès d'un TGI ou d'un notaire, pour organiser leur vie commune.

Législation

Le Pacs, instauré par la loi du 15 novembre 1999, a été sensiblement modifié par la loi réformant les successions et les libéralités du 23 juin 2006 qui reconnaît celui-ci comme une vraie forme d'union, en la faisant figurer en marge de l'acte de mariage*, et renforce les droits du partenaire survivant.

Objectifs

– Apporter une réponse à l'évolution des mœurs (recul du mariage*, progression de l'union libre, meilleure acceptation de l'homosexualité), ***en donnant un statut légal aux couples non mariés***, homosexuels ou hétérosexuels, de façon à leur permettre d'organiser leur vie commune.
– Mettre fin aux discriminations* subies par les couples homosexuels.

Conséquences

– La signature d'un Pacs génère des droits et des obligations :
- les partenaires s'engagent à une obligation de vie commune, d'aide matérielle et d'assistance réciproque. Ils sont solidaires à l'égard des dettes contractées pour les besoins de la vie courante, sauf dettes manifestement excessives ;
- ils bénéficient des droits accordés aux couples mariés en matière de droit au bail, de travail (prise des congés, vœux de mutation des fonctionnaires), d'obtention d'un titre de séjour (pour un partenaire étranger pacsé avec un Français) et de prestations sociales* (droit à l'assurance maladie*, maternité*, décès pour le partenaire à la charge effective d'un assuré social), mais le Pacs ne donne pas droit à l'adoption* ni à l'AMP* ;

• depuis janvier 2007, chacun reste seul propriétaire des biens acquis avant ou pendant le Pacs (régime de l'indivision remplacé par la séparation des biens) ;
• en cas de décès, l'autre peut jouir du logement pendant un an et il est possible pour un partenaire de donner le logement du couple au survivant par testament.

– Ce contrat peut être rompu d'un commun accord ou par un seul membre et prend fin automatiquement au mariage* ou au décès de l'un des Pacsés.

Statistiques

Depuis sa création, 200 000 Pacs ont été signés et 12 % d'entre eux ont été dissous.

VOIR ÉGALEMENT

Adoption, assistance médicale à la procréation, discrimination, famille, juridictions civiles, mariage.

Paludisme (ou malaria)

Maladie infectieuse parasitaire (appelée aussi *malaria*) due à un *Plasmodium* dont il existe 4 espèces différentes : *P. falciparum, P. vivax, P. ovale* et *P. malariae.*

Caractéristiques

Contamination

La transmission à l'homme se fait lors d'une piqûre par un ***moustique*** (l'anophèle femelle) infecté qui lui inocule des parasites, qui vont se localiser dans le ***foie***, puis envahissent les ***globules rouges*** provoquant leur destruction.

Le cycle du parasite peut se poursuivre si un anophèle les aspire en piquant le sujet.

La maladie*

Elle se manifeste le plus souvent par des ***accès simples*** se succédant tous les 2 ou 3 jours selon l'espèce en cause et se déroulant en 3 phases successives :

• frisson suivi d'une élévation de la température avec vomissements et céphalées ;
• **fièvre élevée** avec sensation de chaleur intense ;
• chute de la température accompagnée de sueurs et d'une crise urinaire.

Le diagnostic repose sur la mise en évidence du parasite dans le sang (goutte épaisse).

– Plus rarement, la maladie se traduit, notamment chez le jeune enfant, par un ***accès grave***, généralement dû à *P. falciparum*, avec coma hyperthermique et signes méningés, souvent mortel.

– ***Le paludisme évolutif viscéral***, qui se voit chez les habitants des pays d'endémie, associe fièvre, amaigrissement important, anémie sévère et grosse rate.

Statistiques

Dans le monde

– ***Première cause de morbidité et de mortalité infantile*** ★ ***mondiale***, le paludisme est endémique ***dans les régions tropicales et subtropicales*** (Afrique sub-saharienne, Amérique latine, Proche-Orient, Asie), où il tue chaque année 1 à 3 millions de personnes, et en infecte 300 millions.

– Alors qu'il régresse avec le développement, ***il progresse dans les pays les plus pauvres*** du fait :

• de ***la résistance du parasite*** à la chloroquine, médicament peu coûteux jusque-là efficace ;
• de la résistance de l'anophèle aux insecticides ;
• du réchauffement de la planète qui fait apparaître cette maladie★ dans de nouvelles régions.

En France

Le nombre des cas découverts chez les personnes revenant des Tropiques est ***en hausse*** (7 000 cas annuels dont 20 décès) du fait le plus souvent d'une chimioprophylaxie mal prise.

Dispositif de lutte

La recherche

La relance des recherches visant à mettre au point un vaccin paraît primordiale.

En France

Il est nécessaire d'intensifier l'information des voyageurs afin de les sensibiliser à l'intérêt d'une :

– ***chimioprophylaxie correctement prise :*** assurée grâce à un ou deux médicaments antipaludéens, selon le pays de destination, elle doit débuter le jour du départ, se poursuivre durant le séjour et 1 à 4 semaines après le retour ;

– ***protection contre les piqûres d'anophèle :*** vêtements couvrant imprégnés d'insecticide, répulsif sur les zones découvertes, moustiquaires imprégnées d'insecticide ou diffuseurs antimoustiques.

Dans les pays en développement

– Lutte contre le moustique : pulvérisations de DDT, destruction chimique des larves, distribution de moustiquaires imprégnées d'insecticide.

– Accès de tous aux médicaments antipaludéens, grâce au fonds mondial Onusida, afin d'assurer une prophylaxie (à réserver aux femmes enceintes et aux jeunes enfants) et le traitement des malades grâce à une mono ou bithérapie (ACT) selon le niveau de résistance du parasite.

VOIR ÉGALEMENT

Aide sanitaire internationale, maladie, maladie infectieuse, Organisation mondiale de la santé, prévention.

Pauvreté

Fait d'avoir des ressources financières inférieures aux autres.

Classification

– ***L'état de pauvreté absolue*** est le fait de ne pas disposer du minimum vital. Cet état se transmet souvent de génération en génération car ces personnes cumulent des handicaps sociaux : illettrisme, handicap* physique ou mental, absence de logement ou mal-logement*.

– ***L'état de pauvreté relative*** est le fait d'avoir des ressources inférieures au ***seuil de pauvreté***, c'est-à-dire à 60 % du revenu médian de la population (788 euros mensuels pour une personne seule).

– ***L'état de précarité*** correspond à l'absence de sécurité (patrimoine, qualification, CDI) qui expose à un ***risque immédiat de pauvreté*** en cas de survenue d'un événement (chômage*, maladie, divorce*, mauvaise gestion des ressources…).

Caractéristiques

– La pauvreté concerne en priorité les ***personnes seules*** et les ***familles monoparentales. Les moins de 25 ans et les femmes*** sont surreprésentés, et la part des ***plus de 50 ans*** augmente.
– Elle est de plus en plus ***urbaine*** et touche surtout les grandes villes, le Nord et le pourtour méditerranéen.
– ***Les inégalités d'exposition à des conditions d'emploi fragiles*** ont considérablement augmenté, ce qui génère des inégalités par rapport à l'avenir et dans le degré de socialisation*, que traduisent les émeutes dans les banlieues.

Statistiques

6,9 millions de personnes vivent sous le seuil de la pauvreté, soit 11,7 % de la population. Sur un long terme, le taux de pauvreté a fortement diminué mais ce recul a surtout profité aux retraités, alors que ***le taux de pauvreté des salariés augmentait*** et, depuis 2002, l'Observatoire national de la pauvreté et de l'exclusion* sociale note une réaugmentation du nombre des pauvres.

Causes

– ***Une mauvaise conjoncture économique*** (croissance faible, mondialisation) à l'origine d'une progression du chômage* et des emplois précaires (CDD, intérim, contrats aidés…) ou faiblement rémunérés.
– ***La crise du logement*** (flambée des loyers, faible actualisation des aides au logement, manque de logements sociaux), qui fait que le loyer représente une part de plus en plus importante du budget des ménages (30 % des SDF ont un emploi).
– ***La réforme de l'assurance chômage*** de 2004, qui a durci les conditions d'accès et réduit la durée d'indemnisation des moins de 50 ans.
– ***Des divorces**** de plus en plus fréquents.

Conséquences

Individuelles

– Exclusion* des modes de vie habituels (alimentation, appareils ménagers, habillement, loisirs, vacances…).
– Mal-logement*.
– Inégalités de santé et d'accès aux soins :
  • les plus pauvres ont l'espérance de vie* la plus courte et présentent plus souvent certaines maladies : psychiques (dépression, anxiété avec consommation excessive de substances psychoactives, agressivité), organiques (obésité*, tuberculose*, cirrhose, maladies dermatologiques, dentaires ou traumatiques) ;

• les difficultés d'accès aux soins ont été accentuées par l'augmentation de la participation des usagers à leurs dépenses de soins, pénalisant ceux qui n'ont pas de complémentaire santé, et l'instauration du parcours de soins coordonné qui pèse sur les SDF.

Collectives

– On assiste au développement :
- de la mendicité, de la délinquance*, de la prostitution et du travail non déclaré ;
- de la violence comme manifestation de révolte, notamment dans les banlieues ;
- des comportements de fuite dans l'alcoolisme* et la toxicomanie ;
- des placements d'enfants, pour raisons financières ou perte d'un logement ;
- des opinions de plus en plus sévères à l'égard des pauvres.

– Les conseils généraux ont du mal à assumer le poids croissant du RMI*et de l'aide sociale*, et l'État celui de la CMU*.

Dispositif de lutte

(Voir Politique de lutte contre l'exclusion, page 236.)

VOIR ÉGALEMENT

Exclusion, mal-logement, politique de lutte contre l'exclusion, saturnisme, surendettement.

Planification sanitaire

Dispositif permettant de prévoir l'organisation de l'offre de soins hospitaliers à l'intérieur de secteurs géographiques déterminés (les territoires de santé).

Objectifs

Assurer à tous les Français une ***médecine hospitalière de haute qualité et au moindre coût***, c'est-à-dire adaptée aux besoins de la population sans être excessive, et ***répartie de façon homogène sur tout le territoire***.

Fonctionnement

Les outils de la planification

Plusieurs textes de loi (réformes hospitalières de 1970 et 1991, ordonnance de 2003, plan hôpital 2007) ont mis en place puis modifié les outils de la planification et ***renforcé la déconcentration**** en donnant davantage de pouvoirs aux agences régionales de l'hospitalisation.

– ***Les schémas régionaux d'organisation sanitaire*** (Sros) et leurs annexes, revus tous les 5 ans, fixent, au niveau des territoires de santé, les objectifs de répartition des établissements privés et publics, des activités de soins et des équipements matériels lourds compte tenu de l'offre hospitalière existante, des besoins de santé* de la population et de leur évolution (progrès médicaux, démographie, épidémiologie) et des moyens de la médecine de ville et des secteurs médico-social et social.

– ***La coopération sanitaire*** entre établissements hospitaliers, établissements médico-sociaux, professionnels libéraux du secteur médical et du secteur social est encouragée afin d'assurer une complémentarité entre établissements publics et privés, établissements médico-sociaux et professionnels libéraux de santé*, et une meilleure coordination des soins. Elle s'effectue grâce à la mise en place de ***groupements de coopération sanitaire (GCS)*** (pour gérer en commun un bloc opératoire ou un appareil d'IRM, par exemple) et de ***réseaux de soins*** (en gérontologie, en cancérologie…).

– ***Des contrats pluriannuels d'objectifs et de moyens*** (CPOM) sur 5 ans doivent être signés par chaque établissement avec l'ARH, précisant les objectifs qu'il vise en matière de qualité de soins, les transformations et les moyens nécessaires.

Les acteurs de la planification

– ***Les agences régionales de l'hospitalisation,*** dotées de la personnalité morale de droit public, sont constituées à égalité de représentants de l'État (Drass) et de l'Assurance maladie*, sous l'autorité d'un directeur nommé en Conseil des ministres. Au niveau de la région, le directeur de l'ARH :

- arrête le Sros après avis du comité régional de l'organisation sanitaire et ***autorise*** toute ouverture ou transformation concernant un établissement de santé public ou privé, ou implantation d'un équipement matériel lourd, ***conforme à ce dernier*** ;
- conclut les CPOM et approuve les GCS ;
- détermine chaque année les ressources de chaque établissement à partir de l'enveloppe régionale affectée aux dépenses hospitalières (voir page 109) ;
- peut supprimer une autorisation d'activité (maternité, bloc opératoire) pour sous-activité manifeste.

– ***Des organes régionaux ont un rôle consultatif*** : le comité régional de l'organisation sanitaire et sociale (Cross) est consulté sur le projet de Sros ou le déficit en soins constaté dans certaines régions, et la conférence régionale de santé sur les priorités sanitaires régionales qui seront prises en compte par la Conférence nationale de santé.

– ***Au niveau national, la Haute Autorité de santé*** est un établissement public à caractère scientifique doté de la personnalité morale. Elle s'assure que tous les établissements de santé développent bien une démarche de certification tous les 4 ans (voir page 109), élabore des référentiels de bonne pratique de soins diffusés aux médecins (RMO) et évalue le service médical rendu par les produits de santé.

VOIR ÉGALEMENT

Clinique, déconcentration, dépenses de santé (maîtrise médicalisée des), établissements de santé, établissements sociaux et médico-sociaux, hôpital.

Politique d'action sociale

Ensemble des mesures prises par les pouvoirs publics pour améliorer le bien-être global de la société et assurer à la population l'accès aux biens et services indispensables.

Objectifs

– Garantir l'accès de tous aux droits fondamentaux (santé*, éducation, emploi, logement, culture, loisirs…).

– Prévenir et supprimer les situations menant à l'exclusion* et réduire les inégalités sociales.

Classification

– Les politiques sociales globales visent à garantir collectivement les individus contre l'ensemble des risques sociaux (santé*, vieillissement*, chômage*…).

– Les politiques sociales catégorielles sont destinées à des publics particuliers (mineurs en danger ou délinquants, personnes âgées ou handicapées, immigrés, SDF, personnes surendettées, toxicomanes…).

– Les politiques sectorielles concernent certains domaines (ville, logement, santé*).

– Les politiques transversales impliquent l'action de plusieurs ministères.

Acteurs

Les acteurs publics

– ***Au niveau national***, l'État joue un rôle important puisque c'est le gouvernement, au travers de différents ministères (Éducation nationale, Santé et Solidarités, Emploi – cohésion sociale – Logement), qui élabore les projets de lois et prend les ordonnances et les décrets définissant les politiques d'action sociale.

– ***Au niveau local***, les services déconcentrés de l'État (Drass et Ddass, directions de la PJJ*, DDTEFP…) servent de relais et les collectivités locales (départements surtout) sont devenues, avec la décentralisation*, des partenaires à part entière.

Les acteurs privés

– ***Les associations**** jouent un rôle important : associations de rencontre (club du 3e âge), d'influence (associations de consommateurs, d'usagers, de familles…) ou de service (aide à domicile…).

– ***Les caisses de Sécurité sociale**** distribuent des prestations, exercent une action sanitaire et sociale (octroi de prestations supplémentaires ou d'aides, mise à disposition de services sociaux) et participent aux politiques de santé, de la famille* et du logement.

VOIR ÉGALEMENT

Action sociale, association, délinquance juvénile (dispositif de lutte), décentralisation, déconcentration, échec scolaire, mal-logement, politique de la famille, politique de la vieillesse, politique de la ville, politique de l'emploi, politique de l'immigration, politique de lutte contre la toxicomanie, politique de lutte contre l'exclusion, politique du handicap, urgence sociale (dispositif).

Politique de la vieillesse

Réponses de la collectivité au vieillissement de la population française.

Les acteurs et le financement

La politique actuelle est contenue dans les plans Vieillissement et Solidarité (2004-2007) et Solidarité grand âge (2007-2012).

L'assurance vieillesse* assure le financement des retraites.

La contribution solidarité autonomie, instituée en 2004, est acquittée par les employeurs qui versent à la Caisse nationale de solidarité pour l'autonomie 0,3 % des salaires grâce à la suppression d'un jour férié ou de RTT. Elle sert à financer la dépendance.

Les départements assument la charge de l'aide sociale* aux plus démunis.

Les réponses à la dépendance

Les efforts en faveur du maintien à domicile

Motivé par des considérations humaines mais aussi économiques, le maintien à domicile s'est considérablement développé à partir des années soixante-dix.

– ***Une aide à domicile ou une auxiliaire de vie*** peut accompagner la personne âgée dans ses activités quotidiennes. Le plan de développement des services à la personne doit permettre de faciliter leur embauche (chèque emploi, allégement de charges).

– ***Les services de soins infirmiers à domicile (SSIAD) ou d'HAD*** permettent d'éviter ou de différer des hospitalisations ou admissions en section médicalisée. Des aides-soignants ou infirmiers dispensent, sur prescription médicale, ***des soins infirmiers ou d'hygiène*** à la charge de l'Assurance maladie*.

– ***Les services complémentaires*** se multiplient : portage de repas, téléalarme, foyers-restaurants, places d'hébergement temporaire ou d'accueil de jour pour les malades d'Alzheimer*.

Le développement et l'humanisation de l'hébergement collectif

– Si le maintien à domicile s'avère impossible, la personne dépendante peut aller dans un ***établissement*** public ou privé (voir tableau page suivante).

Établissements pour personnes âgées dépendantes

Établissement	Description
– ***Établissements médicaux*** • Unités de soins de longue durée (USLD)	– Elles hébergent les personnes âgées ayant perdu leur autonomie et nécessitant ***une surveillance médicale constante*** moyennant un forfait soins pris en charge par l'Assurance maladie* Le prix de journée de l'hébergement est à la charge du malade, de ses obligés alimentaires ou de l'Aide sociale*
• Services d'HAD	– Ils écourtent les hospitalisations et évitent les fins de vie à l'hôpital*
– ***Établissements médico-sociaux*** • Maisons de retraite	– Publiques ou privées à but lucratif, elles accueillent les personnes âgées ***assez valides*** pour accomplir les actes de la vie courante et se dotent de ***sections médicalisées*** pour accueillir les résidents devenus malades. Ces établissements offrent des prestations variées : logement, entretien des chambres et du linge, restauration, suivi médical Un effort d'humanisation et de modernisation y est accompli : animations, ouverture sur l'extérieur, participation aux conseils d'établissement ***Le prix de journée***, fixé par le conseil général en fonction de la dépendance, comporte : un volet hébergement à la charge du résident ou de l'aide sociale*, un volet soins à la charge de l'Assurance maladie* et un volet dépendance assumé par la personne ou couvert par l'APA
• Foyers-logements	– Ils offrent ***un logement indépendant*** en contrepartie d'un loyer. Les résidents peuvent y bénéficier de services collectifs (restaurant, blanchisserie) et de plus en plus souvent de soins dans une section médicalisée
• Les maisons d'accueil pour personnes âgées dépendantes (MAPAD)	– Ce sont de petites unités de vie plus ou moins médicalisées regroupées autour de services communaux sous la responsabilité d'une maîtresse de maison

– Le ***placement familial*** peut suppléer au manque de places en hébergement collectif.
Il a lieu dans une famille agréée par le conseil général. La personne âgée, en tant qu'employeur, y est exonérée des cotisations sociales.

L'allocation personnalisée d'autonomie (APA)

Instituée en 2001, cette allocation d'aide sociale* est financée par les départements, qui perçoivent une partie de la contribution solidarité autonomie.

Elle bénéficie à toute personne âgée d'au moins 60 ans, résidant en France, et qui se trouve dans l'incapacité d'assumer les conséquences de sa perte d'autonomie, et cela ***sans conditions de ressources***. Le montant de cette prestation, déterminé par ***un barème national***, dépend des revenus et de la dépendance de la personne, cette dernière étant évaluée à partir d'une grille comportant 6 niveaux de dépendance (GIR). L'APA peut servir à couvrir des dépenses d'aide à domicile ou le tarif dépendance en cas d'hébergement dans un établissement.
Son montant maximal varie de 500,90 euros (GIR 4) à 1 168,76 euros/mois (GIR 1).

Les réponses à la cessation d'activité

La perte des revenus liée au départ à la retraite est compensée, en partie seulement, par les prestations de l'Assurance vieillesse*. Le retraité perçoit en plus de la pension de retraite de la Sécurité sociale* une retraite complémentaire (voir page 212).

Les réponses à la maladie*

L'amélioration de la filière des soins gériatriques

– Création de places de court séjour gériatrique permettant de dispenser aux personnes âgées des soins adaptés.
– Augmentation des capacités d'accueil des services de soins de suite et de soins de longue durée.
– Création de réseaux de soins gérontologiques associant médecins hospitaliers et libéraux, services sociaux et d'aide à domicile afin d'éviter les hospitalisations inutiles ou sociales ou de les écourter.
– Structures pour les malades d'Alzheimer.

L'accompagnement de la fin de vie

– Amélioration de la prise en charge de la ***douleur*** : ouverture de consultations spécialisées, formation des professionnels de santé au repérage et au traitement de la douleur.
– Développement des ***soins palliatifs*** à l'hôpital* ou à domicile, accueillant les malades en phase terminale pour apaiser leurs douleurs et leur apporter du réconfort ainsi qu'à leur famille.
– Droit au laisser mourir (voir page 113).

Le développement de la vie sociale des personnes âgées

– Développement de ***l'intergénérationnel*** : couplage crèche ou école avec une maison de retraite, échanges de services dans un immeuble…

– Activités de resocialisation (théâtre, activités sportives, groupes de paroles…) dans les établissements.
– Facilitation du bénévolat dans une association* : aide aux devoirs, parrainage d'un adolescent en difficulté…
– Relance de l'emploi des seniors.

VOIR ÉGALEMENT

Aide sociale, assurance vieillesse, démographie française, dépenses de retraite, établissements sociaux et médico-sociaux, maladie d'Alzheimer, organismes privés de protection sociale complémentaire, professions sociales, vieillissement.

Politique de la ville

Mesures destinées à favoriser le développement de certains quartiers afin de lutter contre l'exclusion* et de favoriser l'insertion sociale, culturelle et professionnelle des habitants.

Historique

Instituée dans les années 1970, la politique de la ville s'est intensifiée en 1988 avec la prise de conscience de l'existence d'un véritable ***« malaise des banlieues »***, ces termes évoquant les grands ensembles situés à la périphérie des villes, symboles de la fracture sociale avec leur cortège de chômage*, de délinquance*, de drogue* et de violence.

Elle s'exerce au travers de **« contrats de ville »,** liant les efforts financiers de l'État et des collectivités locales et par le lancement de grands projets de ville et d'opérations de renouvellement urbain. Les villes en grande difficulté reçoivent une dotation de solidarité urbaine de l'État.

Parmi les lois récentes entrant dans ce cadre, on peut citer la ***loi de programmation pour la cohésion sociale*** du 18 janvier 2005, et la ***loi sur l'égalité des chances***, ayant notamment créé une Agence nationale pour la cohésion sociale et l'égalité des chances, chargée de « l'humain » dans les quartiers défavorisés, comme réponse aux violences urbaines de 2005.

Statistiques

On dénombre environ ***1 300 quartiers en difficultés***, dont 752 ***zones urbaines sensibles*** (ZUS) devant bénéficier d'un soutien prioritaire. L'Île-de-France, les départements du Nord, du Rhône, des Bouches-du-Rhône et du Pas-de-Calais sont les plus concernés.

Mesures

Pour améliorer les conditions de vie

– ***Restructuration en profondeur des ZUS :*** opérations de réhabilitation et de démolition-reconstruction financées par l'Agence nationale pour la rénovation urbaine, et meilleure présence des services publics.
– ***Loi SRU*** du 13 décembre 2000 visant à favoriser la mixité sociale en obligeant les municipalités comptant moins de 20 % de logements sociaux à atteindre ce seuil en 20 ans.
– ***Subventions aux associations★ de quartier :*** aide aux devoirs et aux démarches administratives, médiation★...
– ***Adultes-relais★*** chargés d'un rôle de médiation★ : information, aide dans les démarches, prévention et résolution des petits conflits de la vie quotidienne...
– Lutte contre les discriminations★.

Pour réduire l'échec scolaire★

(Voir page 98.)

Pour favoriser l'emploi

– Création de nouvelles ***zones franches urbaines*** (ZFU) avec exonération de charges fiscales et sociales pour les entreprises de moins de 50 salariés ou les associations★ s'y installant, subordonnées à une clause d'emploi des habitants du quartier.
– Développement des ***contrats d'aide à l'emploi★*** (voir page 54) et fort engagement en faveur des jeunes en difficulté d'insertion (voir page 231).

Pour rétablir la sécurité

– La politique de sécurité se fait par concertation et collaboration entre ses différents acteurs au travers de diverses instances (voir page 65). Un Bureau national de coordination de la lutte contre les violences urbaines a été créé fin 2004.
– Des unités de forces mobiles (CRS, gendarmerie) sont mises en œuvre dans ces quartiers, la sécurité dans les transports a été améliorée (équipements de sécurité police ferroviaire), de même que dans les établissements scolaires (voir page 327) et la vidéosurveillance dans les lieux publics développée.

– Dans les clubs de prévention, des éducateurs de rue tentent de socialiser les jeunes (soutien affectif, aide aux démarches avec l'administration ou les autorités judiciaires ou dans la gestion de leurs relations familiales).
– Le traitement de la délinquance juvénile* repose sur des mesures éducatives, mais aussi répressives, et la responsabilisation des parents (voir page 69).

VOIR ÉGALEMENT
Adulte-relais, association, délinquance, discriminations, échec scolaire, médiation, politique de l'immigration, socialisation, violences scolaires.

Politique de l'emploi

Dispositif mis en place par la collectivité pour faire régresser le chômage*.

Objectifs

Les politiques appliquées successivement en France depuis 1973 ont visé alternativement trois objectifs en les entremêlant plus ou moins.

Éviter ou limiter les suppressions d'emplois

C'est le premier axe de toute politique de l'emploi en période de crise.
Cela consiste en particulier à éviter les licenciements économiques de façon à empêcher la suppression de certaines activités qui serait préjudiciable lors du retour de la croissance, mais aussi à limiter le coût du chômage* tant individuel que collectif et à prévenir la survenue de conflits sociaux.

Restructurer le système productif

Il s'agit d'accroître les performances des entreprises grâce à des gains de productivité et davantage de flexibilité.

Réduire les inégalités face au chômage*

On oriente prioritairement vers l'emploi les publics les plus vulnérables, dans un but de lutte contre l'exclusion* et de justice sociale.

Différents types de mesures

Les mesures passives

Elles se limitent à gérer simplement la pénurie d'emplois :
– indemnisation des chômeurs ;
– réduction de la population active : retrait des femmes du marché du travail par des prestations en direction des mères de famille, allongement de la scolarité des jeunes, envoi des chômeurs en formation, freinage ou blocage de l'immigration*, encouragement à la cessation anticipée d'activité.

Les mesures actives

Elles visent à exercer un effet positif sur l'emploi :
– amélioration du fonctionnement du marché du travail par une meilleure mise en relation des offres et des demandes d'emploi : développement des services d'information, informatisation de la gestion des offres et des demandes… ;
– développement de la formation professionnelle comme facteur de réinsertion des chômeurs et de prévention du chômage* chez les jeunes ;
– réduction de la durée du travail* ;
– subvention à l'emploi : aides aux entreprises en difficulté en contrepartie du maintien d'un certain nombre d'emplois, aides à la création d'emplois, incitation à l'embauche des travailleurs en grande difficulté d'insertion.

La politique de l'emploi menée depuis 30 ans

La Fance est engluée depuis 1973 dans un chômage* de masse malgré les remèdes tentés par les gouvernements successifs.

Des mesures de soutien à l'emploi

– ***Baisse des charges patronales sur les bas salaires depuis 1993*** (recette efficace mais coûteuse, qualifiée de « trappe à bas salaires » et ayant contribué au ralentissement de la productivité).
– ***Contrats d'aide à l'emploi**** centrés sur les personnes les plus éloignées de l'emploi : CAE et CIE (voir page 54). Ces dispositifs améliorent les chiffres du chômage* à court terme (effet d'aubaine pour les entreprises), mais sont trop peu nombreux et coûtent cher à l'État.

– ***Incitations au retour à l'emploi des titulaires de certains minima sociaux**** : CI-RMA (voir page 194), possibilité de cumuler pendant 3 mois le RMI*, l'ASS ou l'API avec un salaire.
– ***Développement des services à la personne*** : mise en place d'enseignes de référence regroupant les différents opérateurs, chèque emploi-service universel donnant droit à des réductions d'impôt, allégement des charges des particuliers employeurs ou des prestataires de services agréés, amélioration des conditions d'exercice de ces métiers.

Un fort engagement en faveur des jeunes

– Création des ***missions locales***, associations* intercommunales ou groupements d'intérêt public rassemblant une équipe technique (psychologues, éducateurs, conseillers d'orientation…) chargées de favoriser l'insertion professionnelle des 16-25 ans en collaboration avec les ***permanences d'accueil, d'information et d'orientation (PAIO)***.
– ***Instauration d'un droit à l'accompagnement vers un emploi durable*** des 16-25 ans sans qualification ou ayant une qualification inférieure au bac, mis en œuvre par les missions locales ou les PAIO chargées de mobiliser les offres de service les plus adaptées. Le jeune signe avec l'État un ***contrat d'insertion dans la vie sociale (Civis)*** d'une durée de 1 an renouvelable 12 mois (ou jusqu'à réalisation de l'insertion professionnelle pour les moins qualifiés) lui permettant de bénéficier du soutien d'un référent et de suivre un parcours personnalisé alternant formation, stage et emploi. Stagiaire de formation professionnelle, il bénéficie d'une protection sociale* et peut percevoir dès 18 ans une allocation de l'État (900 euros/an), hors périodes rémunérées, et d'aides complémentaires (logement, mobilité, santé*).
– Création du contrat jeune en entreprise (voir page 55).
– Développement des contrats d'insertion en alternance*.

Le partage du temps de travail

L'idée en est résumée par la formule « travailler moins pour travailler tous » :
– ***incitation au travail à temps partiel*** par un allégement de 30 % des charges patronales sur ce type d'emploi, avec toutefois un encadrement de cette pratique pour éviter les abus ;
– lois Aubry sur les 35 heures, dont les effets ont été modestes ;
– ***incitations à la préretraite*** qui ont joué un rôle d'amortisseur social mais coûtent très cher et ne réduisent pas le chômage* des jeunes.

Le renforcement du contrôle des droits des chômeurs

– ***Réforme de l'Assurance chômage**** ayant institué un suivi personnalisé des chômeurs (bilan de compétences, construction d'un projet professionnel), mais en

échange ceux-ci doivent accomplir des actes positifs et répétés en vue de retrouver un emploi et respecter ce à quoi ils se sont engagés en sigant un PARE (voir page 143).
– ***Aides aux chômeurs créateurs ou repreneurs d'entreprise*** bénéficiaires de certains minima sociaux*.
– ***Plan d'action pour les seniors*** : CDD réservé aux plus de 57 ans et renforcement de l'accompagnement des chômeurs âgés.
– Lutte contre les discriminations* à l'embauche (voir page 82).

VOIR ÉGALEMENT

Assurance chômage, contrat d'aide à l'emploi, contrat d'insertion en alternance, dépenses de retraite, discrimination, indemnisation du chômage.

Politique de l'immigration

Dispositif destiné à répondre à l'arrivée en France d'immigrés venus s'y installer et y travailler.

Objectifs

La politique de l'immigration* élaborée par le ministère de l'Intérieur vise à préserver la cohésion sociale :
– en contrôlant les flux migratoires via le concept de « l'immigration choisie » plutôt que de « l'immigration subie » ;
– et en favorisant l'intégration des immigrés.

Législation

Ces dernières années, plusieurs textes ont marqué un durcissement de la législation en la matière : loi relative à l'immigration, au séjour des étrangers en France et à la nationalité du 26 novembre 2003, réforme du droit d'asile du 10 décembre 2003 et loi relative à l'immigration et à l'intégration du 24 juillet 2006.

Mesures

Lutte contre l'immigration clandestine

– Renforcement de la police des frontières (contrôle des frontières, passeports biométriques, lutte contre le travail illégal, interpellations et reconduites à la frontière).
– Obligation de quitter le territoire français dans un délai d'un mois en cas de refus ou de retrait d'un titre de séjour.
– Facilitation des reconduites à la frontière (allongement de la durée de rétention administrative, visas biométriques).
– Abrogation de la régularisation de droit des clandestins en France depuis plus de 10 ans, et strict encadrement des régularisations au nom de la vie privée et familiale.
– Aide au développement des pays pauvres.

Limitation de l'immigration subie

– ***Les mariages* mixtes*** à l'étranger sont davantage contrôlés (lutte contre les unions fictives) par les consulats et les actes de mariage ne sont plus transcrits automatiquement. *Idem* pour les mariages mixtes célébrés en France.
– ***Les conjoints de Français*** doivent justifier d'un visa de long séjour de plus de 3 mois pour obtenir une carte de séjour « vie privée, vie familiale », attendre 3 ans et justifier de leur intégration (maîtrise de la langue française, respect des valeurs de la République), pour demander une carte de résident. Ils ne peuvent demander la nationalité française* qu'après 4 ans de vie commune.
– ***Les conditions du regroupement familial sont encore durcies :*** allongement à 18 mois de la durée du séjour à l'issue duquel une demande pourra être faite, conditions de logement et de ressources plus strictes, maîtrise du français.

Immigration de travail choisie

– La venue de main-d'œuvre étrangère dans les secteurs déficitaires (restauration, travaux publics, santé*...) est favorisée. Les étrangers concernés peuvent obtenir une carte de séjour temporaire sans que leur soit opposable la situation de l'emploi.
– Un nouveau titre de séjour, « talents et compétence », d'une durée de 3 ans renouvelable vise à favoriser l'immigration hautement qualifiée susceptible de participer au développement économique ou au rayonnement de la France.
– Les étudiants étrangers « les meilleurs » peuvent bénéficier d'une carte de séjour « étudiant » de 1 à 4 ans leur donnant le droit d'exercer une activité professionnelle.

Aides à l'intégration

– Création d'une « Agence nationale de l'accueil des étrangers et des migrations » et élaboration de programmes régionaux d'intégration des immigrés.

– ***Signature obligatoire d'un contrat d'accueil et d'intégration*** par tout étranger primo-arrivant de plus de 16 ans désirant obtenir une carte de résident. Celui-ci s'engage à suivre une formation civique (connaissance des valeurs et des institutions de la France) et linguistique, et bénéficie d'une formation sur la vie en France et éventuellement d'un bilan de compétences professionnelles.
– Lutte contre les discriminations* et le racisme.

VOIR ÉGALEMENT

| Discrimination, immigration, nationalité française.

Politique de lutte contre la toxicomanie

Structures et mesures mises en place pour lutter contre la consommation de drogues* illicites et ses conséquences individuelles et sociales.

Fonctionnement

La mission interministérielle de lutte contre la drogue* et la toxicomanie (MILDT) applique la politique décidée dans ce domaine par un comité interministériel présidé par le Premier ministre et répartit les crédits entre les ministères concernés.
Ses orientations actuelles sont contenues dans le plan 2004-2008 de lutte contre les drogues illicites, le tabac et l'alcool.

La prévention*

– Elle s'attaque surtout aux consommations de cannabis et de drogues de synthèse.
– Consultations cannabis anonymes et gratuites mises en place dans chaque département.
– Service d'accueil téléphonique « Écoute cannabis » (0 811 91 20 20).
– Campagne d'information grand public dans les médias (« Le cannabis est une réalité »).
– Présence d'acteurs de prévention* lors des événements festifs où se consomment des drogues de synthèse.

La réponse judiciaire

– ***La loi du 31 décembre 1970 est l'une des plus répressive d'Europe,*** puisqu'elle prévoit des sanctions contre le simple usager. Toutefois, la politique pénale actuelle est avant tout orientée vers la lutte contre le trafic, et ***en cas d'usage de stupéfiant***, si on préconise une réponse pénale systématique (affirmation de l'interdit), ***on oriente prioritairement les personnes vers une structure de soins.***

Sanctions pénales en matière de drogues illicites

Sanctions à l'égard des usagers	Sanctions à l'égard des trafiquants
– Amende et/ou 2 mois à 1 an de prison – Condamnation à une **peine de substitution** : • **injonction thérapeutique** (suspension des poursuites avec obligation de soins) • **inculpation sous contrôle judiciaire** imposant des interdictions (de déplacements, de fréquenter certains lieux) ou des contraintes (soins, recherche d'un emploi)	– 5 ans de prison pour un petit revendeur avec comparution immédiate possible – 10 ans de prison pour trafic local – prison à perpétuité pour production ou trafic international

– ***La loi du 13 mai 1996*** a créé le ***délit de blanchiment d'argent*** et punit le fait d'inciter un mineur à détenir ou céder des stupéfiants ou encore le fait de ne pouvoir justifier de ressources correspondant à son train de vie tout en fréquentant de traficants.

La prise en charge des usagers de drogues illicites et de leur famille

– ***Des centres de soins, d'accompagnement et de prévention en addictologie*** accueillent les personnes ayant une addiction à un produit quel qu'il soit (voir page 23).
– ***Des appartements thérapeutiques*** et ***centres de postcure*** permettent aux anciens toxicomanes de construire un projet personnel en vue d'un retour à une vie normale.
– Les réseaux de soins assurent une meilleure coordination de l'action des médecins libéraux, hospitaliers et des intervenants sociaux.
– Des antennes toxicomanie sont installées dans les prisons.
– Les points « Écoute parents » offrent aux familles un soutien et tentent de rétablir la communication enfants/parents.

La réduction des risques sanitaires et sociaux chez les usagers de drogues injectables

– Seringues en vente libre dans les pharmacies.
– Programmes d'échanges de seringues fixes ou mobiles.
– Développement des ***traitements de substitution*** pour les héroïnomanes chez qui le sevrage a échoué. Ils consistent en la délivrance, sous surveillance stricte, par un médecin généraliste ou dans un centre, d'un dérivé de la morphine (*Subutex* ou méthadone) supprimant le manque.
Les intérêts : diminution des risques d'overdose, de sida*, d'hépatite*, amélioration de l'état de santé*, stabilisation familiale et sociale.
Les limites : maintien d'un état de dépendance, coût important pour la Sécurité sociale*, dérives dans l'utilisation et la prescription du *Subutex*.

VOIR ÉGALEMENT
| Drogue.

Politique de lutte contre l'exclusion

Dispositif mis en place pour prévenir les exclusions, promouvoir la cohésion sociale et rendre effectif l'accès de tous aux droits fondamentaux.

Acteurs

– ***Le ministre de l'Emploi, du Travail et de la Cohésion sociale***, assisté d'un ministre délégué, définit la politique en faveur des populations en difficultés.
– ***Les collectivités locales*** interviennent par l'intermédiaire des services départementaux de l'action sociale et des centres communaux d'action sociale (CCAS).
– ***Les caisses d'allocation familiales*** distribuent des aides aux plus démunis.
– ***Le tissu associatif*** joue un rôle important :
  • ***associations* humanitaires*** reconnues d'utilité publique et subventionnées par l'État (Armée du salut, Secours populaire, Secours catholique, ATD-Quart monde, Emmaüs, Médecins du Monde, Restaurants du cœur, Fédération française des banques alimentaires, Croix-Rouge…) ;

• ***associations*★ *intermédiaires*** mettant en contact des personnes exclues du marché du travail avec des employeurs ou des particuliers demandeurs de services. Elles procurent des emplois de maison, travaux de bricolage, de manutention et effectuent un suivi social des personnes tout en bénéficiant d'exonérations de charges sociales.

Législation

– La loi de lutte contre les exclusions (1998), complétée par les programmes 2000-2003 et 2003-2005, et ***la loi de programmation pour la cohésion sociale du 18 janvier 2005*** visent à rendre effectif l'accès de tous aux droits fondamentaux.
– ***La loi sur l'égalité des chances du 31 mars 2006*** a créé notamment une Agence nationale pour la cohésion sociale et l'égalité des chances chargée de « l'humain » dans les quartiers défavorisés.

Mesures

Les aides financières

– **Les *minima sociaux*★**, le ***RMI*★** en particulier, sont des prestations sociales garantissant aux plus démunis un revenu minimum.
– ***Un dispositif d'aide au surendettement*★** tente de résoudre les problèmes liés à l'impossibilité de rembourser des dettes.
– ***La création du Fonds de cohésion sociale*** est un début de réponse à l'exclusion bancaire. Ce fonds, alimenté par l'État, encourage le lancement de partenariats entre les banques et le réseau associatif afin de généraliser le crédit. Il garantit en effet à hauteur de 50 % les microcrédits alloués par certaines banques aux chômeurs et aux bénéficiaires du RMI★ afin de leur permettre de créer leur entreprise, et des prêts sociaux à la consommation devant permettre à une partie des exclus du circuit bancaire de le réintégrer.

Les aides à l'emploi

Des dispositions, entrant dans le cadre de la politique de l'emploi★, visent à favoriser l'insertion professionnelle des personnes éprouvant de graves difficultés d'accès à l'emploi (voir page 230).

Les aides à l'accès aux soins

– Des ***programmes régionaux d'accès à la prévention*★ *et aux soins*** (PRAPS) visent à améliorer les réponses aux besoins des populations en situation précaire.
– ***La CMU*★** permet l'accès aux soins des plus pauvres.

– ***L'aide médicale de l'État*** permet aux étrangers en situation irrégulière de se faire soigner (voir page 18).
– ***Des ateliers santé ville***, dans les ZUS, associent médecins et travailleurs sociaux pour des actions d'éducation et d'accompagnement aux droits sociaux et aux soins.

La lutte contre l'échec scolaire* et l'illettrisme

– (Voir page 98.)

Les aides à l'accès au logement

(Voir page 180.)

Les réponses aux situations d'urgence

(Voir page 317.)

La lutte contre les discriminations*

(Voir page 81.)

VOIR ÉGALEMENT

Aide sociale, contrat d'aide à l'emploi, couverture maladie universelle, échec scolaire, exclusion, mal-logement, minima sociaux, pauvreté, politique de l'emploi, politique de la ville, revenu minimum d'insertion, surendettement, urgence sociale (dispositif).

Politique du handicap

Dispositif mis en place pour garantir à toute personne handicapée l'accès aux droits fondamentaux reconnus à tous les citoyens et le plein exercice de sa citoyenneté.

Le dispositif législatif

– ***La loi du 30 juin 1975*** avait représenté un véritable pas en avant en créant une obligation de solidarité nationale à l'égard des handicapés.

– ***La loi pour l'égalité des droits et des chances, la participation à la citoyenneté des personnes handicapées du 11 février 2005*** repose sur le principe de non-discrimination, obligeant la Nation à garantir les conditions de l'égalité des droits et des chances aux personnes handicapées quel que soit leur handicap* :

• simplification de leurs démarches grâce à des maisons départementales des personnes handicapées ;

• libre choix de leur projet de vie grâce à la compensation des conséquences de leur handicap* et à un revenu d'existence favorisant une vie autonome digne ;

• participation à la vie sociale par l'organisation de la cité autour du principe d'accessibilité généralisée.

Le cadre institutionnel

– ***Le ministre de la Santé et des Solidarités*** élabore la politique du handicap*.

– ***Les associations* de handicapés*** participent à sa mise en œuvre par l'intermédiaire du Conseil national consultatif et des conseils départementaux consultatifs des personnes handicapées.

– ***La Caisse nationale de solidarité pour l'autonomie (CNSA)*** contribue au financement de la perte d'autonomie des personnes handicapées et est alimentée par la Journée de solidarité, l'Assurance maladie* et 0,1 % de la CSG. Elle est chargée de répartir les crédits de l'Assurance maladie* affectés aux établissements pour handicapés.

– ***Les maisons départementales des personnes handicapées*** constituent un guichet unique d'accueil et d'accompagnement :

• une équipe pluridisciplinaire évalue les besoins de compensation et propose un plan personnalisé de compensation du handicap ;

• la Commission des droits et de l'autonomie des personnes handicapées (Cdaph) apprécie le taux d'incapacité, attribue les différentes prestations, se prononce sur l'orientation scolaire ou professionnelle du handicapé et désigne l'établissement ou le service correspondant aux besoins de celui-ci.

– ***Des programmes interdépartementaux*** définissent les priorités régionales de financement des créations ou transformations des établissements pour les handicapés.

Les prestations aux personnes handicapées

L'allocation d'éducation de l'enfant handicapé

Elle est versée sur décision de la Cdaph aux parents ayant la charge d'un enfant handicapé de moins de 20 ans présentant une incapacité supérieure ou égale à 80 % (50 % s'ils recourent à un service ou établissement adapté). Un complément peut être perçu en cas de charges particulières liées à la gravité du handicap*.

L'allocation aux adultes handicapés (AAH)

Accordée sous conditions de ressources aux adultes ayant une incapacité d'au moins 80 % (50 % en cas d'inaptitude à l'emploi), elle a été revalorisée (621,27 euros/mois) en tant que ***revenu d'existence***. Elle peut être complétée en cas de chômage* par une majoration pour la vie autonome, ou en cas d'inaptitude au travail par un complément de ressources, et peut être cumulée avec un revenu d'activité.

La prestation de compensation à domicile

Attribuée par la Cdaph sans conditions de ressources, et servie par le département, elle est destinée à financer les ***surcoûts liés au handicap**** (aide humaine, technique ou animalière, aménagement du logement ou du véhicule).

VOIR ÉGALEMENT

Association, emploi des handicapés, établissements sociaux et médico-sociaux, handicap, hébergement de l'adulte handicapé, scolarisation de l'enfant handicapé.

Politique familiale

Options prises par les pouvoirs publics dans les domaines de la famille*.

Acteurs

– Le ministre délégué à la famille mène la politique familiale définie chaque année par la ***Conférence de la famille***, réunissant, sous la présidence du Premier ministre, associations* familiales, partenaires sociaux, institutions, et personnes qualifiées.
– ***La branche famille de la Sécurité sociale****, financée par les cotisations patronales (5,4 % sur le salaire total), prend en charge les aides directes aux familles (prestations familiales*, logement) et les aides indirectes (garde des jeunes enfants, aides fiscales…).

Objectifs

– ***Promouvoir la famille****, en tant que base de l'éducation et de la cohésion sociale, en s'adaptant à l'évolution des mœurs.
– ***Encourager la natalité*** afin de corriger le vieillissement de la population.
– Aider les familles modestes, afin de réduire les inégalités sociales.
– ***Soutenir la parentalité*** pour limiter le nombre des enfants en difficulté d'intégration sociale.
– Consolider les solidarités entre générations.

Mesures

Une évolution du droit de la famille*

– ***Pacte civil de solidarité**** donnant un statut légal aux couples non mariés.
– ***Réforme du divorce**** visant à le simplifier et à le pacifier, tout en responsabilisant les parents.
– ***Loi relative à la famille du 4 mars 2002 visant à favoriser la coparentalité :***
- modification des règles d'attribution du nom de famille (voir page 188) ;
- exercice conjoint de l'autorité parentale* favorisé en cas de naissance hors mariage ou de divorce* (voir page 37) ;
- dispositions facilitant les liens père-enfant : congé de paternité (voir page 34), aides aux pères divorcés (voir page 84).

– ***Réforme du droit de la filiation**** supprimant la distinction juridique entre enfant légitime et enfant naturel et l'obligation pour une mère non mariée de reconnaître l'enfant dont elle a accouché.

Les actions des caisses d'allocations familiales

Versement de ***prestations familiales**** afin de compenser les dépenses d'entretien, d'éducation et de garde de l'enfant, et d'aides financières aux familles en difficultés.
– Information et orientation des familles par des travailleurs sociaux.

Des aides pour concilier vie familiale et vie professionnelle

Fonds d'aide à l'investissement pour la petite enfance afin de créer des places de crèches, encouragement à l'ouverture de crèches d'entreprise ou de microcrèches, augmentation du crédit d'impôt pour frais de garde d'un enfant de moins de 6 ans hors du domicile familial, PAJE améliorant le niveau des aides aux familles et permettant aux familles modestes un libre choix entre assistante maternelle et crèche, renforcement de l'attractivité du métier d'assistante maternelle.

Des soutiens aux familles en difficulté

– Points « Info familles » pour les orienter vers les dispositifs les plus adaptés à leur demande : réseau d'écoute et d'accompagnement, soutien à la scolarité, médiation* familiale, aide à domicile…
– Développement de la médiation* familiale et du soutien à la parentalité (voir page 258).
– Carte famille nombreuse à partir de 3 enfants, offrant des réductions dans de nombreux services.

Une consolidation des liens entre générations

Instauration par la LFSS de 2007 d'un ***congé de soutien familial*** non rémunéré d'une durée maximale de 1 an pour l'ensemble de la carrière, permettant de réduire ou de cesser son activité pour s'occuper d'un enfant ou parent dépendant.

VOIR ÉGALEMENT

Assurance maternité, autorité parentale, filiation, divorce, famille, mariage, médiation, pacte civil de solidarité, prestations familiales.

Prématurité

Fait de naître avant la 37e semaine de grossesse*, cette période étant comptée à partir des dernières règles.

Classification

– Prématurité simple : fait de naître entre 33 et 37 semaines de grossesse*.
– Grande prématurité : fait de naître avant la 33e semaine de grossesse*.

Causes

Causes médicales

– ***Les grossesses multiples***, en particulier ***les grossesses triples***, de plus en plus fréquentes avec la progression des traitements de l'infertilité (inductions d'ovulation, techniques d'AMP*).

– ***Autres causes :*** hypertension artérielle gravidique, malformation utérine ou béance du col utérin, excès de liquide amniotique, insertion basse du placenta, infections urinaires récidivantes et fréquentes.

Causes socio-économiques

– Tabagisme*, ou alcoolisme* de la future mère.
– Précarité (métier pénible, enfants en bas âge, surmenage).

Conséquences

– Les nouveau-nés prématurés ont un poids de naissance inférieur à 2 500 g (certains pesant moins de 1 000 g) et présentent une hypotonie.
– Leurs grandes fonctions physiologiques (respiratoire, cardio-vasculaire, hépatique, digestive, nerveuse, urinaire…) sont immatures et le pronostic vital est dominé par le risque de survenue d'une ***détresse respiratoire***, d'une infection grave, ou d'un ictère généralisé.
– La gravité de la prématurité est immédiate, avec risque de ***mortalité périnatale***, de ***mortalité néonatale***, ou tardive avec risque de persistance d'un ***handicap* psychomoteur*** plus ou moins lourd. Toutefois la création de services de réanimation néonatale et de néonatalogie a amélioré les chances de survie de ces enfants et diminué le risque de séquelles.

Statistiques

On observe ***une augmentation*** des taux de prématurité (7,1 % contre 6,2 % en 2001) et de grande prématurité (1,6 % contre 1,4 %), en raison :
– de la progression des grossesses* tardives (voir page 125) ;
– du suivi insuffisant des femmes enceintes à risque de prématurité du fait de leur mauvais repérage ou du manque de maternités de niveau 3 (voir page 198) dans certaines régions.

Dispositif de lutte

– Protection maternelle et infantile* ayant instauré des examens postnatals afin de permettre le dépistage et le traitement de toute menace d'accouchement prématuré.
– Mesures visant à améliorer la sécurité à la naissance mises en place à partir de 1998 (voir page 198).
– Plan périnatalité 2004-2008 prévoyant une information des futurs parents sur les risques des grossesses* tardives (voir page 125), la réduction des inégalités territoriales, une meilleure orientation des grossesses* vers le niveau de maternité adapté et un soutien psychologique aux femmes menacées d'accouchement prématuré.

VOIR ÉGALEMENT

Assistance médicale à la procréation, assurance maternité, grossesse, handicap, indicateurs de santé, mortalité infantile, protection maternelle et infantile.

Prestations familiales

Ensemble des aides à caractère familial versées par les caisses d'allocations familiales (Caf).

Objectifs

– Compenser les dépenses d'entretien et d'éducation de l'enfant afin de favoriser la natalité.
– Effectuer une redistribution vers les familles les plus modestes (prestations sous conditions de ressources).

Financement

Les prestations familiales sont financées par ***la branche famille de la Sécurité sociale**** alimentée par les ***cotisations patronales*** versées au taux de 5,4 % sur le salaire total et par une partie de la CSG.

Règles d'octroi

Pour les percevoir il faut avoir la charge effective et permanente d'un enfant de moins de 20 ans (versement partagé en cas de garde alternée) et résider régulièrement en France.

Les différentes prestations familiales au 1er janvier 2007

Prestations	Conditions d'octroi
Allocation de soutien familial (ASF) : • 111,68 euros/mois (taux plein) • 83,76 euros/mois (taux partiel)	• Avoir la charge d'un enfant orphelin de père et/ou de mère ou non reconnu par un parent
Allocation de parent isolé (API) : • 561,18 euros/mois (femme enceinte) • 748,24 euros/mois (parent avec un enfant)	• Vivre seul et avoir au moins un enfant à charge – ***Conditions de ressources***

Les différentes prestations familiales au 1er janvier 2007

Allocations familiales (AF) : • 119,13 euros/mois (2 enfants) • 271,75 euros/mois (3 enfants) (majoration pour plus de 11 et 16 ans)	• Avoir au moins 2 enfants à charge
Complément familial (CF) : 155,05 euros/mois	• Avoir au moins 3 enfants à charge de 3 ans et plus. ***Conditions de ressources***
Prestation d'accueil du jeune enfant (PAJE) :	
• prime à la naissance (855,25 euros), prime à l'adoption (1 710,49 euros)	• Attendre, adopter ou accueillir un enfant en vue de l'adopter
• allocation de base (171,06 euros/mois)	• Avoir un enfant de moins de 3 ans ou recueillir en vue d'adoption* un enfant de moins de 20 ans. ***Conditions de ressources***
• complément de libre choix de mode de garde (dégressif en fonction des revenus)	• Employer une assistante maternelle ou une garde à domicile pour un enfant de moins de 6 ans
• complément de libre choix d'activité	• Suspendre partiellement ou totalement son activité pour s'occuper d'un enfant de moins de 3 ans (possible dès le premier enfant)
• complément optionnel de libre choix d'activité	• Suspendre son activité pendant 1 an au plus, possible à partir du 3e enfant
Allocation de rentrée scolaire (ARS) : 272,87 euros pour la rentrée 2007	• Avoir un enfant de 6 à 18 ans scolarisé. ***Conditions de ressources***
Allocation de logement familiale (ALF) : montant variable	• Avoir une famille ou être un jeune ménage sans enfants. ***Conditions de ressources***
Allocation journalière de présence parentale : 39,58 euros/jour (couple) ; 47,02 euros/jour (personne seule). Complément pour frais : 101,22 euros	• Obtenir un congé de présence parentale pour être auprès d'un enfant malade ou gravement handicapé
Allocations versées aux enfants nés avant le 1er janvier 2004 car remplacées ensuite par la PAJE	
Allocation parentale d'éducation (APE) : • 533,38 euros/mois (taux plein) • 352,68 euros/mois (activité Π 50 %) • 266,71 euros/mois (activité professionnelle comprise entre 51 et 80 %)	• Prendre un congé de 1 an, renouvelable 3 fois en cas de naissances multiples. Elle est versée jusqu'aux 6 ans des enfants
Allocation de garde d'enfant à domicile (Aged) : prise en charge de 50 % des cotisations sociales, dans la limite de 553 euros/trimestre	• Bénéficier de l'APE à taux partiel et employer à son domicile un salarié pour garder un enfant de 3 à 6 ans

Les différentes prestations familiales au 1er janvier 2007	
Aide à la famille pour l'emploi d'une assistante maternelle agréée (Afeama) : prise en charge des cotisations sociales dans la limite de 41,35 euros/jour et majoration, selon ressources	• Faire garder par une assistante maternelle agréée un enfant de 3 à 6 ans

VOIR ÉGALEMENT

Famille, modes de garde des jeunes enfants, politique familiale, Sécurité sociale.

Prévention

Ensemble des actions médicales, médico-sociales, techniques ou politiques visant à protéger la santé* de l'individu et/ou de la collectivité. Elle vise à faire diminuer le nombre et la gravité des maladies*, accidents ou handicaps*.

Classification

(Voir figure page suivante.)

Caractéristiques

– ***Ses objectifs prioritaires*** varient avec les modes de vie et l'état de santé* de la population.

– ***Elle comporte différents types de mesures*** :

- ***des mesures de protection générale*** de la santé publique* : salubrité, lutte contre la pollution… ;
- ***des mesures incitatives*** pour convaincre les gens de l'opportunité d'avoir tel ou tel comportement, libre à eux de l'adopter ou non (ex. : se faire vacciner, ne pas fumer…) ;
- ***des mesures coercitives*** visant à contraindre les gens par des lois et des règlements, à avoir certains comportements sous peine de sanctions (ex. : mettre sa ceinture de sécurité…).

– ***Elle soulève parfois des problèmes d'éthique***, car du fait de son approche collective, elle peut :

- porter atteinte aux libertés individuelles ;

Selon les niveaux

Prévention primaire

Elle agit ***avant*** et vise à ***empêcher*** la survenue d'une maladie* (ou d'un accident) chez un individu

Ex. : campagne d'information

Prévention secondaire

Elle se situe ***au tout début***, et correspond au ***dépistage précoce*** d'une affection, donnant plus de chances de guérison

Ex. : examen entrant dans le cadre de la médecine préventive

Prévention tertiaire

Elle vise à limiter les ***séquelles*** d'une maladie ou à éviter les risques de ***rechute***

Ex. : rééducation fonctionnelle

Selon les acteurs

Prévention individuelle

Elle est du ressort de ***chacun d'entre nous*** :
- adoption d'un meilleur mode de vie
- effort d'information
- suivi médical régulier

Prévention collective

Elle dépend de l'***État*** :
- contrôle de l'environnement
- organisation de la protection sociale* et du système de soins
- éducation pour la santé*

Selon les moyens utilisés

Prévention sanitaire

Elle utilise des ***moyens médicaux***

Ex. : vaccin, frottis cervicovaginal

Prévention sociale

Elle correspond aux actions permettant l'amélioration de la société et des conditions de vie (emploi, logement, santé*, revenus) afin de prévenir les inadaptations

- avoir des effets néfastes pour la santé* de certains (ex. : stress provoqué par un dépistage régulier) ;
- être source de discriminations* (ex. : test de dépistage qui serait imposé uniquement aux personnes à risque).

VOIR ÉGALEMENT

Éducation pour la santé, médecine du travail, promotion de la santé, promotion de la santé en faveur des élèves, protection maternelle et infantile, santé publique.

Professions médicales

Elles regroupent les médecins, pharmaciens, chirurgiens-dentistes et sages-femmes.

Les médecins

Titulaire d'un doctorat en médecine et inscrit au tableau départemental de l'Ordre des médecins, le médecin dispense les soins nécessaires au maintien et au rétablissement de la santé* et a également un rôle d'information et de prévention*.

Qualifications et formes d'exercice

– Un médecin peut être ***généraliste*** (8 ans d'études) ou ***spécialiste*** (10 à 13 ans d'études) ou avoir une compétence dans un domaine particulier (homéopathie, par exemple).

– Les ***médecins libéraux*** exerçent en clientèle privée (59 % des médecins), cet exercice reposant sur les 4 grands principes de la médecine libérale :

- liberté d'installation du médecin,
- libre choix du médecin par le patient,
- liberté de prescription,
- paiement à l'acte (honoraires).

La majorité d'entre eux est ***conventionnée***, c'est-à-dire qu'ils exercent dans le cadre des conventions médicales, dans un des ***deux secteurs conventionnels*** au choix :

- ***secteur 1*** (à honoraires opposables) : respect strict des tarifs conventionnels ;
- ou ***secteur 2*** (à honoraires libres) : le médecin peut faire payer un supplément modéré, non remboursable par la Sécurité sociale*, mais pris en charge par les complémentaires santé.

Un très petit nombre d'entre eux est ***non conventionné*** : ils fixent librement leurs honoraires, leurs patients assurés sociaux étant remboursés sur la base d'un « tarif d'autorité ».

– Les ***médecins salariés*** sont de plus en plus nombreux, la majorité exerçant en milieu hospitalier.

Statistiques (2005)

– On dénombre 205 000 médecins, soit ***une densité médicale élevée*** (338 médecins pour 100 000 habitants), mais leur nombre ***devrait diminuer*** à partir de 2008 et la France risque de manquer de médecins dès 2010.
– Il existe de ***fortes disparités géographiques*** avec des régions surmédicalisées (Paca, Ile-de-France) et une densité médicale faible dans le Centre et le Nord. On évoque le risque d'une ***désertification des zones rurales et périurbaines*** d'ici 10 ans.
– Le nombre des spécialistes a progressé (51 % des médecins) mais on observe le déclin de certaines spécialités (chirurgie, obstétrique, pédiatrie, ophtalmologie) et un manque de psychiatres et d'anesthésistes dans les hôpitaux.
– La profession se féminise (38 % de femmes médecins) et vieillit (âge moyen : 47,9 ans.

Le malaise de la profession

– Épuisement professionnel lié aux relations plus difficiles avec les malades (agressivité, manque de respect, procès plus fréquents).
– Problèmes d'éthique plus nombreux (voir Bioéthique*).

Les autres professions médicales

– ***Les chirurgiens-dentistes*** sont environ 37 000, dont 30 % de femmes. Leur formation dure 5 ans après une sélection rigoureuse en faculté de médecine.
– ***Les pharmaciens*** doivent faire face, dans un contexte de maîtrise des dépenses de santé*, à une réglementation de plus en plus lourde et à une importante concurrence.
– ***Les sages-femmes*** surveillent l'évolution de la grossesse*, assurent la préparation psycho-prophylactique à l'accouchement et pratiquent les accouchements normaux en collaboration avec les obstétriciens. L'accès à la profession est réservé aux titulaires du baccalauréat admis dans une école spécialisée à l'issue de la première année du premier cycle des études de médecine. La durée des études nécessaires pour obtenir le diplôme d'État est de 4 ans.

VOIR ÉGALEMENT

Bioéthique, déontologie médicale, dossier médical, établissements de santé, secret professionnel.

Professions paramédicales

Elles regroupent les collaborateurs des médecins, chirurgiens-dentistes et pharmaciens.

Les infirmiers

Les caractéristiques de la profession

– L'infirmier dispense des soins aux malades ***suivant les prescriptions médicales*** et dans le cadre de son rôle propre (organisation, évaluation des soins infirmiers). Il a un rôle psychologique important vis-à-vis des patients, mais aussi préventif et d'éducation pour la santé*.

– Après le concours d'entrée en institut de formation en soins infirmiers (Ifsi) nécessitant le baccalauréat, les études sont de 3 ans et débouchent sur un DE. Une année de formation supplémentaire est nécessaire pour devenir infirmier-anesthésiste, infirmier de bloc opératoire ou puéricultrice. Pour être infirmier libéral, il faut avoir exercé 3 ans à l'hôpital.

Les problèmes

– On déplore une grave ***pénurie d'infirmiers en milieu hospitalier*** : crise du recrutement (salaires faibles, travail difficile, moindre considération) aggravée par la mise en place des 35 heures, la baisse des quotas d'entrée en Ifsi de 1994 à 1999, des départs en retraite et le vieillissement de la population.

– ***Les infirmières libérales*** dénoncent les quotas d'actes que leur impose la Cnam (en contradiction avec le vieillissement de la population et la priorité donnée au maintien à domicile).

– ***Les infirmières scolaires*** demandent les embauches nécessaires si on veut privilégier la prévention* et l'éducation à la santé des jeunes.

Les autres professions paramédicales

– De soins	
• Diététicien(ne)	Veille à la qualité hygiénique et nutritionnelle des repas, exerce des actions de prévention* et d'éducation pour la santé*, voire de promotion des produits diététiques auprès des médecins et des pharmaciens

• Pédicure-podologue	Traite les affections du pied : entretien, soins, corrections des malformations, réalisation de semelles orthopédiques
• Aide-soignant(e)	Effectue, sous la responsabilité de l'infirmier, les soins d'entretien et de continuité de la vie du patient (toilette, habillage, aide au repas, aide à la marche, animation…) et l'entretien de l'environnement (désinfection de la chambre…). Il contribue à l'identification des besoins physiques, physiologiques et psychologiques du patient
• Auxiliaire de puériculture	Procure, sous la responsabilité de l'infirmier ou de la puéricultrice, des soins aux tout-petits (biberon, couches, bain), et aide au bon développement psychologique par des activités d'éveil
• Assistant(e) dentaire	C'est l'auxiliaire du chirurgien-dentiste ou du médecin stomatologiste. Outre des tâches de secrétariat (accueil, prise de rendez-vous, dossiers), il assure la stérilisation et le rangement des instruments et assiste le dentiste lors de ses interventions
– De rééducation	
• Ergothérapeute	Aide l'handicapé à retrouver un maximum d'autonomie dans les activités de la vie quotidienne, professionnelle et sociale, par des activités d'artisanat, de jeu, d'expression ou de travail
• Masseur-kinésithérapeute	Professionnel de la rééducation par les mouvements passifs ou actifs, et par les massages
• Orthophoniste	Est chargé de la rééducation des troubles du langage, parlé ou écrit (zézaiement, perte du langage, difficultés pour parler, écrire, lire, calculer)
• Orthoptiste	Chargé de la rééducation des troubles de la vision (strabisme, paralysie oculaire…) en collaboration avec un ophtalmologiste
• Psychomotricien(ne)	Traite les troubles psychologiques s'exprimant au niveau du corps : trouble de l'image du corps, de la latéralisation, de la latéralité, de la coordination
– Médico-techniques	
• Audioprothésiste	Responsable du choix, de l'adaptation et de l'entretien des prothèses auditives pour les malentendants
• Orthoprothésiste	Conçoit et réalise les prothèses permettant de redonner un maximum d'autonomie aux handicapés
• Technicien en analyses biomédicales	Exécute les analyses médicales sous la responsabilité du biologiste

• Manipulateur(trice) d'électroradiologie médicale	Chargé de la conduite et de l'exécution des examens d'imagerie médicale, il surveille également les protocoles de radiothérapie
• Opticien-lunetier	Conçoit, réalise et vend des lunettes et des lentilles. C'est une profession à caractère commercial
• Préparateur(trice) en pharmacie	Concourt, sous la responsabilité du pharmacien, à la bonne dispensation des médicaments et produits de santé et réalise des préparations

VOIR ÉGALEMENT

Dossier médical, établissements de santé, établissements sociaux et médico-sociaux, professions médicales, secret professionnel.

Professions sociales

Elles regroupent les métiers jouant un rôle majeur dans le maintien ou la restauration de la cohésion sociale grâce à une pratique d'écoute et d'accompagnement des personnes en difficulté (familles*, enfants, personnes âgées ou handicapées).

– Professions d'aide	
• Assistant de service social	Aide les personnes confrontées à des difficultés sociales dans leurs démarches, les informe sur leurs droits, les conseille, les oriente
• Conseillère en économie sociale et familiale	Résout les problèmes de la vie quotidienne (santé*, budget, alimentation, logement, habillement) par l'information et des conseils pratiques
• Éducateur spécialisé	Apporte un soutien éducatif et psychologique à des enfants ou à des adolescents en danger, délinquants ou en situation de marginalisation, en collaboration avec les autorités administratives et judiciaires et les services sociaux
• Éducateur technique spécialisé	Est chargé de l'insertion sociale et professionnelle de personnes présentant un handicap* ou des difficultés d'ordre social ou économique à travers l'encadrement d'activités techniques

• Éducateur de jeunes enfants	Favorise le développement et l'épanouissement des enfants de 0 à 7 ans
• Moniteur-éducateur	Exerce ses fonctions auprès d'enfants ou d'adolescents handicapés, inadaptés ou ayant des difficultés d'insertion, en participant à l'action éducative, à l'animation et à l'organisation de la vie quotidienne
• Aide médico-psychologique	Participe à l'accompagnement éducatif des handicapés ou des personnes âgées dépendantes en les aidant à accomplir les gestes de la vie quotidienne (lever, coucher, habillage, repas…)
• Animateur	Élabore et met en œuvre auprès de tout public des projets d'animation visant à favoriser la socialisation, l'insertion et l'expression
– Professions d'assistance à la personne	
• Technicien de l'intervention sociale et familiale	Effectue une intervention préventive et réparatrice à travers des activités d'aide à la vie quotidienne et à l'éducation des enfants
• Aide à domicile	S'occupe de toutes les tâches domestiques (ménage, courses, repas…)
• Auxiliaire de vie sociale	Accompagne la personne dans ses activités quotidiennes (lever, coucher, habillage, toilette, lavage, repassage, alimentation…)
• Assistant(e) familial(e)	Accueille de façon habituelle et permanente des mineurs ou jeunes majeurs moyennant rémunération

VOIR ÉGALEMENT

Dossier social, établissements sociaux et médico-sociaux, professions médicales, professions paramédicales, secret professionnel.

Promotion de la santé

Actions visant à fournir aux populations les moyens de contrôler davantage leur santé* et de l'améliorer.

Objectif

La promotion de la santé vise à ***réduire les inégalités de santé*** entre les individus et entre les groupes sociaux.

Caractéristiques

C'est un concept plus positif, plus dynamique que la prévention* puisque la promotion de la santé mise sur les forces des individus et de la collectivité pour atteindre cet objectif, et non sur leurs faiblesses.

Missions

– Développement des capacités de chacun à se maintenir en bonne santé* (notamment par l'éducation pour la santé*).
– Amélioration de la qualité de vie de tous, c'est-à-dire de l'environnement physique (aliments, eau, air de qualité), psychologique (sécurité, lien familial ou social) et socio-économique (emploi, logement, conditions de travail, niveau de vie...).
– Réorientation des services de santé.
– Renforcement de la concertation entre les divers partenaires publics et privés.

VOIR ÉGALEMENT
Éducation pour la santé, prévention, promotion de la santé en faveur des élèves.

Promotion de la santé en faveur des élèves

Service chargé de la promotion de la santé physique et mentale des élèves scolarisés dans l'enseignement non supérieur et de contribuer à la réussite scolaire de tous.

Caractéristiques

Créée en 1945, la santé scolaire a vu sa tutelle et ses missions redéfinies par la suite.

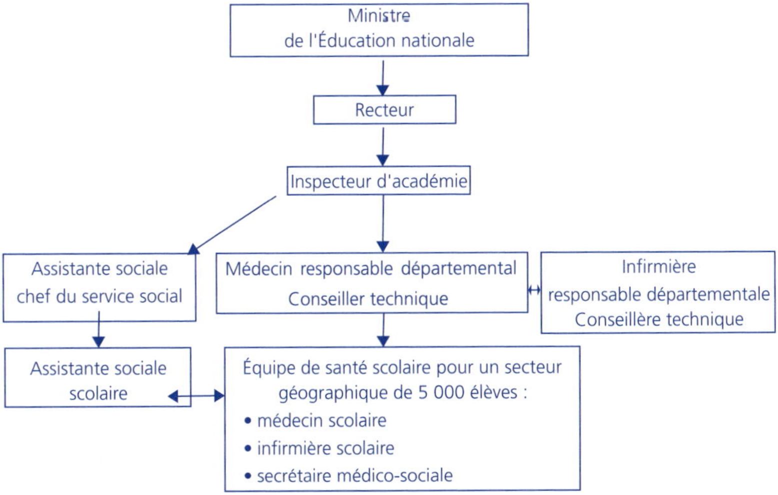

À noter que les étudiants bénéficient, dans l'enseignement supérieur, d'une visite médicale annuelle, organisée par les rectorats.

Statistiques

La médecine scolaire dispose de moyens insuffisants (1 médecin pour 8 000 élèves au lieu des 5 000 prévus).

Missions

Suivi de l'état de santé* des élèves

– ***Le médecin***, assisté de l'infirmière, assure la réalisation de visites médicales gratuites à des périodes clés : fin de maternelle (bilan obligatoire), fin de CM_2 (dans les ZEP et pour les élèves signalés en difficulté à 6 ans), 3e (bilan d'orientation), et chaque année dans les lycées professionnels ou technologiques.
Leurs buts : le dépistage des problèmes physiques, psychologiques, des troubles du langage et de l'apprentissage (prévention du handicap* et de l'échec scolaire*) et de la maltraitance*.
– ***L'infirmière*** effectue les soins infirmiers courants, tient à jour les dossiers médicaux, les autorisations d'intervention chirurgicale et de traitement, les dossiers d'inaptitude à la pratique de l'EPS, et assure une réponse appropriée à l'urgence (appel du Samu ou d'un médecin, prescription de la pilule du lendemain…).

Actions d'éducation sanitaire

Organisation de séances d'éducation pour la santé* (IST*, sida*, alcoolisme*, tabagisme*, drogue*) et animation de clubs santé.

Surveillance sanitaire

Contrôle de l'environnement de l'enfant : locaux, cantines, installations sportives (hygiène, sécurité).

Actions sociales

– Actions sociales sélectives en faveur des adolescents en difficulté sociale ou scolaire par les assistantes sociales des établissements du second degré (prévention de l'absentéisme et de la déscolarisation).
– Signalement et intervention d'urgence auprès des enfants en danger*.

VOIR ÉGALEMENT
Contraception, dossier médical, échec scolaire, éducation pour la santé, prévention, violences scolaires.

Protection de l'enfance en danger

Moyens mis en place de façon à assurer à l'enfant les conditions nécessaires à son développement et à son épanouissement, et à garantir la protection de ses libertés, de sa santé*, de sa sécurité et de sa moralité en cas de déficiences ou de carences de sa famille*.

Législation

– ***Depuis 1958-1959***, la France connaît ***un double système de protection de l'enfance*** : une protection administrative qui relève de l'Ase* et une protection judiciaire qui relève de la PJJ*.
– ***En 1989***, la France a signé la ***Convention des droits de l'enfant***.
– ***La loi du 2 janvier 2004*** relative à l'accueil et à la protection de l'enfance a créé un ***Observatoire de l'enfance en danger***, chargé d'améliorer les connaissances sur la maltraitance* et sa prévention, et d'améliorer la protection des acteurs sociaux soumis au secret professionnel* qui procèdent à un signalement.
– ***La réforme de la protection de l'enfance*** en 2007 a créé un observatoire départemental de la protection de l'enfance, renforcé la prévention, amélioré le dispositif de signalement et diversifié les modes d'intervention auprès des enfants.
– ***La loi du 17 juin 1998*** organise la protection des mineurs victimes d'atteintes sexuelles.

Les mesures de prévention*

– ***Information*** des enfants (savoir dire non), des parents (éduquer), des professionnels (dépister, signaler).
– ***Dépistage*** des familles et des enfants à risques (entretien du 4e mois de grossesse*, examens de PMI*, ou de santé scolaire).
– ***Soutien à la parentalité :*** surveillance à domicile des jeunes accouchées, médiation* familiale imposée par le JAF en cas de conflit, accueil des futures mères ou mères isolées.

Les mesures de protection

Le signalement

Le Code pénal fait ***obligation*** à toute personne ayant connaissance d'une situation de danger pour un enfant (conflit parental, défaut de protection et d'éducation,

désintérêt pour l'enfant, maltraitance*) d'en informer le parquet ou le conseil général sous peine de sanction pénale pour non-dénonciation ou non-assistance à personne en danger.
Le 119 répond à toute demande d'information à ce sujet.
À noter que le ***secret social*** permet aux travailleurs sociaux de partager, dans ce cas, des informations confidentielles (voir page 284).

Les différentes interventions

Elles peuvent être administratives ou judiciaires.

Aide matérielle décidée par le conseil général	– Attribution d'une ***allocation mensuelle*** pour l'éducation et l'entretien de l'enfant – Aide à la gestion du budget familial – Intervention d'une travailleuse familiale au domicile
Contrat de responsabilité parentale proposé aux parents par le président du conseil général (carence d'autorité, absentéisme ou violences scolaires*...)	Il rappelle aux parents leurs obligations et comporte des mesures d'aide et d'action sociale*. Son non-respect expose à une suspension du versement des prestations familiales* ou à leur versement à un tuteur
Mesures d'assistance éducative (demandées par le président du conseil général ou imposée par un juge des enfants) – ***AEMO*** (assistance éducative en milieu ouvert), ***le plus souvent***	– Elle consiste en un suivi éducatif et psychologique à domicile visant à aider les parents à restaurer leur autorité, à éviter ou préparer un placement ou un retour de placement
– Tutelle aux prestations sociales	– Un tuteur vérifie que celles-ci sont bien affectées aux besoins essentiels de l'enfant
– Placement temporaire ou durable, plus rarement (parfois associé à une mesure d'AEMO)	– Enfant confié à un seul des parents, un membre de sa famille ou une personne digne de confiance – Placement dans un établissement ou enfant confié à l'Ase*, qui le placera dans une famille ou une structure – Accueil d'urgence en cas de danger immédiat ou d'abandon du domicile familial – Prise en charge pendant la journée, le mercredi ou le week-end pour un soutien psycho-éducatif – Accueil modulable alternant maintien à domicile et séjour dans un établissement

Délégation ou retrait de l'autorité parentale* prononcé par un TGI voire ***déclaration judiciaire d'abandon*** en vue d'une adoption*	Pour les cas plus graves de mise en danger
Sanctions pénales (amende, peine de prison)	Pour maltraitance*, mise en péril, violation du devoir d'éducation, délaissement de mineur, non-paiement d'une pension alimentaire ou non-présentation d'un enfant

Le cas particulier des abus sexuels

– Le délai de prescription (10 ans en cas de délit et de 20 ans en cas de crime) court à compter de la majorité de la victime.
– L'audition de l'enfant peut être enregistrée et se fait avec le soutien d'un éducateur.
– La victime peut bénéficier d'un traitement pour éviter les séquelles ou les conduites de répétition.
– ***Afin d'éviter les récidives***, un délinquant sexuel peut se voir interdire de fréquenter des mineurs et obligé de suivre un traitement médical, voire placé sous surveillance électronique mobile.
– ***Un fichier des empreintes génétiques des délinquants sexuels*** a été constitué afin d'innocenter ou d'inculper plus rapidement un suspect et de faire des rapprochements entre affaires.

VOIR ÉGALEMENT
Aide sociale à l'enfance, droits de l'enfant, enfant en danger, maltraitance, professions sociales, secret professionnel.

Protection judiciaire de la jeunesse (PJJ)

Dispositif chargé de la protection des mineurs en danger et du traitement social de la délinquance* juvénile.

Organisation générale et personnel

La PJJ est complémentaire des institutions chargées de la ***protection administrative*** de l'enfance, notamment de l'Aide sociale à l'enfance*.

Il existe des directions régionales de la PJJ, ainsi que des directions départementales, placées sous l'autorité du ministère de la Justice.

– ***Le juge pour enfants*** intervient en matière de protection des mineurs en danger, quand la protection administrative n'a pas fonctionné (voir page 252). En matière d'enfance délinquante, il assure l'instruction du dossier et le jugement, seul ou au sein d'un tribunal pour enfants. Il peut :

- relaxer le mineur (classement sans suite) ;
- imposer une mesure éducative : admonestation, AEMO ;
- saisir le tribunal pour enfants.

– ***Le tribunal pour enfants*** est présidé par un juge pour enfants assisté de 2 assesseurs. Il est compétent pour les contraventions de 5e classe, les ***délits ou les crimes*** commis par les ***moins de 16 ans***. Il peut acquitter, prendre une mesure éducative (AEMO, placement dans une institution pour mineur délinquant – voir ci-dessous) ou prononcer une sanction éducative ou pénale (voir page 68). Les débats ont lieu à ***huis clos*** et le mineur n'est pas obligé de comparaître (publicité interdite).

– ***La cour d'assise des mineurs*** est présidée par un conseiller à la cour d'appel ou un président de chambre (juge des enfants) et comprend 3 magistrats et 2 assesseurs (juges des enfants). Le jugement y est rendu par un jury formé de 9 personnes. Elle est compétente pour les ***crimes*** commis par des ***plus de 16 ans***.

– ***Des services rattachés*** : de liberté surveillée (éducateurs, psychologues, assistants sociaux), sociaux (enquêtes), de placement familial.

Les établissements pour mineurs délinquants

– ***Institutions spécialisées d'éducation surveillée (Ises)*** accueillant de jeunes délinquants en internat ou semi-internat et leur assurant hébergement, entretien, formation scolaire et professionnelle en ateliers et encadrement éducatif.

– ***Foyers d'action éducative (FAE)*** pour jeunes travailleurs contribuant à leur entretien grâce à leur salaire.

– ***Centres éducatifs renforcés (CER)*** accueillant, sur décision judiciaire, ***5 mineurs délinquants multirécidivistes*** pris en charge par 5 éducateurs volontaires pendant quelques mois, selon un régime de semi-liberté (rupture avec la bande, découverte de relations sociales non basées sur des rapports de force, élaboration d'un projet d'insertion).

– ***Centres de placement immédiat (CPI)*** ayant pour mission d'évaluer la situation personnelle, familiale, scolaire ou professionnelle du mineur pendant 1 à 3 mois avant de proposer au juge une orientation.

– ***Centres éducatifs fermés (CEF)*** pour jeunes multirécidivistes placés sous contrôle judiciaire avant jugement ou condamnés à une peine de prison avec mise à l'épreuve. Ils y bénéficient d'un suivi éducatif et pédagogique renforcé et le non-

respect des obligations qui leur sont imposées peut entraîner soit une mise en détention provisoire, soit l'exécution de la peine.
– ***Quartiers pénitentiaires*** habilités à recevoir des mineurs.

VOIR ÉGALEMENT

Aide sociale à l'enfance, délinquance juvénile (dispositif de lutte), enfant en danger, établissements sociaux et médico-sociaux, professions sociales, protection de l'enfance en danger.

Protection maternelle et infantile (PMI)

Ensemble des mesures de prévention★ médicale, psychologique et sociale pour la santé★ de la future mère, de la mère et de l'enfant de moins de 6 ans.

Législation

Créée en 1945 pour lutter contre la mortalité infantile★, les objectifs de la PMI ont ensuite été modifiés : lutte contre la mortalité périnatale (1970), action en faveur des futures mères (1983), lutte contre les inégalités sociales, prévention de la maltraitance★ et des risques de dangers pour l'enfant (1989 et 2007).

Fonctionnement

(Voir figure page suivante.)

L'action en faveur des futurs parents

– ***Des consultations prénuptiales :*** un ***certificat prénuptial*** datant de moins de 2 mois est obligatoire lors du mariage★. Un entretien individuel accompagné d'un examen clinique et d'examens sérologiques (dépistage de la syphilis, de la rubéole et de la toxoplasmose, groupe sanguin, tests de dépistage du sida★ et de l'hépatite★ C conseillés) permet au médecin d'informer les futurs parents des risques éventuels qu'encourt leur descendance, et de les orienter vers une consultation spécialisée en conseil génétique.

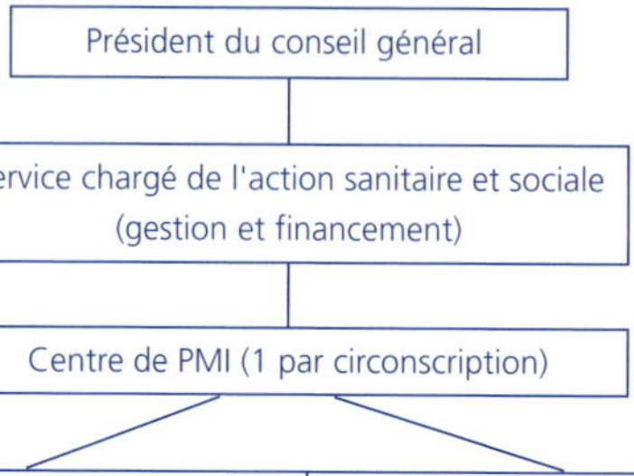

Les structures	Le personnel
• Consultations prénuptiales • Consultations prénatales • Consultations de conseil génétique • Consultations de médecine infantile • Centre de planification et d'éducation familiale	• *Médical :* médecin* responsable de PMI, pédiatres, gynéco-obstétriciens, sages-femmes • *Paramédical :* infirmiers*, puéricultrices, auxiliaires de puériculture • *Social :* assistants de service social, travailleuses familiales, conseillères en ESF • *Administratif :* secrétaires médico-sociales

– ***Des activités de planification et d'éducation familiale :*** consultation sur la maîtrise de la fécondité (prescription de contraceptifs), entretiens préalables à l'IVG* et relatifs à la régulation des naissances après une IVG, information sur les IST* et le sida*, entretiens de conseil conjugal et familial.

L'action en faveur des femmes enceintes

– ***Sept examens prénatals*** sont obligatoires à partir du 3e mois de grossesse* jusqu'au terme de celle-ci, et pris en charge à 100 % par la Sécurité sociale* si la grossesse* a été déclarée dans les 14 premières semaines. Ils consistent en une surveillance clinique, biologique et échographique. Un entretien prévu au 4e mois vise à dépister les futures mères en difficultés, dans le cadre de la prévention des troubles de la relation mère-enfant.

– ***Le carnet de maternité***, délivré lors de la déclaration de grossesse*, permet le remboursement des frais médicaux et le versement de la PAJE.

– ***Des visites médico-sociales préventives*** peuvent être effectuées au domicile des femmes ayant une grossesse* à risque (par une sage-femme) ou des problèmes sociaux (par une assistante sociale).

L'action en faveur des mères

Elles bénéficient de la prise en charge à 100 % d'un ***examen postnatal*** effectué dans les deux mois suivant l'accouchement.

L'action en faveur des enfants de moins de 6 ans

– Les enfants de moins de 6 ans bénéficient de ***20 examens postnatals*** remboursés à 100 % par la Sécurité sociale* (9 au cours de la première année, 3 au cours de la seconde, 2 par an au cours des quatre années suivantes).

Ces examens permettent la surveillance du développement physique, psychomoteur et affectif de l'enfant de façon à ***repérer la maltraitance* (ou les risques de dangers pour l'enfant), et à traiter précocement toute maladie* ou tout handicap****, ainsi que la réalisation des ***vaccinations obligatoires***. Leurs résultats sont consignés dans le ***carnet de santé*** délivré gratuitement par la mairie lors de la déclaration de naissance.

Les examens subis au cours de la première semaine, du neuvième mois et du vingt-quatrième mois donnent lieu à l'établissement d'un ***certificat de santé*** qui sera adressé au médecin départemental de PMI à des fins statistiques. Les certificats de santé conditionnent le versement de la PAJE.

– ***En cas de mauvais traitements*** ou de risques de dangers pour l'enfant, le personnel de PMI doit provoquer d'urgence les mesures appropriées en relation avec le service de l'ASE*. Des actions de suivi des femmes en période postnatale peuvent être organisées à la demande ou avec l'accord des intéressées (à la maternité, à domicile, lors des consultations).

– ***Le contrôle des modes de garde des jeunes enfants**** non scolarisés est sous la responsabilité du médecin responsable de PMI.

VOIR ÉGALEMENT

Enfant en danger, grossesse, modes de garde des jeunes enfants, protection de l'enfance en danger.

Protection sociale

Dispositif assurant la couverture des risques sociaux.

Structures

Organismes publics
- Sécurité sociale*
- Aide sociale*
- Assurance chômage
- État et collectivités locales

Organismes privés
- Caisses de retraite complémentaire
- Mutuelles
- Assurances
- Institutions de prévoyance

Missions

Une fonction d'assurance

Le système de protection sociale vise à garantir des ressources en cas de survenue d'un ***risque social***, c'est-à-dire d'un aléa de l'existence pouvant entraîner une réduction voire une suppression des revenus ou un accroissement des dépenses. Il peut s'agir d'un ***risque physique*** (maladie*, accident, maladie ou accident professionnel*, maternité, vieillesse, invalidité, décès) ou d'un ***risque économique*** (absence ou perte d'emploi).

Cette fonction d'assurance est assurée par le versement :

– de ***prestations en nature***, sommes versées aux assurés sociaux et à leurs ayants droit en remboursement des frais occasionnés par certains risques (maladie*, accident, maternité) ;

– de ***prestations en espèces***, sommes versées à l'assuré social pour compenser une perte de revenus en cas d'arrêt de travail ;

– d'un ***complément de revenus*** en cas d'accroissement des charges du fait de la naissance d'un enfant, ou d'un handicap*.

Une fonction de redistribution

Ce dispositif assure une certaine ***solidarité*** (entraide) entre les individus en effectuant des transferts de revenus (transferts sociaux) c'est-à-dire :
– une ***redistribution horizontale*** des bien portants vers les malades, des actifs vers les inactifs, des familles sans enfant aux familles nombreuses ;
– une ***redistribution verticale*** des plus riches vers les moins riches : attribution des prestations sans cotisations préalables, prestations versées sous conditions de ressources, cotisations proportionnelles au salaire…

Les dépenses de protection sociale

Importance et constitution

En constante augmentation, les dépenses de protection sociale ont continué de progresser en 2005 (+ 1,6 %) pour atteindre 536,9 milliards d'euros.
Les prestations versées aux ménages en représentent la majeure partie (94 %) et se sont accrues de 3,9 %. Ce sont les prestations liées au risque pauvreté-exclusion qui augmentent le plus (RMI*), suivies par les prestations liées au risque vieillesse (retraites anticipées, APA).

Financement

Ces dépenses sont financées pour :
– 81 % par les ***charges sociales*** (prélèvements sociaux obligatoires), participation obligatoire des salariés et des employeurs au financement de ce dispositif :
- cotisations versées à la Sécurité sociale* surtout (voir page 290) ;
- impôts : CSG, RDS ;
- cotisations diverses : assurance chômage, retraite complémentaire, construction, logement, formation professionnelle ;
- taxes : d'apprentissage, de transport, sur certains salaires ;

– 11 % par des contributions publiques versées par l'État et les collectivités locales ;
– 4 % par les régimes non obligatoires de la mutualité, de la prévoyance et de la retraite supplémentaire.

Le poids du financement fiscal augmente. En effet, au sein des prélèvements sociaux obligatoires, le poids des cotisations a tendance à diminuer (exonérations de charges) alors que le poids des impôts (CSG) et taxes affectés augmente et la part des collectivités locales dans les contributions publiques grimpe, du fait du RMI* et de l'APA.

VOIR ÉGALEMENT

Aide sociale, indemnisation du chômage, organismes privés de protection sociale complémentaire, Sécurité sociale.

R

Revenu minimum d'insertion (RMI)

Prestation d'aide sociale★ non contributive attribuée aux personnes frappées d'exclusion★, dans le but de créer les conditions d'une insertion durable en leur apportant un minimum de ressources, une aide aux soins, au logement et à l'insertion.

Législation

– Institué par la ***loi du 1er décembre 1988***, le RMI a ensuite été remodelé en 1992 puis en 1998.
– ***La loi du 28 mars 2003*** a confié aux ***départements*** le pilotage de ce dispositif : financement et versement de l'allocation, insertion des allocataires grâce à un programme départemental d'insertion s'appuyant sur des programmes locaux d'insertion élaborés par des commissions locales d'insertion.

Statistiques

Au 31 mars 2007, 1 210 000 personnes bénéficiaient du RMI, ce qui correspond à une diminution de leur nombre après l'augmentation continue enregistrée entre mi-2002 et fin 2005 (baisse du chômage★, contrats d'aides à l'emploi★).

Caractéristiques

Conditions d'obtention

Pour bénéficier du RMI il faut :
– résider en France ;
– être âgé de ***plus de 25 ans*** ou avoir un enfant à charge ;
– avoir des ressources inférieures à son montant. Le RMI est en effet une ***allocation différentielle*** dont le montant effectivement versé est la différence entre ce minimum et les ressources de toutes natures dont dispose la personne ou la famille ;
– s'engager à participer aux activités ou actions d'insertion prévues dans ***un contrat d'insertion*** : activité ou stage d'insertion, recherche d'emploi après évaluation des compétences, recherche d'un logement, soins, CI-RMA…

Procédure d'attribution

La demande de RMI doit être faite auprès d'un CCAS, d'une Caf, ou du service social départemental. L'allocation, assujettie à la signature d'un ***contrat d'insertion*** entre le bénéficiaire et un référent est attribuée par le président du conseil général pour une durée provisoire de 3 mois prolongée par périodes de 3 mois à 1 an.

Montant (au 1er janvier 2007)

– ***440,86 euros/mois pour une personne seule.***
– 661,29 euros/mois pour un couple ou une personne seule avec un enfant.
– 132,26 euros par personne à charge supplémentaire (176,34 euros à partir de la troisième).
– Le montant du RMI est réduit de moitié à compter du 61e jour d'hospitalisation.

Droits des allocataires

Les RMistes bénéficient de plein droit de :
– l'allocation de logement sociale (ALS) ;
– la gratuité des soins grâce à la couverture maladie universelle* et de l'assurance maternité* ;
– une exonération de l'impôt sur le RMI, de la taxe d'habitation et de la redevance audiovisuelle ;
– une aide à la fourniture d'eau, d'énergie et de téléphone.

Inconvénients

– Les jeunes de moins de 25 ans sans enfant ne bénéficient pas de ce dispositif, or certains ont des conditions de vie très difficiles (pas d'emploi, pas d'allocation chômage, pas de soutien familial).
– Le coût de ce dispositif est élevé.
– Les résultats en matière d'insertion laissent à désirer puisque seulement 51 % des RMistes bénéficient d'un contrat d'insertion et la sortie du RMI débouche la plupart du temps sur un emploi précaire et faiblement rémunéré.

Les récentes aides au retour à l'emploi

– ***Les contrats insertion-revenu minimum d'activité*** (depuis 2003) et les ***contrats d'avenir*** (depuis 2005) visent à favoriser le retour à l'emploi des bénéficiaires de certains minima sociaux (voir page 54 et 55).
– ***La loi du 23 mars 2006*** a donné la possibilité de cumuler pendant 3 mois le RMI avec un salaire, de bénéficier ensuite d'une prime mensuelle pendant 9 mois, d'une prime au retour à l'emploi au 4e mois et d'une garantie d'accès aux établissements d'accueil des enfants de moins de 6 ans.

VOIR ÉGALEMENT

Aide sociale, contrats d'aide à l'emploi, couverture maladie universelle, exclusion, politique de lutte contre l'exclusion, minima sociaux, pauvreté.

Risques professionnels (prévention des)

Dispositif mis en place pour améliorer la santé*, la sécurité et les conditions de travail des salariés et faire diminuer le nombre et la gravité des accidents du travail* et des maladies professionnelles*.

Au niveau national et régional

– Le ministère du Travail s'appuie sur le ***Conseil supérieur de prévention des risques professionnels*** pour élaborer sa politique dans ce domaine.

– Dans le cadre du plan santé au travail 2005-2009, ont été créés une ***Agence publique chargée de la santé au travail*** indépendante et des pôles scientifiques régionaux chargés de mieux évaluer les risques professionnels.

– ***L'Institut national de la recherche et de sécurité (INRS)*** est chargé de :

- l'identification des risques professionnels ;
- la mise au point de dispositifs techniques de sécurité ;
- la formation des ingénieurs-conseils des Cram, des formateurs et animateurs d'entreprise, et des membres des CHSCT.

– ***L'Agence nationale/régionale pour l'amélioration des conditions de travail*** aide les entreprises à développer des projets innovants touchant au travail.

– ***Des plans régionaux d'action en santé du travail*** réunissent tous les partenaires locaux.

Les employeurs

Ils doivent prendre toutes les mesures pour assurer la sécurité et protéger la santé*des travailleurs de l'établissement (application de la législation, évaluation des risques, mesures de prévention*, actions de formation à la sécurité) et financent l'assurance accidents du travail-maladies professionnelles*.

Les salariés

Ils bénéficient d'un suivi médical et de formations à la sécurité au travail, et peuvent s'exprimer par l'intermédiaire des comités d'entreprise et des ***comités d'hygiène, de***

sécurité et des conditions de travail (CHSCT) existant dans les entreprises comptant au moins 50 salariés.

Les CHSCT réunissent régulièrement chef d'entreprise, médecin du travail, chef du service de sécurité, et délégués du personnel. Ils analysent les conditions et postes de travail, veillent à l'application des règles de protection des salariés, proposent des solutions pour améliorer les conditions de travail et peuvent demander une enquête après tout accident et même faire cesser le travail en cas de danger immédiat.

L'inspection du travail*

Inspecteurs et contrôleurs du travail veillent à l'application de la réglementation du travail, en particulier en matière d'hygiène des locaux, de sécurité (dispositif de protection individuelle et sur les machines) et de conditions de travail (durée, rythme, ambiance).

La médecine du travail*

Elle est assurée par les ***services de santé au travail***, qui contribuent à préserver la santé physique et mentale des salariés.

La Sécurité sociale*

– Rattachée à la Cnam, la *Commission des accidents du travail et des maladies professionnelles* définit, avec le concours de 15 comités techniques nationaux, des recommandations et des règles à mettre en œuvre dans les entreprises pour prévenir les risques professionnels.

– ***Les Cram*** fixent le ***taux des cotisations*** accidents du travail-maladies professionnelles en fonction du niveau de sécurité de l'entreprise, incitant ainsi les employeurs à un effort de prévention*. Les ingénieurs-conseils et les contrôleurs de sécurité des services de prévention des Cram visitent les entreprises et y conduisent des actions de prévention* en coordination avec l'inspection du travail*.

Les centres de rééducation ou de réorientation professionnelle

Ces établissements visent à limiter les séquelles physiques et/ou psychologiques d'un accident ou d'une maladie professionnelle et à permettre à la victime d'exercer son ancienne profession ou un métier adapté à son nouvel état.

VOIR ÉGALEMENT

Accident du travail, assurance accidents du travail-maladies professionnelles, inspection du travail, maladie professionnelle, médecine du travail, prévention, Sécurité sociale.

S

Santé

« État de complet bien-être physique, mental et social » (définition de l'OMS*).

Caractéristiques

Un total bien-être

Cet état ne peut être atteint que si les ***besoins fondamentaux*** de la personne sont satisfaits : besoins physiologiques (alimentation…), besoins de sécurité, besoins économiques, besoins d'estime de soi (affectifs), besoins de réalisation de soi (éducation, culture).

Ce bien-être doit être physique (absence de maladie* ou handicap* organique), mental (absence de maladie ou handicap psychique), mais aussi social, ce qui implique ***l'intégration sociale*** de l'individu, c'est-à-dire son adaptation à ses conditions de vie et son acceptation par les autres comme membre de la société.

Un état utopique

Cette définition ne correspond-elle pas plutôt à une définition du bonheur ?

Un état dynamique

C'est un état instable qui nécessite une adaptation permanente de la personne à un environnement sans cesse changeant.

Un état relatif

L'idée que l'on se fait de l'état de bonne santé est très ***subjective***. Elle a varié au cours des siècles, diffère actuellement d'un pays à l'autre et même d'un individu à l'autre en fonction de l'âge, de la personnalité, du milieu social et du niveau de connaissances médicales.

Un droit pour tous

Le droit à la santé recouvre le droit ***pour toute personne sans discriminations**** d'être soignée mais aussi d'accéder à la prévention*, à l'éducation sanitaire, et à un environnement physique et psychique favorable à sa santé.

– ***En France*** il est affirmé dans notre Constitution et assuré, de façon à peu près égalitaire, par un système de protection sociale* des établissements de santé* et des structures de santé publique*.

– Il n'en est pas de même dans de nombreux ***pays en développement*** et pourtant l'OMS* s'était fixé pour objectif en 1977 de faire accéder, d'ici l'an 2000, tous les habitants du monde « à un niveau de santé qui leur permette de mener une vie socialement et économiquement productive ».

VOIR ÉGALEMENT

Éducation pour la santé, établissements de santé, indicateurs de santé, prévention, promotion de la santé, protection sociale, santé publique.

Santé publique

Discipline s'occupant de la santé* globale de la population.

Objectifs et missions

La santé publique s'efforce d'améliorer l'état de santé de la population et la qualité de vie des malades, et de réduire les inégalités sociales et géographiques de santé. (Voir schéma page suivante.)

Fonctionnement

Ses outils

Pour suivre l'état de santé des Français, les responsables de santé publique se servent des ***indicateurs de santé**** et s'appuient sur ***différentes disciplines***.

– ***L'épidémiologie*** est la science qui étudie la fréquence, la répartition et l'évolution des phénomènes de santé* dans le but de mettre en évidence leurs causes :

Les missions de la santé publique

Missions	Mise en œuvre
Observation et mesure de l'état de santé des Français	Rapport annuel sur l'état de santé des Français par le HCSP Alerte de l'InVS en cas d'épidémie
Définition et mise en œuvre d'actions prioritaires	Au niveau national et régional
Mise en place d'un dispositif de prévention*	Hygiène publique Médecine préventive Éducation pour la santé* (INPES) Prévention spécialisée
Mise en place de structures de soins et de réinsertion	Consultations Hôpitaux*, cliniques* Structures de réinsertion et de réadaption
Mesures sociales d'accompagnement	Mesures de protection sociale* Lutte contre le chômage* Action en faveur du logement Protection de l'environnement

• ***l'épidémiologie descriptive*** étudie les principales causes de morbidité et de mortalité ;

• ***l'épidémiologie analytique*** essaie de mettre en évidence les ***facteurs de risque*** d'une maladie, c'est-à-dire les éléments augmentant statistiquement sa probabilité de survenue chez un individu ;

• ***l'épidémiologie évaluative*** évalue l'efficacité des actions sanitaires mises en place, en comptabilisant notamment les nouveaux cas annuels.

– ***La sociologie*** étudie scientifiquement les sociétés humaines et les faits sociaux.

– ***L'économie de la santé*** mesure les coûts des activités concourant à la santé de la population.

– ***La démographie*** analyse les caractéristiques d'une population.

Ses acteurs

– Depuis la loi de santé publique de 2004, ***l'État est responsable de la santé publique***. Chaque année, le Parlement vote des objectifs nationaux de santé publique, à partir des priorités sanitaires définies par le Haut Conseil de santé publique (HCSP) et la Conférence nationale de santé.

– Au niveau des régions, ***les préfets*** déterminent des programmes régionaux de santé publique mis en œuvre par des groupements régionaux de santé publique, associant État, ARH et collectivités locales.

– ***Le dispositif de sécurité sanitaire*** comprend l'institut national de veille sanitaire (InVS), l'Agence française de sécurité sanitaire des aliments (Afssa), l'Agence française de sécurité sanitaire des produits de santé (Afssps), et l'Agence française de sécurité environnementale (Afse).

VOIR ÉGALEMENT

| Santé publique (crises de), indicateurs de santé.

Santé publique (crises de)

Problèmes de santé publique* ayant eu un certain retentissement et provoqué une certaine émotion en France ces dernières années.

Historique

– ***La contamination par le virus du sida**** de 4 000 à 6 000 personnes (en particulier des hémophiles) lors de transfusions sanguines réalisées entre 1980 et 1995.

– ***La crise de la vache folle*** qui provoqua en 1996 une crise sanitaire et alimentaire sans précédent, en raison des prévisions apocalyptiques des experts. À l'origine de celle-ci, une épizootie d'encéphalopathie spongiforme bovine apparue en 1985 en Grande-Bretagne par suite d'une simplification du traitement thermique des viandes données aux bovins comme alimentation. À ce jour, on ne compte pourtant « que » 160 victimes britanniques et 17 françaises, ayant développé une variante de la maladie de Creutzfeldt-Jakob (MCJ), démence sénile accompagnée de troubles neurologiques, toujours mortelle.

– ***Le traitement par de l'hormone de croissance***, extraite d'hypophyses prélevées sur des cadavres, de plus de 1 000 enfants jusqu'en 1985 ayant causé le décès de 80 d'entre eux d'une MCJ.

– ***Le scandale de l'amiante***, matériau utilisé massivement dans les années 1950-1970 comme isolant thermique, et qui a continué de l'être jusqu'en 1977 sans précautions particulières, alors qu'on savait ce produit cancérigène depuis 20 ans.

2 000 personnes (ouvriers du BTP ou des chantiers navals, chauffagistes…) décèdent chaque année d'une maladie grave liée à l'inhalation d'amiante (asbestose, cancer* du poumon ou de la plèvre).
– ***La mort prématurée de 19 000 personnes âgées*** lors de la canicule de l'été 2003.
– ***L'épidémie de Sras (syndrome respiratoire aigu sévère***) qui s'est développée à partir de l'Asie entre février et mai 2003 et dont on a dénombré 6 000 cas dans le monde (5 en France), dont 400 mortels (aucun dans les pays riches).
– ***L'épidémie de Chikungunya*** (maladie virale transmise par un moustique) sur l'île de la Réunion, qui, si elle a été rapidement détectée dès mars 2005, a été sous-estimée dans son ampleur (250 000 malades) et sa gravité (200 décès).
– ***L'épizootie de grippe aviaire***, due au virus H5N1, hautement pathogène, qui sévit dans les élevages d'Asie notamment depuis 2003 et s'est depuis étendue en Europe et en Afrique, à l'origine de 170 cas humains dont 90 mortels. L'OMS* craint qu'à la faveur d'une mutation, ce virus ne devienne transmissible d'homme à homme et soit à l'origine du développement, par les oiseaux migrateurs et le trafic aérien, d'une pandémie meurtrière.

Conséquences

Des conséquences positives

– ***Une réforme de la transfusion sanguine*** (voir page 86) et du système de sécurité sanitaire (voir page 274) pour détecter et réagir plus vite à l'émergence d'une nouvelle maladie ou à une situation météorologique particulière.
– ***L'application du principe de précaution***, énoncé en 1995 par la loi Barnier et depuis inscrit dans la Constitution. Celui-ci dit qu'en l'absence de certitude, compte tenu des connaissances scientifiques et techniques du moment, l'adoption de mesures visant à prévenir des risques pour la santé* de l'homme, des animaux ou de l'environnement, ne doit pas être retardée. Ces mesures doivent toutefois être proportionnées au niveau de protection recherché, non discriminatoires et avoir un coût économique acceptable.
– ***Une vigilance de l'opinion publique*** qui demande aux gouvernants davantage de transparence et de privilégier la santé* plutôt que des intérêts économiques.
– ***Une meilleure indemnisation des victimes :*** création d'un fonds d'indemnisation pour les transfusés et les hémophiles (1991), puis pour les victimes de l'amiante (2001), puis mise en place en 2002 de l'Office national d'indemnisation des accidents médicaux et infections nosocomiales (voir page 170), et élargissement de la notion de faute inexcusable de l'employeur (réparation intégrale du préjudice).

Des conséquences négatives

– Le principe de précaution est accusé de représenter un frein aux innovations et de contribuer à justifier une « politique parapluie », consistant à prendre des décisions souvent disproportionnées et coûteuses, pour protéger le décideur.

– Les hommes politiques ont souvent été discrédités, ce qui fait qu'on ne croit plus leurs déclarations. Cet état de fait accentue les psychoses, par ailleurs entretenues par les médias, et conduit à des attitudes irrationnelles aux conséquences économiques parfois catastrophiques (secteurs alimentaires sinistrés).

VOIR ÉGALEMENT

| Don du sang, maladie iatrogène, maladie professionnelle, santé publique.

Saturnisme

Intoxication chronique par le plomb.

Caractéristiques

Maladie ***longtemps silencieuse*** qui se manifeste par des signes atypiques : troubles neurologiques, anémie persistante, douleurs abdominales chroniques, troubles de la croissance et retard psychomoteur chez l'enfant.

Les sources d'intoxication et les personnes à risque

Sources d'intoxication	Personnes à risque
– Les éclats de peinture à base de plomb revêtant *les murs* des immeubles construits avant 1948 et l'eau circulant dans des *tuyauteries anciennes* en plomb – L'extraction, la manipulation du plomb et de ses minerais et des peintures plombifères	– ***Les petits enfants*** surtout, mais aussi les adultes ***souvent d'origine étrangère*** (Mali, Sénégal…) ***habitant dans des immeubles anciens et insalubres*** des grandes villes – Les nourrissons de certaines zones rurales (Aveyron, Cantal) où l'eau est plombée – ***Certains professionnels*** (ouvriers, peintres en bâtiments, récupérateurs de vieux plomb…).

Dispositif de lutte

– Recensement des habitations construites avant 1948 afin de les réhabiliter ou de reloger les familles.

– Signalement obligatoire par les médecins des cas de saturnisme à la PMI* qui informe le préfet. Ce dernier doit faire réaliser un diagnostic-plomb dans l'immeuble concerné et une plombémie aux enfants exposés. En cas de positivité, des travaux palliatifs doivent être faits (dans le mois), et les occupants informés.
– Obligation pour le vendeur d'un logement construit avant 1948 d'annexer à l'acte de vente la concentration en plomb.
– Éducation sanitaire des mères des enfants les plus exposés grâce au carnet de santé (laver les murs, surveiller les enfants et les inciter à se laver les mains).
– Sensibilisation des médecins à cette maladie et campagnes de dépistage dans les écoles maternelles des quartiers à risque.
– Indemnisation des personnes victimes d'une maladie professionnelle*.

VOIR ÉGALEMENT

Exclusion, maladie professionnelle, mal-logement, pauvreté, politique de lutte contre l'exclusion.

Scolarisation de l'enfant handicapé

Dispositif mis en place pour assurer le droit de tout enfant ou adolescent handicapé à l'éducation.

Législation

La loi d'orientation en faveur des handicapés du 30 juin 1975

Elle a proclamé le droit de tout enfant à une éducation appropriée en le soumettant à une ***obligation scolaire*** avec prise en charge des frais de scolarité par l'État (établissements, enseignants) et par la Sécurité sociale* (internat, frais de transport).

La loi pour l'égalité des droits et des chances de 2006

Elle donne la priorité à l'intégration scolaire individuelle en milieu ordinaire et aux solutions de proximité, ainsi qu'aux souhaits des parents.
L'Éducation nationale est tenue d'assurer une formation scolaire à tous les enfants handicapés, qui sont ***inscrits de plein droit dans l'établissement scolaire le plus proche de leur domicile*** ou, si nécessaire et avec l'accord de leurs parents, dans un autre établissement ou un établissement adapté.

Les structures d'orientation et de suivi

Les maisons départementales des personnes handicapées

Une équipe pluridisciplinaire élabore ***un projet personnalisé de scolarisation***, après évaluation des compétences et des besoins de l'enfant, puis la Cdaph propose aux parents une orientation en milieu ordinaire ou plus rarement adapté, et décide des aides financières dont ils bénéficieront (voir page 239).

Des équipes de suivi de la scolarisation

Elles assurent la mise en œuvre du projet et peuvent proposer une réorientation de l'enfant.

L'intégration en milieu scolaire normal

– ***Ses intérêts*** sont nombreux (autonomie, épanouissement, acquisition d'un diplôme). Aussi est-elle une priorité chaque fois que l'enfant est capable d'assumer les contraintes de la vie scolaire et de communiquer avec les autres.
– Ses modalités sont diverses puisqu'il peut s'agir d'une intégration individuelle ou collective.

L'intégration individuelle dans une classe normale

Elle peut se faire à temps plein ou partiel avec un soutien :
– par une ***auxiliaire de vie scolaire*** (soutien scolaire et aide à la vie courante) ;
– ou par un ***service d'aide à domicile*** (soutien pédagogique, médical ou psychologique).

Centre d'action médico-sociale précoce (CAMSP)	Accueil en consultation des enfants de moins de 6 ans pour des actions de rééducation et de soutien aux familles. Financement par l'Assurance maladie* et le conseil général
Centre médico-psycho-pédagogique (CMPP)	Accueil en consultation des enfants jusqu'à 20 ans présentant des troubles scolaires et/ou des troubles du comportement, à la charge de l'Assurance maladie* (voir page XXX)
Consultation de psychiatrie infantile	Suivi des enfants atteints de troubles mentaux
Service de soins et d'éducation à domicile (Sessad)	Intervention d'une équipe pluridisciplinaire (orthophoniste, ergothérapeute, kinésithérapeute, éducateur spécialisé, psychomotricienne) sur les lieux de vie de l'enfant, selon ses besoins
Réseau d'aide spécialisée aux élèves en difficultés (Rased)	Mis en place par l'Éducation nationale pour apporter une aide pédagogique aux élèves en difficultés dans les écoles maternelles ou primaires pendant le temps scolaire (rééducateurs, psychologues, enseignants spécialisés)

L'intégration collective en classe spécialisée

– ***Classe d'intégration scolaire*** (Clis) accueillant en école primaire un petit groupe d'enfants présentant le même type de handicap* : mental (Clis 1), auditif (Clis 2), visuel (Clis 3), moteur (Clis 4).
– ***Unité pédagogique d'intégration*** (UPI), dispensant dans les collèges ou lycées un enseignement adapté à un petit groupe d'adolescents de 11 à 16 ans présentant un handicap*.
– ***Section d'enseignement général et professionnel adapté*** (Segpa) pour les enfants ayant des difficultés d'apprentissage en vue de l'obtention d'un CAP ou BEP.

La scolarisation en milieu adapté

Elle ne peut, théoriquement, être proposée que pour des enfants ayant de ***grosses difficultés d'apprentissage,*** et les établissements adaptés doivent collaborer avec l'Éducation nationale afin d'optimiser le parcours scolaire de l'handicapé.

La scolarisation en milieu adapté

Établissements pour déficients mentaux	Ils sont souvent gérés par des associations* (UNAPEI) Les frais de séjour sont pris en charge sous la forme d'un prix de journée
– Institut médico-pédagogique (IMP)	Accueil en internat ou semi-internat des jeunes handicapés mentaux de 6 à 16 ans leur assurant : • une formation générale (calcul, écriture, lecture) par des enseignants spécialisés • de nombreuses activités manuelles (dessin, poterie, peinture…) encadrées par des éducateurs spécialisés et ergothérapeutes • des activités motrices gérées par un psychomotricien • un soutien éducatif (éducateurs), parfois orthophonique et/ou psychothérapique (psychologue, psychiatre)
– Institut médico-professionnel (IMPro)	Destiné aux adolescents déficients mentaux de plus de 16 ans capables d'un apprentissage professionnel (menuiserie, cuisine, couture…)
– Institut médico-éducatif (IME)	Il rassemble en un même établissement un IMP et un IMpro
Établissements pour déficients physiques	– Institut pour infirmes moteurs – Institut pour malentendants – Institut pour malvoyants
Établissement pour polyhandicapés	Destiné aux personnes présentant deux handicaps graves moteur et mental avec diminution des capacités d'autonomie et de relations
Institut de rééducation psychothérapique	Pour les enfants ou adolescents handicapés ayant des troubles du comportement

Les aides financières aux familles

Les parents ayant un enfant handicapé peuvent percevoir l'allocation d'éducation du jeune enfant et exceptionnellement la prestation de compensation (voir pages 239 et 240).

Statistiques

– 6 000 à 15 000 enfants handicapés non scolarisés.
– 151 500 handicapés scolarisés en milieu ordinaire et 76 300 en milieu adapté.

VOIR ÉGALEMENT

Emploi des handicapés, établissements sociaux et médico-sociaux, handicap, hébergement de l'adulte handicapé, politique du handicap, professions paramédicales, professions sociales.

Secret des origines

Possibilité pour une administration de refuser de communiquer à une personne des documents à caractère nominatif qui lui permettraient de connaître sa filiation* biologique.

Législation

L'accouchement sous X

– ***La loi du 8 janvier 1993*** a donné à une femme en situation de détresse (très jeune fille sans autonomie, femme musulmane enceinte hors mariage…) la possibilité d'accoucher secrètement et de remettre son enfant à l'Ase* en demandant que ***le secret de son admission et de son identité*** soit préservé.
– ***Depuis la loi du 5 juillet 1996,*** toute femme accouchant sous X bénéficie d'un accompagnement psychologique et social, peut choisir le prénom de son enfant et lui laisser des renseignements ***non identifiants***.
– ***La loi du 22 janvier 2002*** a ouvert la possibilité pour l'enfant de connaître un jour sa mère biologique. Elle a mis en place un ***Conseil national pour l'accès aux origines personnelles*** chargé d'inciter la mère à ***laisser sous pli fermé son nom*** et

de l'informer qu'elle pourra à tout moment décider de la levée du secret de son identité, soit spontanément soit à la demande de son enfant.

L'assistance médicale à la procréation*

L'article 311-19 du Code civil indique qu'en cas d'AMP avec tiers donneur, aucun lien de filiation* ne pourra être établi entre l'auteur du don (de sperme ou d'ovocyte) et l'enfant qui en est issu (anonymat du donneur).

La communication des renseignements ne portant pas atteinte au secret des origines

La mère accouchant secrètement peut donner des renseignements ***ne portant pas atteinte au secret de son identité*** : caractéristiques physiques des parents biologiques, renseignements médicaux, lettre, objets, circonstances de la naissance…
Les renseignements sont conservés ***sous la responsabilité du président du conseil général*** qui les tient à la disposition :
– de l'enfant majeur ;
– de son représentant légal, s'il est mineur ;
– de l'enfant mineur capable de discernement, avec l'accord de son représentant légal, et en présence d'une assistance sociale de l'Ase* ;
– de ses descendants directs s'il est décédé.
Mêmes dispositions pour les renseignements médicaux mais ceux-ci seront transmis par l'intermédiaire d'un médecin.

La levée du secret des origines

– ***Dans le cas d'une mère ayant accouché sous X*** mais laissé son identité sous pli fermé, l'enfant majeur ou mineur (avec l'accord de ses représentants légaux) pourra demander à connaître ses origines mais celles-ci ne lui seront transmises que si le secret a été levé par sa mère. En revanche, la décision de la mère biologique de lever son identité et/ou de rechercher son enfant ne sera transmise à ce dernier que si celui-ci a entrepris une recherche de son côté.
– ***Dans le cas où l'enfant est issu de l'AMP****, le Cecos conserve une fiche nominative permettant de connaître le géniteur (la génitrice) pour des raisons médicales, mais ***la divulgation de cette information à l'enfant est interdite*** même après le décès du donneur.

Statistiques

Chaque année, on dénombre :
– 400 accouchements sous X ;
– 1 500 enfants conçus par don de gamètes ;

– 50 000 personnes qui tentent de connaître leur filiation* biologique afin de pouvoir se construire psychologiquement.

VOIR ÉGALEMENT

Adoption, aide sociale à l'enfance, assistance médicale à la procréation filiation.

Secret professionnel

Obligation faite à certaines personnes de taire des informations recueillies dans le cadre de leur exercice professionnel.

Caractéristiques générales

Contenu

Sont couvertes par le secret professionnel ***toutes les informations « à caractère secret »*** pouvant porter sur des personnes ou des faits (opinion, croyance, information médicale, administrative ou financière...), dont la divulgation pourrait nuire à la personne, et que le professionnel a apprises, comprises, connues ou devinées dans l'exercice de son métier.

Personnes concernées

Toute personne dépositaire de telles informations par état (ecclésiastiques), par profession ou en raison d'une fonction ou d'une mission (avocats, notaires, magistrats, professions de la santé et du social, stagiaires ou étudiants...).

Législation

Cette obligation figure dans ***le Code pénal*** (art. 226-13 et 226-14), qui punit la violation de ce secret d'un an d'emprisonnement et d'une amende de 15 000 euros et prévoit des cas où la loi impose ou autorise la révélation du secret :

Cas où la loi oblige le professionnel à se porter dénonciateur	– Sévices ou privations sur un mineur ou une personne incapable de se protéger en raison de son âge, de son état physique ou mental – Maladie infectieuse* à déclaration obligatoire – Certificat d'hospitalisation sous contrainte*– Certificat d'accident du travail* ou de maladie professionnelle*
Cas où le professionnel peut être relevé de cette obligation	– S'il est convoqué devant un tribunal en tant qu'expert – S'il est mis en cause pénalement (pour se défendre)

Objectifs

Protéger la vie privée et familiale de l'individu ainsi que son droit à l'insertion sociale et professionnelle, et permettre une relation de confiance entre l'usager et le professionnel.

Le secret médical

Législation

– L'obligation de secret médical figure également dans le ***Code de déontologie médicale***, qui prévoit des sanctions disciplinaires en cas de violation pouvant aller jusqu'à la radiation, le ***Code de la santé publique***, qui affirme que toute personne prise en charge par un professionnel, un réseau de santé ou un établissement de santé a droit au respect de sa vie privée et du secret des informations la concernant, et ***un décret*** de 2002 relatif à l'exercice de la profession d'infirmier.
– Cette obligation s'impose à ***tous les professionnels*** en contact avec des malades.

Contenu

– Le secret médical couvre ***toutes les informations médicales ou non*** venues à la connaissance de tout professionnel (médecin ou non) en contact avec le malade et dont la divulgation pourrait nuire à ce dernier.
– Cette obligation :
- n'est pas opposable au patient lui-même ;
- est maintenue ***après la mort*** de celui-ci mais ses ayants droit peuvent alors avoir accès à certaines informations, sauf si le patient s'y était opposé de son vivant ;
- est ***absolue*** vis-à-vis des tiers (employeur, assurance, médias) ;
- est ***partagée*** par tous les membres de l'équipe qui intervient auprès du patient, ceux-ci pouvant échanger des informations (sauf opposition du patient) ;
- peut être levée à l'égard des proches ou de la famille (loi du 4 mars 2002) en cas de diagnostic ou de pronostic ***grave*** (sauf opposition du malade), seules les informations nécessaires au soutien du malade étant concernées (issue et non causes).

Le secret social

Il s'applique aux ***travailleurs sociaux*** (voir page 252), qui sont souvent tiraillés entre le devoir de se taire et l'obligation d'informer les autorités compétentes en matière de protection de l'enfance en danger* ou de délinquance juvénile.
La loi du 22 février 2006 sur la prévention de la délinquance juvénile instaure le ***secret social partagé*** qui permet à aux professionnels de l'action sociale* :
– quand ils sont plusieurs à intervenir auprès d'un mineur ou d'une famille*, de partager entre eux des informations à caractère secret afin de mettre en œuvre les mesures nécessaires ;
– quand l'un d'eux constate que l'aggravation des difficultés sociales, éducatives ou matérielles d'une personne ou d'une famille appelle l'intervention de plusieurs professionnels, d'en informer le maire et le président du conseil général et de partager avec lui les informations confidentielles strictement nécessaires.

VOIR ÉGALEMENT

Déontologie médicale, dossier médical, dossier social, professions médicales, professions paramédicales, professions sociales.

Secte

Groupe de personnes, souvent organisé autour d'un « maître », ayant une même doctrine philosophique ou religieuse.

Statistiques

Le mouvement sectaire ***s'est étendu*** en France à partir des années 1960-1970.
D'après le rapport de la commission parlementaire d'enquête sur les sectes présenté en décembre 2006, 60 000 à 80 000 enfants seraient élevés dans un contexte sectaire.
Leur champ d'action se situe principalement dans ***la formation professionnelle et les nouvelles thérapies***, et leurs adhérents appartiennent avant tout aux classes moyennes et aisées.
Les petites sectes qui s'étaient formées après mai 1968, ont été remplacées par de ***grandes sectes internationales***, disposant de moyens financiers considérables et ayant souvent une base aux États-Unis.

Parmi les plus connues, on peut citer : les témoins de Jéhovah, l'église de scientologie, la secte Moon, le Mandarom, la Famille (ex. : enfants de dieu), l'ordre du Temple Solaire, Horus…

Causes de la progression des sectes

L'accroissement de la détresse morale

– Crise des valeurs : déclin des utopies contestataires et de l'église, montée du matérialisme.
– Dissociations familiales plus fréquentes.
– Montée du chômage* et de la précarité.
– Désenchantement vis-à-vis du rationnel : des sciences, de la médecine.
– Peurs irrationnelles (d'une catastrophe nucléaire ou écologique).
– Montée de la violence, apparition du sida*.

Des moyens d'extension

Les sectes se disséminent grâce au développement des voyages internationaux et par l'intermédiaire de réseaux comme Internet.

Législation

Absence de législation spécifique

Il n'existe pas en France de délit de secte, car interdire les sectes risquerait de porter atteinte aux libertés individuelles (libertés de religion, de réunion, d'association et d'expression) et de marginaliser davantage ces groupes.
Cette interdiction nécessiterait de plus qu'on définisse avec précision ce qu'est une secte afin de distinguer courant spirituel pacifique et secte dangereuse.

Le droit commun s'applique aux sectes

Bien utilisé, il devrait permettre de lutter contre ***les dangers*** que certaines sectes font courir à leurs adeptes : manipulation mentale, atteinte à leur intégrité physique (abus sexuels, viols, mauvais traitement), embrigadement des enfants avec discours antisocial et non respect de l'obligation scolaire, escroqueries, incitation au suicide* ou à l'abandon d'un traitement médical traditionnel contre une médication inefficace voire dangereuse…
– Le code pénal réprime ainsi :
  • les infractions contre la protection de l'enfant, sa santé*, sa sécurité, sa moralité, son éducation ;
  • les infractions sexuelles ;

- l'abus frauduleux de l'état d'ignorance ou de situations de faiblesse d'un mineur ou d'une personne vulnérable pour l'obliger à un acte ou à une abstention lui ayant été gravement préjudiciable ;
- la non-assistance à personne en danger ;
- l'escroquerie, l'extorsion de fonds ou l'abus de confiance.

– D'autres armes existent en cas d'exercice illégal de la médecine, d'infraction au Code du travail…
– Le contrôle de l'obligation scolaire a été renforcé : déclaration faite à la mairie et à l'inspection d'académie par la famille qui choisit de donner elle-même l'instruction à un enfant, enquête de la mairie tous les 2 ans et contrôle annuel de l'inspection académique.
– La loi du 12 juin 2001 permet de dissoudre les personnes morales ayant été condamnées définitivement à 2 reprises.

La mission interministérielle de lutte contre les sectes (MILS)

Créée en 1998, elle est chargée de surveiller les mouvements sectaires et de sensibiliser le grand public à leurs dangers.
Des représentants des administrations mettent au point des mesures réglementaires et proposent des modifications législatives visant à mieux contrôler le fonctionnement de ces groupes (tous organisés en associations) ou à mieux réprimer les éventuelles atteintes aux droits de l'homme et de l'enfant.

VOIR ÉGALEMENT
| Protection de l'enfance en danger.

Sectorisation psychiatrique

Découpage géographique de la France en secteurs de psychiatrie adulte, de psychiatrie infantojuvénile (ou pédopsychiatrie) et de psychiatrie pénitentiaire dont l'hôpital* est le gestionnaire.

Fonctionnement

Des structures spécialisées

À partir de 1960, ***le malade mental est considéré comme un malade ordinaire*** qui doit être traité, aussi souvent que possible, en ambulatoire. L'hospitalisation

Structure de lutte contre les maladies mentales

	Secteur de psychiatrie adulte	Secteur de psychiatrie infantojuvénile
Structures d'hospitalisation	– Centres Hospitaliers Spécialisés (CHS) – Cliniques privées psychiatriques – Services de psychiatrie (dans les CH) – Hôpitaux de jour – Hospitalisation de nuit ou de week-end	– ***Services de pédopsychiatrie*** (CHR ou CHU) spécialisés dans le traitement des maladies mentales* chez l'enfant ou l'adolescent (hospitalisation de courte durée durant la phase aiguë) – ***Hôpitaux de jour*** (psychoses)
Structures extrahospitalières – de soins	– ***Centre médico-psychologique (CMP) :*** accueil des malades adultes en consultation (budget hospitalier et prise en charge à 100 % des frais) – ***Centre d'accueil permanent*** assurant les urgences psychiatriques – ***Centre d'accueil thérapeutique*** à temps partiel – ***Appartement thérapeutique :*** unité de soins pour les malades stabilisés capables d'une certaine autonomie afin de favoriser leur insertion ultérieure	– ***Centre médico-psychopédagogique (CMPP) :*** dépistage et traitement lors de consultations, des enfants présentant des troubles scolaires et/ou du comportement – ***Centre de guidance infantile (CGI) :*** rattaché au CH, il assure le traitement ambulatoire des enfants présentant des troubles psychologiques et parfois un handicap* (prise en charge à 100 %) – ***Accueil familial thérapeutique*** – ***Centre d'accueil thérapeutique*** à temps partiel (clubs thérapeutique, unité de soins du soir)
– de réinsertion	– ***Centre de postcure :*** réentraînement à l'effort et réinsertion par le travail – ***Ateliers thérapeutique :*** réentrainement à l'exercice d'une activité professionnelle grâce à l'ergothérapie – ***Centre d'aide par le travail (CAT) :*** structure de travail pour les handicapés mentaux graves	
– à visée pédagogique		– ***Institut médico-éducatif (IME)*** pour déficients mentaux (voir Scolarisation des handicapés) – ***Unité scolaire et thérapeutique***

doit être rare et se faire dans des ***structures ouvertes*** afin d'éviter la ségrégation. On programme donc la fermeture progressive des hôpitaux psychiatriques, la réduction du nombre des lits de psychiatrie et leur remplacement par des structures extra-hospitalières, l'ensemble étant organisé dans le cadre de secteurs géographiques (voir page précédente).

Des équipes spécialisées

Chaque secteur comporte des structures dans lesquelles travaille ***une même équipe médico-sociale*** intervenant lors du traitement hospitalier et du suivi ambulatoire et formée de personnels spécialisés : psychiatres, psychologues, infirmiers, personnel de rééducation (orthophoniste, psychomotricien, ergothérapeute), personnel à caractère social (éducateurs, assistants de service social).

Financement

L'État a la charge de la lutte contre ces maladies. L'assurance maladie* est le payeur des dépenses de prévention* et de traitement.

VOIR ÉGALEMENT

Établissement de santé, maladie mentale, majeur protégé, professions médicales, professions paramédicales, professions sociales, suicide.

Sécurité sociale

Système d'assurance sociale obligatoire, fonctionnant selon le principe de la solidarité, visant à assurer la prise en charge de certains risques sociaux en contrepartie du versement de cotisations.

Historique

La Caisse nationale du régime général de la Sécurité sociale a été créée par ***l'ordonnance du 4 octobre 1945***.

D'abord limitée aux salariés de l'industrie et du commerce, la Sécurité sociale va progressivement se généraliser à la totalité de la population avec la mise en place en 2000 de la CMU* mais son unification n'est pas encore réalisée (pas de Sécurité sociale universelle) puisqu'à côté du régime général qui couvre 68 % des actifs, persistent d'autres régimes aux niveaux de cotisations et de prestations différents.

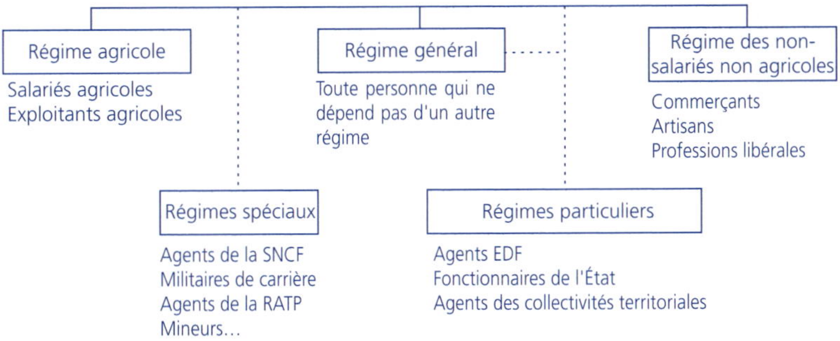

Son financement a été modifié par la loi constitutionnelle du 23 février 1996 puisque c'est désormais le Parlement qui vote chaque année ***la loi de financement de la Sécurité sociale***, fixant l'objectif national des dépenses de Sécurité sociale et prévoyant de nouvelles recettes pour financer celles-ci.

Missions

La Sécurité sociale a une mission ***d'assurance*** en cas de survenue d'un risque social, qu'elle répare par le versement de prestations en nature ou en espèces, et une mission ***de redistribution*** assurant une certaine solidarité. Voir Protection sociale*.

Fonctionnement

– La gestion des risques est divisée en ***4 branches*** :

- ***la branche maladie*** couvrant les risques maladie*, accident, maternité, invalidité, décès et la ***branche accidents du travail-maladies professionnelles*** qui sont gérées par la Cnam, les prestations étant versées par les CPAM ;
- ***la branche vieillesse*** couvrant le risque vieillesse, gérée par la Cnav, les prestations étant versées par les Cram ;
- ***la branche famille*** couvrant les charges occasionnées par un (des) enfant(s), gérée par la Cnaf, les prestations familiales ainsi que certaines aides de l'État étant versées par les Caf.

– ***Les caisses*** sont administrées par un directeur et par un conseil d'administration formé à égalité des représentants désignés par les organisations syndicales et patronales (démocratie sociale), et placées sous tutelle des ministères de le Santé et de l'Économie et des Finances (pour les caisses nationales), des Drass et des Ddass (pour les caisses locales).

Financement

Des cotisations sociales, surtout

Elles sont payées par les salariés et/ou les employeurs et calculées sur le salaire total ou un salaire plafonné (le plafond mensuel de Sécurité sociale* s'élevait à 2 682 euros au 1er janvier 2007 ; il est revu chaque année en janvier et en juillet) et sont versées en totalité par les entreprises aux Urssaf placées sous le contrôle de l'Acoss qui les redistribue aux 3 caisses nationales.
Prélevées sur les seuls revenus du travail, elles pénalisent l'emploi.

Les cotisations sociales de Sécurité sociale

Risques couverts	Taux de cotisations (en %)		Assiette
	Employeur	Salarié	
Maladie	12,80	0,75	Salaire total
Vieillesse déplafonnée	1,60	0,10	Salaire total
Vieillesse plafonnée	8,3	6,65	De 0 à 2 682 euros
Allocations familiales	5,40		Salaire total
Accidents du travail	Variable		Salaire total

Des impôts

– ***La contribution sociale généralisée (CSG)*** est un impôt créé en 1991. Prélevée sur les revenus du travail (– 5 %) et du capital, au taux de 7,5 % (dont 5,1 % déductibles), elle est affectée aux branches famille et maladie ainsi qu'au fonds de solidarité vieillesse.

– ***La contribution au remboursement de la dette sociale*** (***CRDS*** ou ***RDS***), a été instituée en 1996 pour une durée de 13 ans puis prolongée de 5 ans en 1998. Cet impôt de 0,5 % est prélevé sur l'ensemble des revenus en dehors des minima sociaux*, afin de rembourser la dette de la Sécurité sociale.

Des taxes versées à l'assurance maladie*

Taxes sur les alcools forts et le tabac, sur les primes d'assurance automobile, sur la publicité pharmaceutique et sur le chiffre d'affaires des laboratoires pharmaceutiques.

Source des dépenses

Les dépenses sont majoritairement constituées par ***les prestations*** en nature et en espèces versées par les différentes branches aux assurés sociaux et à leurs ayants droit et, à un degré moindre, par les dépenses de gestion et d'action sociale*.

Équilibre financier du régime général

Le constat : un équilibre fragile

Dès 1967, la Sécurité sociale a présenté un déficit croissant si bien qu'on parle du « trou de la Sécurité sociale ». Grâce à des plans de redressement successifs (réforme de son financement, maîtrise des dépenses de santé*, réforme de l'assurance vieillesse*), elle a réussi à être excédentaire de 1999 à 2001, mais a renoué avec le déficit dès 2002. Depuis 2004, les quatre branches sont déficitaires, et si la situation de la branche maladie s'améliore, celle de la branche vieillesse devrait empirer si aucune réforme n'est faite. C'est ainsi que les dernières prévisions estiment le déficit du régime général à ***12 milliards d'euros pour 2008***, dont 6,4 milliards pour l'assurance maladie*, 4,7 milliards pour l'assurance vieillesse* et 300 millions pour les accidents du travail*.

Soldes des comptes de la Sécurité sociale

	2002	2003	2004	2005	2006
Maladie	– 6,1	– 11,1	– 11,6	– 8	– 5,9
Accidents du travail	0	– 0,5	– 0,2	– 0,4	– 0,1
Vieillesse	+ 1,7	+ 0,9	+ 0,3	– 1,9	– 1,9
Famille	+ 1	+ 0,4	– 0,4	– 1,3	– 0,9
Total régime général	– 3,5	– 10,2	– 11,9	– 11,6	– 8,7

Source : ministère de la Santé et des Solidarités.

Les causes

Une faible progression des ressources
• Diminution du nombre des actifs : ***chômage****, allongement de la durée des études • Faible progression des salaires
Une forte progression des dépenses
• De santé, notamment médicamenteuses (voir page 50) • De retraite : départs massifs à la retraite des « baby-boomers » prévus entre 2005 et 2010, départs anticipés en retraite, augmentation de l'espérance de vie* • De famille* : allocation logement (hausse de la pauvreté), PAJE (reprise de la natalité), dépenses liées au handicap* • D'accidents du travail-maladies professionnelles : indemnisation des victimes de l'amiante (voir page 274)

Les remèdes

– Des réformes pour assurer l'équilibre de la branche vieillesse (voir page 76).
– Des mesures pour stabiliser les dépenses de l'Assurance maladie (voir page 77).
– ***Une fiscalisation de la Sécurité sociale*** qui pourrait se faire par le biais de l'impôt sur le revenu, la CSG, l'impôt sur les sociétés ou la TVA.
– La suppression des régimes spéciaux (notamment ceux de la SNCF et de la RATP), dont le départ à la retraite reste fixé à 55 ans voire 50 ans, dans un but d'équité.

VOIR ÉGALEMENT

Assurance maladie, assurance accidents du travail-maladies professionnelles, assurance maternité, assurance vieillesse, consommation médicale, couverture maladie universelle, dépenses de retraite, dépenses de santé (maîtrise médicalisée des), prestations familiales, protection sociale.

Sida

Le syndrome d'immunodéficience acquise est une maladie infectieuse★ chronique grave provoquée par le rétrovirus VIH qui détruit les lymphocytes T4, entraînant la disparition progressive des défenses immunitaires du malade.

Caractéristiques

Modes de contamination et groupes à risque

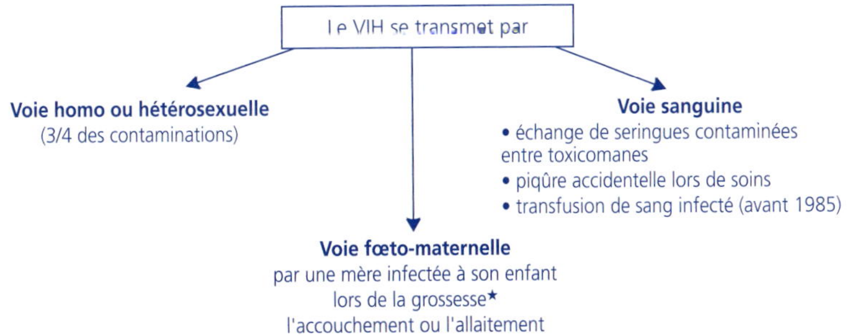

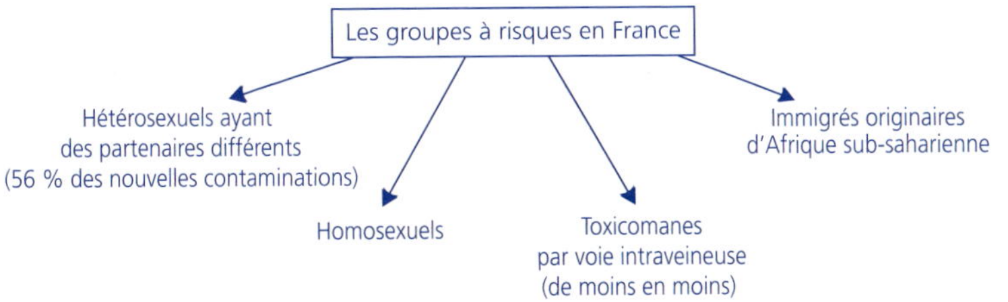

Étapes de la maladie

La maladie évolue en plusieurs étapes plus ou moins longues.

– ***Une phase de séropositivité*** caractérisée par l'apparition d'***anticorps*** anti-VIH dans le sang de la personne infectée, 2 à 4 mois après la contamination, et par ***l'absence de tout symptôme***. La personne est alors contagieuse.

– ***Une phase de pré-sida*** marquée par des signes cliniques mineurs : ganglions, léger amaigrissement, fièvre, épisodes de diarrhée.

– ***Une phase de sida*** survenant quand le système immunitaire est effondré avec :

• des infections à répétition dues à des germes opportunistes : infections pulmonaires (pneumocystose, tuberculose*), digestives (diarrhées, candidoses), oculaires (rétinites), cérébrales (toxoplasmose)… ;

• des cancers* : sarcome de Kaposi, lymphome… ;

• un amaigrissement très important ;

• des problèmes neurologiques : encéphalite, myélite, polynévrite…

La mort survient inévitablement.

Statistiques (fin 2006)

– ***Dans le monde :***

• 39,5 millions de personnes infectées et 4,9 millions de nouveaux cas.

• 2,9 millions de décès.

– ***En France :***

• 120 000 séropositifs, 25 700 personnes atteintes du sida et 7 000 nouvelles contaminations (6 000 en 2004).

• 700 décès.

Évolution de l'épidémie

Dans les pays en développement

Les constats

Les pays pauvres totalisent ***95 % des malades et plus de 90 % des décès*** et le sida représente une ***tragédie majeure*** en particulier en ***Afrique sub-saharienne*** (24,7 millions de malades), en Asie du Sud et du Sud-est (7,8 millions) et en Amérique latine (1,7 million).

On assiste à une explosion du nombre de cas en ***Russie*** (ouverture du pays, changement des mentalités, développement de la toxicomanie intraveineuse), en ***Chine*** et en ***Inde***.

Les femmes sont de plus en plus touchées (45 % des personnes infectées).

Les causes

– ***La pauvreté**** qui freine la prévention* (peu de moyens d'information, faible niveau d'instruction, manque de dépistage et de médicaments pour éviter la transmission fœto-maternelle) et limite l'accès aux soins (seulement 1,5 million de malades, sur les 6 millions qui en auraient besoin, ont accès à un traitement).

– ***Des causes socioculturelles :*** développement de la toxicomanie IV, méfiance à l'égard du préservatif, statut inférieur des femmes, polygamie, prostitution, don de sang rémunéré (Chine).
– Des gouvernements parfois peu concernés (déni, pas de mesures de réduction des risques liés à la toxicomanie) et une aide sanitaire internationale* insuffisante.

Les conséquences

– Un effondrement de l'espérance de vie* et une hausse de la mortalité infantile*.
– Des efforts de développement menacés et un accroissement de la pauvreté.
– Des orphelins de plus en plus nombreux.
– Un système sanitaire débordé et une progression de la tuberculose*.

En France

Un ralentissement de l'épidémie de 1996 à 2002

Si la France a été un des pays européens les plus touchés par le sida, on a noté à partir de 1996 une décroissance de la mortalité, du nombre des nouveaux cas annuels et du taux des contaminations mère/enfant.
En cause : des efforts de prévention* (voir page 296) et l'arrivée en 1996 de nouveaux médicaments antiviraux qui, associés aux anciens au sein de ***trithérapies***, ont amélioré l'état de santé de nombreux malades et augmenté leur espérance de vie*.

Une reprise de l'épidémie depuis 2002

Depuis 2002, le nombre des nouvelles contaminations augmente, et parmi les nouveaux diagnostics, les femmes (42 %) et les homosexuels sont plus nombreux.
En cause :
– un relâchement des pratiques de prévention* : multipartenariat plus fréquent et moindre utilisation du préservatif du fait d'une banalisation de la maladie, manque d'information des plus jeunes, multiplication des pratiques à risque dans les milieux homosexuels ;
– un recours plus tardif au dépistage si bien que 47 % des personnes apprennent leur maladie* sans avoir connu leur séropositivité et ne bénéficient pas d'un traitement précoce retardant l'entrée dans la phase sida ;
– des immigrés originaires d'Afrique sub-saharienne souvent contaminés (information insuffisante, soumission des femmes, précarité).

Des malades confrontés à des difficultés

– Des problèmes de soins : bilans médicaux fréquents, prises répétées de nombreux médicaments aux effets secondaires redoutables, manque de structures d'HAD,

résistance inéluctable du virus aux médicaments qui fait du sida une maladie toujours mortelle.

– Une détresse psychologique : angoisse, solitude devant la mort, perte du désir de vivre voire suicide*.

– Des problèmes financiers : si les soins sont couverts à 100 % par la Sécurité sociale, certains frais ne le sont pas (aide d'une tierce personne) et les ressources du malade diminuent en cas d'arrêt de travail ou de perte d'emploi.

– Des discriminations* : refus de soins, difficultés d'accès à un titre de séjour ou à l'AME pour les migrants, stigmatisation, accès difficile aux prêts ou à l'assurance, difficultés d'embauche ou de maintien dans l'emploi.

VOIR ÉGALEMENT

Discrimination, maladie infectieuse, santé publique (crises de), sida (dispositif de lutte), tuberculose.

Sida (dispositif de lutte)

Ensemble des mesures et des moyens mis en œuvre pour réduire le nombre des personnes infectées par le VIH, pour prendre en charge les malades et les protéger contre l'exclusion*.

La recherche

L'Agence nationale de recherche sur le sida (ANRS), collabore avec le CNRS, pour trouver un éventuel vaccin, d'autres médicaments ou protocoles plus efficaces et moins contraignants.

La prévention*

Le Conseil national du sida et ***l'Agence nationale de lutte contre le sida***, qui définissent la politique de prévention* en collaboration avec ***les associations**** (*Act-up*, *Aides*), ont réactivé en 2005 le dispositif existant :

– nouvelles campagnes d'information (médias, écoles) orientées vers les jeunes, les homosexuels, les migrants, rappelant ***l'utilité du préservatif***, la nécessité de faire

un test de dépistage en cas de rapports non protégés et de consulter après une prise de risque avérée ;
– incitation au dépistage volontaire dans un ***centre de dépistage anonyme et gratuit du sida (CDAG)***, lors de l'examen prénuptial, du 1er examen prénatal ou d'une intervention chirurgicale ;
– multiplication des distributeurs de préservatifs et opération « préservatif à 20 centimes d'euros » dans les pharmacies, grandes surfaces et distributeurs de presse ;
– développement des traitements de substitution pour les héroïnomanes (voir page 236) ;
– renforcement de la sécurité sanitaire au niveau des dons de sang* (instaurée en 1985), de sperme ou d'organe, avec pratique de l'autotransfusion dès que possible ;
– traitement préventif associant AZT et césarienne pour réduire le risque de transmission fœto-maternelle (inférieur à 1 %).

La prise en charge des malades

Elle s'effectue dans des ***services hospitaliers non spécialisés*** pendant les périodes aiguës de la maladie (lutte contre la ségrégation). On développe les ***hospitalisations de jour*** pour un bilan ou un traitement et les possibilités d'***HAD*** pour les malades en fin de vie. Des appartements thérapeutiques et des centres de postcure accueillent les malades stabilisés pour un retour à une vie normale.

La lutte contre l'exclusion*

– Spots dans les médias (« Ensemble, luttons contre les discriminations* des personnes séropositives ») en 2006.
– Interdiction de procéder à un dépistage ***à l'insu*** de la personne (en particulier lors d'une embauche) et de refuser une embauche ou de licencier pour séropositivité.
– Rappel aux médecins de l'obligation de ***secret professionnel**** vis-à-vis des tiers.
– Déclaration obligatoire mais anonyme des cas de sida et de séroposivité à la Ddass.
– Convention Areas entrée en vigueur en 2007 facilitant l'accès des malades au crédit et à la couverture du risque invalidité.
– Incitation à la solidarité par les associations* (Sidaction).
– Recours possibles en cas de discrimination* (voir page 82).

VOIR ÉGALEMENT

Discrimination, don du sang, maladie infectieuse, politique de lutte contre la toxicomanie, secret professionnel, sida.

Socialisation

Processus par lequel un individu apprend les valeurs, les normes et la culture de la société dans laquelle il vit.

Objectifs

La socialisation permet à l'individu :

– de structurer sa personnalité sur des repères :

- ***les valeurs***, principes de référence partagés par la majorité des individus et orientant les actions individuelles (ex. : respect de la personne humaine, liberté, égalité, travail) ;
- ***les normes***, règles de comportement posées par la loi (il est interdit de tuer, voler…) ou relevant de coutumes (règles de politesse, vestimentaires…) ;
- ***la culture,*** ensemble de connaissance, de croyances et de pratiques ;

– s'intégrer (trouver sa place) dans la société et d'être accepté par les autres comme un membre à part entière du groupe.

Elle a donc une fonction de ***cohésion sociale***.

Étapes

Elle est assurée tout au long de la vie d'une personne par différents agents : la famille*, l'école, les amis, le monde du travail, les médias…

Au cours de l'enfance

Le premier agent de socialisation est ***la famille**** qui transmet les premières normes au travers de ce qui est dit et de ce qui se fait. L'enfant apprend à communiquer (sourire, jeu, langage), comment se comporter (propreté, politesse, façon de manger), des croyances, des modèles (père-mère, médecin-malade), des techniques (faire du vélo, téléphoner…).

L'école, à travers l'expérience de la vie en groupe, renforce les anciennes règles et en apporte de nouvelles (il faut être ponctuel et assidu, apprendre ses leçons, ne pas copier, ne pas voler, être un bon citoyen…).

Les signes de la socialisation se confirment : l'enfant améliore son langage, joue avec les autres, travaille bien en classe, se comporte comme les autres enfants (habillement, modes de pensée…).

Au cours de l'adolescence

L'adolescent est amené à fréquenter d'autres groupes (classe, copains, association*) qui complètent ou contredisent les normes déjà apprises et l'amènent parfois à les contester (tatouage, *piercing*...).

Durant l'âge adulte

La socialisation se continue à travers l'entreprise, le monde du travail. L'adulte doit avoir une attitude conforme à ses fonctions, respecter des directives, une hiérarchie...

Dans sa vie personnelle, il apprend à être père ou mère, époux ou épouse, grand-père ou grand-mère...

Les carences éducatives

De plus en plus de familles* n'assument pas leur rôle éducatif, qu'elles délèguent à la crèche ou à l'école (elle-même de moins en moins socialisante). De plus en plus d'enfants manquent de limites, n'ont pas intégré l'intérêt du respect de la loi pour la vie en collectivité.

Les causes

– Des parents déstabilisés par un divorce* ou un remariage ou surchargés par leur travail ou des difficultés financières.

– L'absence ou la démission de nombreux pères.

– Les difficultés que rencontrent certaines familles étrangères pour se situer entre leurs coutumes et les normes françaises.

– Un surinvestissement dans l'enfant. On ne lui interdit plus, on répond à tous ses désirs, on ne lui apprend plus à tenir compte des autres.

Les conséquences

Le mal-être d'un nombre croissant d'adolescents, à l'origine de troubles psychiques (voire de suicide*), de comportements déviants (délinquance*, toxicomanie) ou d'échec scolaire* par absentéisme.

Des mesures pour responsabiliser les parents

(Voir page 258.)

VOIR ÉGALEMENT

Autorité parentale, délinquance juvénile (dispositif de lutte), politique familiale.

Suicide

Action consistant à se donner soi-même la mort.

Statistiques

– On dénombre chaque année 150 000 tentatives de suicide et environ 11 000 suicides, ce qui fait de la France un des pays les plus suicidaires.
– ***La part des 30-60 ans est importante*** (57 %) et tend à augmenter, alors que celle des plus de 60 ans (34 %) et surtout celle des 15-24 ans (5 %) diminuent.
– ***3 hommes*** se suicident pour 1 femme, alors que pour les tentatives de suicide la proportion est de 5 hommes pour 4 femmes.

Le suicide des jeunes

Fréquence et causes

– Bien qu'en baisse la mortalité par suicide est la ***2e cause de mortalité*** chez les 15-24 ans et la morbidité suicidaire augmente, surtout chez les filles, et rajeunit. Les garçons se suicident davantage (pendaison, arme à feu), les filles font davantage de tentatives (médicaments, veines coupées).
– Les causes déclenchantes les plus fréquentes : une mésentente chronique dans la famille*, des violences subies (notamment sexuelles), le sentiment d'être déprimé, une fugue.

Dispositif de lutte

- Sensibilisation des parents et des professionnels de santé scolaire au repérage des signes avant-coureurs : allusions au suicide, inhibition, fugue.
- Prise en charge systématique des suicidants par un psychiatre, avec proposition d'hospitalisation ou de rendez-vous ultérieur.
- Ouverture de lits d'hospitalisation en psychiatrie infanto-juvénile et de maisons de l'adolescent : prise en charge médicale et sociale (désamorçage des problèmes avec la famille* ou l'école) par une équipe pluridisciplinaire.
- Numéro d'accueil téléphonique apportant une écoute anonyme et individualisée.

Le suicide des adultes

Fréquence et causes

Plus de 6 000 adultes, surtout des hommes, se suicident chaque année et leur nombre ne cesse d'augmenter.
Certains événements peuvent entraîner une grande détresse chez des individus déjà traumatisés par la vie : chômage*, divorce*, difficultés professionnelles, surendettement*, deuil, violences conjugales*.

Dispositif de lutte

– Formation des généralistes au repérage des crises suicidaires (fatigue intense, tristesse, perte du désir, sensation de grande solitude).
– Brochures d'information (adresses utiles) et dispositif de soutien dans les ANPE, commission de surendettement*, cellules de reconversion, tribunaux.

Le suicide des personnes âgées

Fréquence et causes

Chaque année près de 3 000 personnes de plus de 60 ans se suicident dans une certaine indifférence.
À l'origine de cet acte, le repli sur soi et la dépression, qui peuvent avoir diverses causes : la solitude, l'ennui et le sentiment d'inutilité, le vieillissement* mal supporté, la crainte de devenir une charge pour ses proches ou le désir de mourir dans la dignité (maladie d'Alzheimer), la maltraitance*.

Dispositif de lutte

– Modification du regard de la société sur la vieillesse.
– Lutte contre l'isolement des plus âgés : clubs du 3e âge, développement des activités intergénérationnelles (couplage maison de retraite-halte-garderie, aide aux devoirs, parrainage d'adolescents en difficultés, échanges de services entre habitants d'une cité…), et des solidarités de voisinage.

Le suicide en prison

Fréquence et causes

En 2005, 122 détenus se sont donnés la mort.
En cause, la promiscuité, l'insécurité (humiliations, agressions physiques ou sexuelles), les mises en quartier disciplinaire, le manque d'activités, la rupture des liens familiaux, un suivi médical très insuffisant pour des détenus souvent fragiles mentalement (toxicomanes, malades mentaux, délinquants sexuels).

Dispositif de lutte

Un meilleur respect des droits des détenus (voir page 66).

VOIR ÉGALEMENT

| Maladie mentale, sectorisation psychiatrique.

Surendettement

État d'une personne ayant contracté des dettes excessives.

Statistiques

500 000 ménages surendettés, soit un doublement de leur nombre en 15 ans.

Classification et causes

Le surendettement passif (65 % des cas)

Il concerne des ménages en situation précaire, victimes d'un « accident de la vie » (chômage*, divorce*, maladie*) qui les a obligés à emprunter pour faire face aux charges de la vie courante et qui, n'ayant qu'une faible capacité de remboursement, ont été obligés de multiplier les crédits.

Le surendettement actif (35 % des cas)

Les ménages multi-endettés, du fait de l'accumulation inconsidérée de crédits, sont de plus en plus nombreux. En cause :
– la libéralisation du crédit à la consommation ;
– les crédits à la consommation octroyés sans vérifier la solvabilité de l'emprunteur ;
– les cartes de crédit et les crédits *revolving* aux taux d'intérêts élevés et accessibles sur un simple appel téléphonique ou sur Internet.

Dispositif de lutte

– Les particuliers surendettés peuvent déposer un dossier devant ***la commission de surendettement*** de leur département qui pourra décider d'un étalement de la dette

sur 8 ans au maximum, d'un moratoire d'une durée maximale de 3 ans, suivi d'un effacement total ou partiel des dettes si l'insolvabilité persiste. La ***procédure de « rétablissement personnel »*** donne la possibilité au juge de prononcer la ***faillite civile*** avec liquidation des biens et effacement des créances.
– La publicité pour les crédits gratuits est interdite hors du lieu de vente.
– Un consommateur peut interrompre un crédit *revolving*, se dégager d'un contrat tacitement reconductible, demander la suspension de son droit à utiliser le crédit.

VOIR ÉGALEMENT

| Exclusion, pauvreté.

T

Tabagisme

Toxicomanie légale correspondant à une intoxication chronique par le tabac.

Classification

– ***Le tabagisme actif*** correspond à la consommation habituelle de tabac avec dépendance à ce produit.
– ***Le tabagisme passif*** est dû à l'intoxication d'un non-fumeur exposé habituellement à la fumée du tabac.

Caractéristiques

Dépendance physique	**Forte**, liée à la nicotine
Dépendance psychologique	**Très forte**, avec irritation, insomnie, voire crises d'anxiété ou dépression en cas de sevrage
Toxicité générale	
– Chez le fumeur	Très forte – ***Maladies cardio-vasculaires**** (infarctus, artérite, angine de poitrine), la nicotine augmentant le taux des lipides sanguins et provoquant des microlésions vasculaires. Ce risque est particulièrement élevé chez les femmes utilisant la pilule contraceptive – ***Cancers*** des voies aérodigestives supérieures (bouche, pharynx, larynx, ***poumons***), de la vessie et du col de l'utérus, dus aux goudrons dans la fumée du tabac – ***Infections respiratoires et bronchite chronique*** (à l'origine d'insuffisance respiratoire) à cause des agents irritants contenus dans le papier des cigarettes
– Chez la femme enceinte fumeuse	Plus grand risque de prématurité* avec faible poids de naissance et retard de croissance, risque élevé de mort subite du nourrisson

– Chez le fumeur passif • l'enfant de fumeur • l'adulte non fumeur	– Risque important de mort subite du nourrisson – Fréquence accrue d'asthme, de bronchites, otites, rhino-pharyngites récidivantes Risque accru de cancer* du poumon et d'infarctus
Neurotoxicité	Nulle
Dangerosité sociale	Faible : incendies accidentels

Statistiques

Si le nombre des hommes fumeurs a tendance à ***diminuer*** (35,7 %), le nombre des ***femmes*** qui fument augmente (25,3 %), et les ***jeunes*** consomment des cigarettes et cela ***de plus en plus tôt*** (âge de la 1re cigarette : 14 ans).

Le tabac est la ***1re cause de mortalité prématurée***. Il est responsable de ***66 000 décès annuels*** par cancer* ou maladie cardio-vasculaire*.

Dispositif de lutte

Le plan cancer 2003-2008 vise à faire diminuer de 30 % le tabagisme des jeunes et de 20 % celui des adultes.

Renforcement de l'information

– ***Campagne de sensibilisation*** moins frileuse (spots télévisés montrant des témoignages de malades atteints d'un cancer du poumon) ou donnant une information sur la composition des cigarettes, ou s'adressant aux femmes enceintes (« 9 mois, 0 alcool, 0 tabac »).

– ***Information systématique des femmes enceintes*** lors de la consultation prénatale du 3e mois grâce à une double consultation.

Durcissement de la législation

– ***La loi Évin du 10 janvier 1991*** a :

• interdit toute publicité directe ou indirecte pour le tabac et de fumer dans les lieux publics ;

• rendu obligatoire sur les paquets de cigarettes l'affichage de la teneur en nicotine et en goudrons, et la présence d'un avertissement sanitaire.

Elle est peu appliquée dans les établissements scolaires et on déplore de nombreuses publicités illicites ;

• été renforcée puisqu'il est totalement interdit de fumer dans ***tous les lieux à usage collectif*** depuis février 2007 (à partir de 2008 pour les bars-tabac, restaurants, hôtels et discothèques).

– ***Depuis 2003***, la vente de tabac est interdite aux moins de 16 ans.

Hausse du prix des cigarettes

Le prix moyen du paquet de cigarettes a été porté à 5 euros, dissuadant bon nombre de jeunes, de femmes et de personnes à faibles revenus de fumer.

Aide au sevrage tabagique

– ***Substituts nicotiniques*** (gommes ou timbres) diminuant le syndrome de sevrage en vente libre dans les pharmacies et commercialisation de ***nouveaux médicaments*** d'aide au sevrage.

– ***Consultations spécialisées*** proposant aide médicamenteuse et soutien psychologique afin de réduire le risque de rechute.

– Service d'accueil téléphonique Tabac info service (0 825 309 310).

VOIR ÉGALEMENT

| Cancer, drogue, maladie cardio-vasculaire, prématurité.

Tarification à l'activité (T2A)

Nouveau mode de financement des établissements de santé* publics et privés fondant leurs ressources sur la nature et le volume des soins réellement produits.

Principe

La logique de la T2A est fondée sur ***les recettes*** des actes pratiqués, non plus sur les dépenses. Elle s'applique à toutes les activités de soins MCO (médecine, chirurgie, obstétrique) quelles que soient leurs modalités.

Le PMSI (programme de médicalisation du système d'information) permet de connaître l'activité médicale de chaque établissement de santé*.

À la fin d'un séjour hospitalier, les informations concernant le séjour d'un malade (diagnostics principaux ou associés, actes pratiqués) sont codées sur un RSS (résumé de sortie standardisé), ensuite classé dans un GHM (groupe homogène de malades) correspondant aux malades dont le traitement hospitalier présente une similitude. Les GHM sont déclinés en GHS (groupe homogène de séjours), correspondant au montant forfaitaire qui sera alloué à l'établissement pour couvrir toutes les dépenses liées à l'hospitalisation. C'est sur cette base qu'on évalue l'activité effective de l'établissement, qui se mesure en points Isa (indice synthétique d'activité). La dotation budgétaire annuelle théorique, sur laquelle le directeur de l'ARH se fonde pour répartir la dotation régionale entre les différents établissements (voir page 109), se calcule en multipliant le nombre de points Isa par leur valeur régionale.

Intérêts

– Ce mode de financement permet de mieux connaître l'activité de chaque service hospitalier et le coût de chaque acte de soins, et est plus équitable que la dotation globale car il valorise les établissements les plus dynamiques.
– Il resserre les liens entre logique médicale et logique financière : les services médicaux sont encouragés à avoir des coûts inférieurs pour dégager une marge bénéficiaire, et la reconversion des établissements non efficients est accélérée.
– Les modes de financement du public et du privé sont harmonisés, ce qui favorise les rapprochements entre hôpitaux et cliniques, et entre professionnels de la santé.

Risques

– Les pathologies bien rémunérées risquent d'être privilégiées (hospitalisations de courte durée de patients peu malades) aux dépens des pathologies lourdes moins rentables (« tri de malades »), et les durées de séjour réduites au détriment de la qualité des soins.
– C'est l'épisode aigu de la maladie* qui est financé et non sa prise en charge globale. Certaines activités ne sont donc ni valorisées, ni rémunérées (enseignement, recherche, éducation thérapeutique du patient, prévention*).
– Ce système pénalise le service public hospitalier qui prend en charge les affections les plus lourdes et assume en plus certaines missions d'intérêt général (urgences, accueil des populations précaires, consultations spécialisées).

VOIR ÉGALEMENT

| Clinique, établissements de santé, hôpital.

Tests génétiques

Tests permettant d'étudier la carte génétique, c'est-à-dire l'ADN d'un individu, à partir de divers prélèvements (sang, salive, peau, cellule fœtale, sperme...). Ils ont été rendus possibles grâce au décryptage du génome humain c'est-à-dire à l'identification des gènes constituant l'information génétique contenue dans le noyau d'une cellule.

Classification

– ***Certains sont faits dans le cadre du conseil génétique***, pour apprécier les risques d'une personne de transmettre à sa descendance telle ou telle maladie héréditaire*.

– ***D'autres entrent dans le cadre de la médecine prédictive***, c'est-à-dire sont utilisés comme méthode pour déterminer la prédisposition d'un individu à développer une maladie* particulière (cancer*, MCV*) dans un but de prévention* et de traitement précoce des sujets à risques.

– ***On les utilise aussi dans le cadre du diagnostic prénatal (DPN)*** (voir Grossesse*).

– ***Certains tests sont faits dans le cadre d'un diagnostic préimplantatoire (DPI)*** où l'on recherche chez les embryons fécondés *in vitro*, les caractéristiques de certaines maladies héréditaires*, voire le sexe (l'hémophilie ne s'exprime que chez les garçons) permettant ainsi de ne réimplanter que les embryons indemnes de la maladie* redoutée.

– ***L'identification d'un individu par ses empreintes génétiques*** peut se faire grâce à l'analyse de petits fragments d'ADN extraits de prélèvements divers (sang, sperme, salive, peau...). Dans le cadre d'une ***recherche en paternité***, cet ADN sera comparé à l'ADN d'un enfant. Dans le cadre d'une ***enquête criminelle*** (viol, meurtre), il le sera avec l'ADN d'un prélèvement (cheveux, verre, mégot de cigarette, sang, sperme...) trouvé sur les lieux d'un crime ou sur une victime, voire avec l'ADN des personnes figurant dans le ***fichier des empreintes génétiques*** des délinquants.

Risques liés à leur développement

– Des répercussions (angoisse, contraintes médicales) sur la vie de la personne prédisposée à une maladie grave (cancer du sein par exemple).

– Des pratiques discriminatoires : sélection à l'embauche, refus d'assurance.

– Des dérives eugéniques : tri d'embryons lors du DPI (de façon à avoir « un enfant à la carte », une normalisation ou amélioration de la race humaine) ou « éradication programmée » de la trisomie 21 par le DPN (voir page 125).
– Une commercialisation de l'être humain par le brevetage des gènes et/ou inventions qui en découlent (tests, médicaments).
– La constitution d'un ***fichier national des empreintes génétiques*** permet d'innocenter ou d'identifier plus vite l'auteur d'une infraction grave. Toutefois, d'abord limité à l'ADN des délinquants sexuels, il a été étendu à un nombre croissant de personnes et certains dénoncent les risques d'une utilisation abusive des informations très confidentielles qu'il contient.

Législation

Les lois sur la bioéthique de 1994

– L'étude de la carte génétique d'un individu ne peut être faite qu'à des fins médicales ou de recherches et avec l'accord de l'intéressé qui peut refuser d'en connaître les résultats et que ceux-ci soient transmis à un tiers.
– Le DPI ne peut être effectué que :
- pour un couple ayant de fortes probabilités de donner naissance à un enfant atteint d'une grave anomalie ;
- ou pour donner naissance à « un bébé médicament », c'est-à-dire pour sélectionner un embryon immunologiquement compatible avec un frère ou une sœur gravement malade (leucémie, par exemple). Celui-ci sera ensuite implanté dans l'utérus de sa mère et des cellules souches, prélevées au niveau de son cordon ombilical au moment de sa naissance, permettront peut-être de guérir l'enfant malade.

– Toute manipulation visant à sélectionner des personnes ou influer sur la descendance d'un individu est interdite.
– L'identification d'une personne par ses empreintes ne peut se faire que pour ***établir une filiation**** (accord du père supposé nécessaire) ou dans le cadre d'une ***enquête judiciaire***.

La déclaration sur le génome humain et les droits de l'homme (1998)

Elle a déclaré le génome humain patrimoine de l'humanité (brevetage des gènes interdit).

Un engagement des assureurs français

Ils se sont engagés à ne pas inclure dans leurs questionnaires de questions relatives aux tests génétiques et à ne pas demander à leurs clients souscrivant une assurance-vie de se soumettre à de tels tests.

VOIR ÉGALEMENT

Assistance médicale à la procréation, bioéthique, grossesse, maladie héréditaire.

Ticket modérateur

Pourcentage des frais médicaux non pris en charge par la Sécurité sociale* et donc supporté par l'assuré social.
Il peut être pris en charge par une assurance maladie complémentaire ou, pour les personnes les plus démunies, par la CMU* complémentaire ou l'aide médicale de l'État.

Fonctionnement

C'est l'Union nationale des caisses d'assurance maladie* (Uncam) qui fixe le niveau de remboursement par l'Assurance maladie*.

Valeur du ticket modérateur

– Hospitalisation : 20 %.
– Médecins : médecin traitant ou consulté dans le cadre du parcours de soins coordonné : 30 % ; hors parcours de soins : 51,5 à 62,5 %.
– Analyses biologiques, auxiliaires médicaux : 40 %.
– Médicaments : 35 %, 65 % ou 100 % selon que le service médical rendu (SMR) par le médicament a été jugé suffisant, modéré ou insuffisant par la Haute Autorité de santé.

Principaux cas d'exonération

Dans de nombreux cas, le patient est exonéré du ticket modérateur, c'est-à-dire pris en charge à 100 % par l'Assurance maladie* ou l'Assurance maternité* :
– ***affection de longue durée*** (ALD), c'est-à-dire figurant dans la liste des 30 ALD (voir tableau), ou n'y figurant pas mais grave (soins continus pendant plus de 6 mois) ou malade atteint de plusieurs maladies de caractère invalidant ;
– hospitalisation à compter du 31e jour (sauf soins pré et postopératoires) ;

– acte diagnostique ou thérapeutique affecté d'un coefficient ≥ 50 ;
– médicament irremplaçable et coûteux (cancer*, diabète*...) ;
– bénéfice de la CMU*, de l'AME, d'une pension d'invalidité ou d'une rente d'accident du travail* correspondant à un taux d'invalidité d'au moins 66,66 % (et ayants droit) ;
– exonérations dans le cadre de l'Assurance maternité*.

Extrait de la liste des affections de longue durée (ALD)

Accident vasculaire invalidant
Hémophilie
Infarctus du myocarde datant de moins de 6 mois
Maladie de Parkinson
Mucoviscidose
Paraplégie
Psychose, troubles graves de la personnalité, arriération mentale
Tuberculose active
Tumeur maligne
Sida et séropositivité

Objectif

Le ticket modérateur a été institué, et son montant plusieurs fois augmenté depuis, pour ***responsabiliser*** les bénéficiaires de l'assurance maladie* et ainsi freiner la consommation médicale*. Toutefois son impact est faible puisque de nombreux assurés en sont exonérés ou n'en supportent pas le poids ayant souscrit une assurance maladie complémentaire.
En revanche, l'augmentation progressive de son montant pénalise les plus modestes, dépourvus de complémentaire santé et pas assez démunis pour bénéficier de la CMU*.

VOIR ÉGALEMENT

Assurance maladie, assurance maternité, couverture maladie universelle, dépenses de santé, dépenses de santé (maîtrise médicalisée des), organismes privés de protection sociale complémentaire, tiers payant (pratique du).

Tiers payant (pratique du)

Procédure dispensant l'assuré social de faire l'avance des frais médicaux pris en charge par la Sécurité sociale★.

Fonctionnement

En cas de pratique du tiers payant, l'assuré ***ne paie que le ticket modérateur***★ (et ***le forfait hospitalier*** en cas d'hospitalisation), sa CPAM réglant directement au médecin, pharmacien ou auxiliaire médical la part de la Sécurité sociale★. Sa participation forfaitaire de 1 euro sera déduite du montant d'un remboursement ultérieur

Il ne débourse donc rien s'il bénéficie d'une exonération du ticket modérateur★, d'une assurance maladie complémentaire ou de la CMU★-C, mutuelle ou assurance privée se substituant à lui pour régler le ticket modérateur★ et le forfait hospitalier.

Cas où le tiers payant s'applique

– Pour les frais de séjour lors d'une hospitalisation en hôpital★ ou en clinique★ privée conventionnée.

– Pour les frais de soins liés à un accident du travail★ ou à une maladie professionnelle★ (tiers payant systématique).

– Pour les frais médicamenteux ou de transport chez certains pharmaciens ou ambulanciers ayant mis en place cette procédure.

– Pour des actes lourds de chirurgie, biologie ou radiologie effectués chez certains médecins, grâce à l'utilisation d'un ***titre médecin***.

VOIR ÉGALEMENT

Assurance accidents du travail-maladies professionnelles, assurance maladie, couverture maladie universelle, ticket modérateur.

Tuberculose

Maladie infectieuse bactérienne due au bacille de Koch (BK), atteignant principalement les poumons, mais aussi les os (vertèbres, hanches), l'appareil urogénital et les méninges.

Caractéristiques

Contamination

Essentiellement ***interhumaine***, par la salive ou les crachats d'un sujet infecté.

Facteurs de risque

La tuberculose est favorisée par de mauvaises conditions de logement (manque d'hygiène, promiscuité), l'alcoolisme*, la malnutrition* et le sida*, qui diminuent les défenses immunitaires.

Manifestations

En France, près de 80 % des tuberculoses pulmonaires sont découvertes lors d'un examen radiologique pulmonaire systématique montrant des lésions caractéristiques au niveau d'un poumon.
Plus rarement, la maladie se révèle par une altération de l'état général (fatigue, amaigrissement, petite fièvre), un crachat de sang, une toux ou une gêne respiratoire. Le diagnostic est confirmé par la mise en évidence du BK dans diverses sécrétions et la positivité d'une intradermoréaction à la tuberculine.

Statistiques

Dans le monde

La tuberculose se situe ***au deuxième rang des maladies infectieuses**** les plus meurtrières après le paludisme*.
En 2005, il y a eu 8,8 millions de nouveaux cas de tuberculose, dont 7,4 millions en Afrique sub-saharienne et en Asie ; 1,6 million de personnes en sont décédées.
Avec l'épidémie de sida*, la maladie progresse, notamment en Europe orientale et centrale, régions dans lesquelles l'OMS* s'inquiète de ***l'apparition de souches***

multirésistantes aux médicaments les plus efficaces en raison d'un dépistage insuffisant et de traitements mal pris ou interrompus.

En France

On diagnostique 6 000 cas annuels de tuberculose, principalement chez des personnes en situation de précarité, des immigrés, des SDF ou des toxicomanes infectés par le VIH.

Dispositif de lutte

La prévention*

– ***La vaccination par le BCG,*** obligatoire avant l'entrée en collectivité, possède une efficacité prouvée dans la prévention* des formes graves de tuberculose chez l'enfant (méningites) et cette obligation vaccinale doit être maintenue.
– ***Le dépistage*** de la maladie doit être systématique chez les personnes à risque (IDR à la tuberculine, radiographie pulmonaire).

Le traitement des malades

Il se fait par l'administration de plusieurs antituberculeux pendant quelques semaines et doit être correctement pris et non interrompu jusqu'à la négativation des examens.
Afin d'enrayer l'épidémie de tuberculose ultrarésistante, l'OMS* a mis en place des programmes DOTS, reposant sur la prise de médicaments devant un observateur, et de recherche de nouveaux médicaments. Le Fonds mondial de lutte contre la tuberculose, le paludisme* et le sida* devrait permettre aux pays pauvres d'accéder aux médicaments de seconde intention très efficaces, et aux tests de diagnostic rapides.

VOIR ÉGALEMENT
| Maladie infectieuse.

U

Urgence sociale (dispositif)

Mesures et moyens mis en œuvre pour apporter une aide rapide aux personnes en très grandes difficultés (sans logis en particulier).

Le Samu social

Mise en place à Paris en 1993, cette initiative de Xavier Emanuelli s'est étendue depuis à d'autres grandes villes.

C'est ***un dispositif mobile*** destiné à secourir la nuit les sans-logis en situation de détresse (danger physique, psychologique ou moral) en leur apportant ***une aide ponctuelle*** (alimentation, logement, soins) ou en les véhiculant vers un ***lieu de soins*** (urgences, centre psychiatrique) ***ou d'hébergement***.

Il fonctionne de 21 h à 5 h du matin et comporte des ***équipes mobiles*** composées d'un travailleur social, d'un infirmier, d'un chauffeur, intervenant de leur propre initiative ou sur appel et disposant de lits d'hébergement social et de lits infirmiers dans les hôpitaux (pour les personnes dont l'état ne justifie pas une hospitalisation).

Il faut noter qu'il se heurte souvent au refus d'aide de la part de populations très marginalisées.

L'aide à l'hébergement

– ***Un service « accueil sans-abri »*** accessible 24 h/24 par le 115, permet d'obtenir des informations immédiates sur les possibilités d'hébergement et d'aides gratuites.

– ***Des centres d'hébergement et de réinsertion sociale (CHRS)*** assurent ***l'hébergement d'urgence*** des personnes connaissant de grandes difficultés, mais aussi leur ***accompagnement social*** afin de les aider à accéder ou à recouvrir leur ***autonomie personnelle et sociale***, grâce au concours d'équipes pluridisciplinaires et de travailleurs sociaux. Ils sont financés au titre de l'aide sociale* de l'État, les personnes accueillies devant participer aux frais d'hébergement et d'entretien en fonction de leurs ressources.

On déplore chaque hiver la mort de sans-abri, cette situation tenant non à un manque de places, mais au refus de certains SDF de se rendre dans ces structures (absence d'intimité, insécurité, refus des animaux, accueil limité à une nuit, perte du désir de vivre, troubles psychiatriques, marque de protestation).
En projet : le développement de lieux d'accueil en chambre individuelle ou en micro-collectif et la transformation des CHRS en hébergement de stabilisation (structures ouvertes 24 h sur 24 avec accompagnement social renforcé).
– ***Des maisons-relais,*** petites structures de 15 à 20 logements autonomes gérées par un couple d'hôtes ou un hôte qualifié, visent à favoriser la réadaptation sociale de grands exclus.
– ***Des lieux d'accueil de jour***, en nombre insuffisant, accueillent les sans-logis durant la journée, leur offrant un hébergement (abri, repos), l'accès à des services variés (nourriture, vestiaire, laverie, douches, soins…), mais surtout une écoute et la possibilité d'échanges rompant ainsi leur isolement.

L'aide financière

Un conseil départemental de l'action sociale* d'urgence, composé de représentants de l'État, des Conseils généraux, des communes, des Caf et des associations* concernées, existe au sein de chaque département afin de coordonner les dispositifs allouant des aides financières d'urgence.

L'accès aux soins d'urgence

– ***Des permanences d'accès aux soins dans les hôpitaux*** offrent aux plus démunis des consultations de médecine générale gratuites (examens, médicaments) et des consultations sociales pour une aide aux démarches administratives.
– Les grandes villes disposent de ***centres de soins et de dispensaires*** gérés par Médecins du Monde ou Médecins sans frontières.
– Des professionnels de la santé mentale interviennent dans les structures d'accueil pour prendre en charge la souffrance psychique.

L'aide alimentaire

(Voir Malnutrition* page 183).

VOIR ÉGALEMENT

Exclusion, mal-logement, malnutrition, politique d'action sociale, politique de lutte contre l'exclusion.

V

Vieillissement

Phénomènes qui apparaissent quand on prend de l'âge.

La survenue de maladies★

L'incidence de certaines maladies augmente avec l'âge : maladies cardio-vasculaires★, maladies ostéo-articulaires (rhumatismes, fractures du col du fémur), cancers★, diminution de la vue et de l'ouie, incontinence urinaire, dérèglement nutritionnel…

Il existe toutefois des inégalités dans ce domaine puisque parmi les 17 267 centenaires, les femmes, les citadins, les intellectuels, les personnes ayant un bon mode de vie ou de bonnes capacités d'adaptation sont sureprésentées.

Les accidents thérapeutiques sont également plus fréquents (mauvaise observance des traitements, prise de plusieurs médicaments, automédication).

Le déclin des facultés intellectuelles

Il est plus ou moins rapide selon son origine (accident vasculaire cérébral, maladie neurodégénérative de type Alzheimer★ ou Parkinson) et se traduit de plusieurs façons : désorientation dans l'espace et dans le temps, troubles de la mémoire, difficultés d'attention, troubles du langage, diminution des capacités de jugement.

La perte de l'autonomie et la dépendance

Au fil des ans, les incapacités s'accumulent et peuvent venir empêcher l'accomplissement autonome des actes de la vie quotidienne.

Cette dépendance peut être à l'origine de maltraitance★ de la part d'un proche ou du personnel d'un établissement.

Des conséquences économiques et professionnelles

Depuis 1982, 60 ans correspond à l'âge de la retraite. La perte des revenus liée à la cessation de l'activité professionnelle est compensée par les prestations de l'Assurance vieillesse* mais en partie seulement.
De plus en plus de personnes âgées sont obligées de restreindre leurs dépenses (alimentation, loisirs), sollicitent de l'aide auprès des associations* ou même se retrouvent sans domicile fixe.
En cause : des pensions de retraite trop faibles (allongement de la durée de cotisation), la hausse du prix des loyers, la fréquence des ruptures familiales, les difficultés d'emploi des 50-59 ans, l'augmentation des dépenses de santé à la charge des assurés.

Des conséquences affectives

Vieillesse signifie souvent perte du rôle social, perte du rôle familial et solitude. Pourtant, pour beaucoup de retraités, la vie garde quand même un sens (temps libéré, loisirs, projets, présence des petits-enfants, bénévolat), alors que d'autres s'ennuient et développent des troubles mentaux : anxiété, dépression voire suicide* (3 000 chaque année), maladies psychosomatiques.

VOIR ÉGALEMENT

Assurance vieillesse, démographie française, dépenses de retraite, maladie d'Alzheimer, maltraitance, politique de la vieillesse, suicide.

Violence routière

Mesures et structures mises en place pour diminuer le nombre et la gravité des accidents de la circulation.

Une priorité nationale

Depuis 2002, la lutte contre la violence routière est devenue une priorité nationale. Les mesures sont élaborées par un comité interministériel sur la sécurité routière, associant différents ministres (transports, intérieur, justice, santé*, éducation, famille*, personnes âgées…).

L'aide médicale urgente aux accidentés

Tout un dispositif existe pour assurer ***le traitement rapide des accidentés*** de façon à sauver un maximum de vies et à éviter de graves séquelles. Celui-ci est placé sous tutelle du ministère de la Santé et des préfets, et assuré par les professionnels de santé, les hôpitaux, les services de secours (pompiers, police, gendarmerie, secours routier).

Les services d'aide médicale urgente (Samu), joignables en composant le 15 sont des unités hospitalières chargées de répondre, par des moyens médicaux, à des situations d'urgence, en liaison avec les services de secours. Un médecin reçoit les appels et déclenche la réponse la plus appropriée à la situation : envoi d'un médecin, d'une ambulance, de pompiers, d'un hélicoptère.

Chaque Samu est doté d'un ***service mobile d'urgence et de réanimation*** (Smur) composé d'une ou de plusieurs ambulances équipées de matériel de réanimation et de personnels spécialisés (médecin-réanimateur, infirmier) assurant ***le transport des blessés*** vers l'hôpital*. À l'hôpital*, ces derniers sont accueillis dans différents services : urgences, réanimation médicale ou chirurgicale.

Des efforts de sensibilisation

– ***Campagnes d'information dans les médias*** tentant de responsabiliser le conducteur par des spots télévisés « choquants » et rappelant les règles de sécurité (respecter les vitesses autorisées et les distances de sécurité, ne pas boire d'alcool, mettre un casque ou la ceinture de sécurité…).

– ***Campagnes de communication dans les discothèques*** (« celui qui conduit, c'est celui qui ne boit pas »).

– ***Pictogrammes d'alerte sur les boîtes de médicaments susceptibles d'altérer la vigilance.***

Un renforcement de l'éducation routière

– Les jeunes doivent posséder le brevet de sécurité routière pour conduire un cyclomoteur, l'attestation de sécurité routière de niveau 2 délivrée en fin de classe de 3e pour passer le permis de conduire, et peuvent bénéficier de la conduite accompagnée dès l'âge de 16 ans.

– Les détenteurs du permis de conduire désireux de conduire un deux-roues doivent suivre une formation de 3 jours.

– Des mesures éducatives sont possibles en cas d'infraction grave :

- ***stage de sensibilisation*** aux risques (alcool, vitesse, temps de réaction…) d'une durée de 1 à 3 jours alternatif aux poursuites pénales ;

• ***condamnation à un travail d'intérêt général*** (TIG), à la place d'une courte incarcération, pouvant être effectué dans un service d'urgences ou de convalescence accueillant des victimes de la route.

Un durcissement de la réglementation et de la répression

– ***Permis de conduire comportant 12 points***, avec décompte des points en cas d'infraction grave, qui sera bientôt remplacé par un permis européen valable 10 ans après examen médical. Un permis probatoire de 6 points est délivré aux nouveaux conducteurs, les 6 derniers points donnant accès au permis définitif n'étant délivrés qu'en l'absence d'infraction au terme de 3 années. Durant ce temps, la perte de 4 points oblige le contrevenant à suivre un stage de sensibilisation.
Afin d'éviter les conduites sans permis, des aides au financement de celui-ci ont été créées : permis à 1 euro par jour avec remboursement étalé sur 3 ans, prêts à taux zéro.

– ***Radars automatiques*** fixes ou mobiles pouvant constater les excès de vitesse, avec envoi automatique rapide de l'avis de contravention au titulaire de la carte grise, celui-ci devant payer l'amende forfaitaire même en cas de contestation.

– ***Multiplication des contrôles de police*** et alourdissement des sanctions en cas de non-respect du code de la route :

• non-port du casque ou de la ceinture de sécurité à l'avant comme à l'arrière (3 points de retrait), utilisation du portable (2 points) ;

• non-respect des limitations de vitesse pour les poids lourds ou les automobiles (50 km/h en ville, 90 km/h sur route, 130 km/h sur autoroute), avec institution d'un délit de très grande vitesse ;

• alcoolémie du conducteur supérieure à 0,50 g/L. Si ce taux dépasse 0,80 g/L, il s'agit d'un délit passible d'un retrait de 6 points, d'une suspension voire d'une annulation du permis ;

• conduite sous l'emprise de stupéfiants (2 ans de prison).

Des mesures matérielles

– ***Amélioration du réseau routier :*** pose de glissières de sécurité, suppression des carrefours et passages dangereux, ronds-points à l'entrée des villes, marquage au sol, chicanes, construction d'autoroutes et de pistes cyclables.

– ***Contrôle technique obligatoire*** tous les 2 ans, pour les véhicules de 5 ans et plus, avec obligation de réparer les défaillances dangereuses.

De nouvelles pistes à l'étude

– Installation de radars aux feux rouges, ou pour contrôler les distances de sécurité.

– Dispositif empêchant le démarrage en cas d'alcoolémie non autorisée, et développement des tests salivaires pour le dépistage du cannabis.
– Véhicules neufs obligatoirement équipés d'un régulateur de vitesse ou d'une « boîte noire ».

VOIR ÉGALEMENT

| Accident de la circulation, alcoolisme, drogue.

Violences conjugales

Actes brutaux exercés au sein d'un couple sur son partenaire ou ex-partenaire.

Caractéristiques

– ***Des violences psychologiques*** surtout : actions de contrôle ou d'autorité (imposer une façon de s'habiller ou de se coiffer), humiliations en public, pressions financières, insultes, chantages affectifs, menaces verbales.
– ***Des violences physiques :*** agressions minimes mais répétées, coups, séquestration voire meurtre.
– ***Des violences sexuelles :*** gestes sexuels imposés, viol.

Statistiques

– ***Les femmes*** en sont les principales victimes : une femme est tuée par son compagnon tous les 3 jours, 1 sur 10 se plaint d'en avoir été victime, seulement 13 % osant porter plainte.
– Il existe également des hommes battus (les femmes sont responsables de 10 % des violences physiques) mais ceux-ci sont plus souvent victimes de violences verbales ou psychologiques.

Causes et facteurs favorisants

– La position de dominée qu'a la femme dans une société machiste.

– Des agresseurs qui ont une difficulté à vivre de façon mature les différences, créant ainsi des tensions inutiles. Leurs profils sont différents, du paranoïaque au pervers en passant par les personnalités fragiles ou narcissiques. Ils appartiennent à toutes les catégories sociales. Beaucoup sont éduqués, issus de milieux favorisés et bénéficient, par leur profession, d'un certain pouvoir.
– Des facteurs favorisants : une séparation, l'alcoolisme*, l'inactivité (chômage*, retraite, invalidité ou maladie*).

Conséquences

– Des conséquences physiques (invalidité, décès), psychologiques (sentiment de honte, d'échec affectif, de culpabilité, mésestime de soi, dépression voire suicide) et professionnelles.
– Des enfants traumatisés, ayant une mauvaise image parentale et qui auront tendance à reproduire ce modèle parental de domination/soumission.
– Un véritable problème de santé publique*.

Dispositif de lutte

– ***Une campagne de sensibilisation dans les médias*** (« Aujourd'hui, en France, une femme sur dix est victime de violences conjugales. Réagissez avant qu'il ne soit trop tard »), aux images chocs. Elle vise à inciter les victimes à parler à un proche dès la première violence et à dénoncer leur situation, et diffuse le numéro d'appel téléphonique unique (3919). Une prochaine campagne devrait s'adresser aux hommes violents afin de démystifier les brutalités en tant qu'expression de la virilité.
– ***La loi du 5 avril 2006 :***
- a durci les sanctions encourues par les auteurs de violences sur leur partenaire ou ex-partenaire, la répétition des violences étant une circonstance aggravante ;
- permet au juge d'ordonner l'éloignement de l'agresseur du domicile conjugal et d'imposer à ce dernier une prise en charge sociale et psychologique ;
- oblige chaque département à disposer d'un dispositif d'accueil et d'hébergement d'urgence pour les femmes victimes.

VOIR ÉGALEMENT
| Inégalités entre les hommes et les femmes, maltraitance.

Violences scolaires

Ensemble des comportements agressifs se produisant dans les établissements scolaires.

Caractéristiques

Il s'agit avant tout d'***actes d'incivilité*** : absentéisme, désintérêt manifeste pour l'enseignement, manque de respect à l'égard d'un professeur, injures, menaces, bousculades, racisme diffus…
On déplore plus rarement des ***faits de violence*** avérés (ayant une qualification pénale, ayant fait l'objet d'un signalement) tels que ceux recensés par le logiciel Signa.

Statistiques 2005-2006

82 001 faits de violences ont été recensés dans 7 924 établissements publics du second degré, ce qui correspond à une ***stabilisation de la violence*** (+ 1 %).
Cependant, 10 % des établissements totalisent plus de 50 % de cette violence et celle-ci ***progresse de 7 % dans les ZEP.***
Les violences physiques sans arme et les insultes et menaces graves sont les actes les plus fréquents (voir tableau).
Les élèves de l'établissement lui-même en sont les auteurs dans 80 % des cas. Ils représentent la moitié des victimes, le personnel un quart.

Enquête Signa 2005-2006

Violences physiques sans arme	24 372
Insultes et menaces graves	21 316
Actes divers	13 019
Vols ou tentatives de vols	7 022
Dommages (locaux, matériels)	5 305
Intrusion de personnes étrangères à l'établissement	1 884

Enquête Signa 2005-2006	
Stupéfiants (consommation, trafic)	1 732
Violences physiques avec arme ou arme par destination	1 607
Rackets ou tentatives, extorsion de fonds	1 530
Dommages aux véhicules	1 268
Incendies ou tentatives	1 142
Violences physiques à caractère sexuel	1 050
Port d'arme (à feu ou autres)	760

Causes

– Des jeunes qui souffrent de ***carence éducative*** et/ou affective. Ils vivent dans des cités à la périphérie des grandes villes et appartiennent aux milieux les plus défavorisés, souvent à des familles dissociées ou à des familles d'origine étrangère.
– ***Une école inadaptée*** où trop d'adolescents sont en ***échec scolaire****** et qui ne joue plus son rôle éducatif (manque de dialogue, absence de sanctions).
– La télévision, les jeux vidéo, internet, qui parlent de violence et de drogue et renvoient des normes de richesse.

Dispositif de lutte

– L'école ne doit pas être un simple lieu de transmission des savoirs mais un ***lieu d'apprentissage de la démocratie*** :
- instauration de cours d'éducation à la citoyenneté ;
- recrutement, dans le cadre des emplois jeunes, ***d'assistants d'éducation****** pour encadrer les élèves et leur rappeler par le dialogue la nécessité des règles fondamentales de vie commune, et d'enseignants expérimentés et stables ;
- restauration de ***sanctions*** justes et claires en cas de non respect du règlement intérieur, et signalement des faits délictueux à la police ;
- recrutement de personnels à l'écoute des élèves (infirmières, assistantes sociales) ;
- association des élèves et des parents à la vie de l'établissement ;
- ouverture de l'école à des intervenants extérieurs : éducateurs, policiers, juges, chauffeurs de bus…

– L'école doit lutter contre l'échec scolaire*.
– Des ***classes-relais*** et des ateliers-relais (hors de l'établissement) peuvent accueillir pendant quelque mois au maximum 10 collégiens de moins de 16 ans en situation

de rupture scolaire encadrés par un instituteur spécialisé, un éducateur et un animateur. Leurs buts : soulager les collèges mais surtout resocialiser ces élèves par le sport et la discipline, les remettre à niveau scolaire ou les orienter vers une formation professionnelle ou un apprentissage (voir page 56).
– Des portiques de sécurité et une vidéosurveillance pour éviter les intrusions de jeunes extérieurs à l'établissement voire des permanences de police souhaitées dans les établissements les plus violents.

VOIR ÉGALEMENT

| Échec scolaire, délinquance juvénile, socialisation.

Abréviations

AAH : allocation aux adultes handicapés
Acoss : agence centrale des organismes de Sécurité sociale
AcVc : accident de la vie courante
ADN : acide désoxyribonucléique
AEMO : assistance éducative en milieu ouvert
AER : allocation équivalent retraite
AF : allocations familiales
AFA : agence française de l'adoption
Afeama : aide à la famille pour l'emploi d'une assistante maternelle agréée
Afpa : association pour la formation professionnelle des adultes
Afse : agence française de sécurité environnementale
Afssa : agence française de sécurité sanitaire des aliments
Afssps : agence française de sécurité sanitaire des produits de santé
Aged : allocation de garde d'enfant à domicile
Agefiph : association de gestion du fonds de solidarité pour l'insertion professionnelle des handicapés
Agirc : association générale des institutions de retraite des cadres
ALD : affection de longue durée
ALF : allocation de logement familiale
AMP : assistance médicale à la procréation
ANPE : agence nationale pour l'emploi
ANRS : agence nationale de recherche sur le sida
APA : allocation personnalisée d'autonomie
APE : allocation parentale d'éducation
APF : association des paralysés de France
API : allocation de parent isolé
AR : allocation de rentrée scolaire
Arcco : association des régimes de retraites complémentaires
ARE : allocation d'aide au retour à l'emploi
ARH : agence régionale de l'hospitalisation

Ase : aide sociale à l'enfance
ASF : allocation de soutien familial
ASPA : allocation de solidarité aux personnes âgées
ASS : allocation de solidarité spécifique
Assedic : association pour l'emploi dans l'industrie et le commerce
ATA : allocation temporaire d'attente
AUD : allocation unique dégressive
AVC : accident vasculaire cérébral
BCG : bacille de Calmette et Guérin
CAE : contrat d'accompagnement dans l'emploi
CAF : caisse d'allocations familiales
CAMSP : centre d'action médico-sociale précoce
CAT : centre d'aide par le travail
CCAS : centre communal d'action sociale
CDAG : centre de dépistage anonyme et gratuit (sida)
CDAPH : commission des droits et de l'autonomie des personnes handicapées
CDD : contrat à durée déterminée
CDI : contrat à durée indéterminée
Cecos : centre d'étude et de conservation des œufs et du sperme humain
CEF : centre éducatif fermé
CER : centre éducatif renforcé
CF : complément familial
CFA : centre de formation d'apprentis
CGI : centre de guidance infantile
CH : centre hospitalier
CHR : centre hospitalier régional
CHRS : centre d'hébergement et de réinsertion sociale
CHS : centre hospitalier spécialisé
CHSCT : comité d'hygiène, de sécurité et des conditions de travail
CHU : centre hospitalier universitaire
CI-RMA : contrat insertion-revenu minimum d'activité
CIE : contrat initiative emploi
Civis : contrat d'insertion dans la vie sociale
CJE : contrat jeune en entreprise
CLCC : centre de lutte contre le cancer
Clin : comité de lutte contre les infections nosocomiales
Clis : classe d'intégration scolaire
CLS : contrat local de sécurité
CME : commission médicale d'établissement
CMP : centre médicopsychologique
CMPP : centre médico-psychopédagogique

CMT : consommation médicale totale
CMU : couverture maladie universelle
CMUC : couverture maladie universelle complémentaire
Cnaf : caisse nationale d'allocations familiales
Cnam : caisse nationale d'assurance maladie
Cnav : caisse nationale d'assurance vieillesse
Cnil : commission nationale informatique et libertés
CNRS : centre national de la recherche scientifique
CNSA : caisse nationale de solidarité pour l'autonomie
CPAM : caisse primaire d'assurance maladie
CPI : centre de placement immédiat
CPOM : contrat pluriannuel d'objectifs et de moyens
Cram : caisse régionale d'assurance maladie
CRDS : contribution au remboursement de la dette sociale
Credes : centre de recherche d'études et de documentation en économie de la santé
Credoc : centre de recherches et de documentation sur la consommation
Cross : commission régionale d'organisation sanitaire et sociale
CRP : centre de reclassement professionnel
CSAPA : centre de soins, d'accompagnement et de prévention en addictologie
CSBM : consommation de soins et de biens médicaux
CSG : contribution sociale généralisée
CSIMTR : commission des soins infirmiers, des services médicotechniques et de rééducation
CSP : catégorie socioprofessionnelle
CTE : comité technique d'établissement
DDA : direction départementale de l'agriculture
Ddass : direction départementale des affaires sanitaires et sociales
DDE : direction départementale de l'équipement
DDTE : direction départementale du travail et de l'emploi
DPI : diagnostic préimplantatoire
DIM : département d'information médicale
DMP : dossier médical personnel
DPN : diagnostic prénatal
DRA : direction régionale de l'agriculture
Drass : direction régionale des affaires sanitaires et sociales
DRTEFP : direction régionale du travail, de l'emploi et de la formation professionnelle
EHPAD : établissement d'hébergement pour les personnes âgées dépendantes
ENA : école nationale d'administration
ESB : encéphalopathie spongiforme bovine

FAE : foyer d'action éducative
FAO : organisation des Nations unies pour l'agriculture et l'alimentation
Fiv : fécondation *in vitro*
FMI : fonds monétaire international
FSL : fonds de solidarité pour le logement
FSV : fonds de solidarité vieillesse
GCS : groupement de coopération sanitaire
GHM : groupe homogène de malades
GHS : groupe homogène de séjours
HAD : hospitalisation à domicile
Halde : haute autorité de lutte contre les discriminations et pour l'égalité
HCSP : haut conseil de santé publique
HDT : hospitalisation sur demande d'un tiers
HIV : virus de l'immunodéficience humaine
HLM : habitation à loyer modéré
HO : hospitalisation d'office
HTA : hypertension artérielle
IA : insémination artificielle
Icsi : *Intracytoplasmic Sperm Injection*
IDR : intradermo-réaction
IJ : indemnités journalières
IME : institut médico-éducatif
IMG : interruption médicale de grossesse
IMP : institut médico-pédagogique
INCa : institut national du cancer
Ined : institut national des études démographiques
INPES : institut national de prévention et d'éducation pour la santé
INRS : institut national de la recherche et de sécurité
Insee : institut national de la statistique et des études économiques
Inserm : institut national de la santé et de la recherche médicale
InVs : institut national de veille sanitaire
IPP : incapacité permanente partielle
IRM : imagerie par résonance magnétique
Ises : institution spécialisée d'éducation surveillée
Ispro : institut médico-professionnel
IST : infection sexuellement transmissible
IT : incapacité temporaire
IVG : interruption volontaire de grossesse
JAF : juge aux affaires familiales
LFSS : loi de financement de la Sécurité sociale
MAI : mission de l'adoption internationale

Mas : maison d'accueil spécialisée
MCJ : maladie de Creutzfeldt-Jakob
MCO : médecine – chirurgie – obstétrique
MCV : maladie cardio-vasculaire
MILDT : mission interministérielle de lutte contre la toxicomanie
MILS : mission interministérielle de lutte contre les sectes
NPSPH : ne participant pas au service public hospitalier
OAA : organisme autorisé pour l'adoption
Ofpra : office français de protection des réfugiés et des apatrides
OGM : organisme génétiquement modifié
OMC : organisation mondiale du commerce
OMS : organisation mondiale de la santé
Ondam : objectif national des dépenses d'assurance maladie
ONG : organisation non gouvernementale
ONU : organisation des Nations unies
Pacs : pacte civil de solidarité
PACTE : parcours d'accès aux concours des fonctions publiques territoriales, hospitalière et de l'État
PAIO : permanence d'accueil, d'information et d'orientation
PAJE : prestation d'accueil du jeune enfant
PARE : plan d'aide au retour à l'emploi
PDALPD : plan départemental d'action pour le logement des personnes défavorisées
PED : pays en développement
PIB : produit intérieur brut
PJJ : protection judiciaire de la jeunesse
PMI : protection maternelle et infantile
PMSI : programme de médicalisation du système d'information
PNNS : programme national nutrition santé
PEV : programme élargi de vaccinations
PRAPS : programme régional pour l'accès à la prévention et aux soins des plus démunis
PSPH : participant au service public hospitalier
Rased : réseau d'aide spécialisé aux élèves en difficulté
RDS : remboursement de la dette sociale
RMI : revenu minimum d'insertion
RMO : référence médicale opposable
ROR : vaccin contre la rougeole, les oreillons et la rubéole
RSS : résumé standardisé de sortie
RTT : réduction du temps de travail
SAF : syndrome d'alcoolisme fœtal

Samu : service d'aide médicale urgente
SCHS : service communal d'hygiène et de santé
SDF : sans domicile fixe
Segpa : section d'enseignement général et professionnel adapté
Sessad : service d'éducation spéciale et de soins à domicile
Sida : syndrome d'immunodéficience acquise
SJB : salaire journalier de base
SJR : salaire journalier de référence
Smic : salaire minimum interprofessionnel de croissance
SMR : service médical rendu
Smur : service mobile d'urgence et de réanimation
SPH : service public hospitalier
Sras : syndrome respiratoire aigu sévère
Sros : schéma régional d'organisation sanitaire
SSIAD : service de soins infirmiers à domicile
T2A : tarification à l'activité
TGI : tribunal de grande instance
TI : tribunal d'instance
TIG : travail d'intérêt général
TPSA : tutelle aux prestations sociales
TVA : taxe sur la valeur ajoutée
Ucanss : union des caisses nationales de Sécurité sociale
UNAPEI : union nationale des associations de parents d'enfants inadaptés
Uncam : union nationale des caisses d'assurance maladie
Unedic : union nationale pour l'emploi dans l'industrie et le commerce
Unesco : organisation des Nations unies pour l'éducation, la science et la culture
Unicef : fonds des Nations unies pour l'enfance
UPI : unité pédagogique d'intégration
Urssaf : union de recouvrement des cotisations de Sécurité sociale et d'allocations familiales
USLD : unité de soins de longue durée
VADS : voies aérodigestives supérieures
VAE : validation des acquis professionnels
VIH : virus de l'immunodéficience humaine
VHB : virus de l'hépatite B
VHC : virus de l'hépatite C
vMCJ : variante de la maladie de Creutzfeldt-Jakob
ZEP : zone d'éducation prioritaire
ZFU : zone franche urbaine
ZUS : zone urbaine sensible

Index des thèmes et des mots-clés

– **Les thèmes** de l'actualité sanitaire et sociale correspondant à une entrée du dictionnaire sont indiqués en caractères gras.
– **Les mots-clés** figurent en caractères romains (ordinaires).

A

B

E

N

R

S

T

406313 – (I) – 5,5 – CSB – M90 – STDI – PMS 661

ELSEVIER MASSON S.A.S.
62, rue Camille-Desmoulins
92442 Issy-les-Moulineaux Cedex
Dépôt légal : septembre 2007

Achevé d'imprimer sur les presses de
SNEL Grafics sa
Z.I. des Hauts-Sarts – Zone 3
Rue Fond des Fourches 21 – B-4041 Vottem (Herstal)
Tél +32 (0)4 344 65 60 - Fax +32 (0)4 286 99 61
août 2007 – 42605

Imprimé en Belgique